Prem Prakash
Barbara Stoler Miller
Yoga

Prem Prakash / Barbara Stoler Miller

Yoga

Der innere Weg zur Freiheit

Die Yogasutras des Patanjali
und Naradas Bhaktisutras

Aus dem Amerikanischen
von Hans-Georg Türstig

Wolfgang Krüger Verlag

Die amerikanische Originalausgabe des Titels von Prem Prakash
erschien 1998 unter dem Titel ›The Yoga of Spiritual Devotion‹
im Verlag Inner Traditions International, Rochester, Vermont

Die amerikanische Originalausgabe des Titels, übersetzt von
Barbara Stoler Miller, erschien 1996 unter dem Titel
›Yoga – Discipline of Freedom‹ im Verlag University of California Press,
Berkeley and Los Angeles, California

Published by arrangement with Bantam Books, a division of
Bantam Doubleday Dell Publishing Group, Inc.
Deutsche Ausgabe:

Lektorat: Stephan Schuhmacher
Satz: Fotosatz Otto Gutfreund GmbH, Darmstadt
Druck und Bindung: Franz Spiegel Buch GmbH, Ulm
Printed in Germany 1999
ISBN 3-8105-1522-1

Inhalt

Einführung des Herausgebers

Der Begriff »Yoga« wurde in der modernen westlichen Welt vor allem durch eine spezielle Form des Yoga, den sogenannten Hathayoga, bekannt. Dieser ist eine Disziplin, welche durch Vervollkommnung des Körpers zur Selbstverwirklichung führen soll. Hathayoga wird im Westen in Tausenden von privaten Yoga-Schulen und öffentlichen Instituten zur Erwachsenenbildung gelehrt und von Zigtausenden von Yoga-Übenden (und inzwischen auch einigen Krankenkassen) als wirksame Form der Gesundheitsvorsorge durch eine Art »östliche Gymnastik« verstanden. Die Popularität des Hathayoga im Westen hat hier zu einer Gleichsetzung von »Yoga« mit dem »Hathayoga« geführt, welche verschleiert, daß Yoga noch sehr viel mehr ist als der »körperliche« Hathayoga. In seinem Ursprungsland Indien gilt letzterer zumeist als eine Art Vorbereitung auf die höheren Formen des »geistigen« Yoga, und in Asien ist »Yoga« im allgemeinen ein Sammelbegriff für Methoden der geistigen Schulung, die zu einer wie auch immer definierten inneren Befreiung oder Erleuchtung führen sollen.

Etymologische Erklärungen des Begriffes »Yoga« weisen auf seine Ableitung aus der Sanskrit-Verbwurzel *yuj* hin, welche »anjochen, anschirren« bedeutet, und daraus ergeben sich verschiedene Interpretationen von Yoga als »Zügelung (Disziplinierung) des Geistes«, als »das System, das wie ein ›Joch‹ unser Bewußtsein mit einer befreienden spirituellen Disziplin verbindet«, oder als »Weg der Vereinigung mit Gott«. Die Anbindung des Menschen an Gott im Sinne der letzten Interpretation läßt an die Herleitung des Begriffs »Religion« von lateinisch *religare*, »rückbinden, wiederverbinden«, denken, womit ja ebenfalls eine Rückbindung an den Ursprung oder Anbindung an Gott gemeint ist, und insofern sind die Begriffe »Yoga« und »Religion« durchaus synonym.

Allerdings meint Yoga nicht eine Religion im exoterischen Sinne als ein gesellschaftlich institutionalisiertes System von Glaubenssätzen, Dogmen und Zeremonien, sondern als eine innere, »spirituelle« Praxis, die es dem einzelnen erlaubt, in direkten (nicht etwa durch eine »Kirche« und deren Repräsentanten vermittelten) Kontakt mit dem Göttlichen, mit dem Ursprung zu treten und letztlich in einer Art *Unio mystica* mit diesem eins zu werden oder vielmehr seine immer schon gegebene Einheit mit diesem zu verwirklichen. Wie ein Joch zwei Ochsen zu einem Geschirr zusammenspannt und damit ihre Kraft »vereint«, so verbindet die echte religiöse Praxis im Sinne des Yoga den Menschen wieder mit seinem (göttlichen) Ursprung. Die beiden Pole, die hier wieder zusammengebunden werden, waren, wie verschiedene spirituelle Traditionen aus aller Welt betonen, im Grunde nie getrennt. Was durch die echte religiöse Praxis, die Praxis eines Yoga, geeint, ganz gemacht, »geheilt« wird, das ist ein falsches Selbstverständnis des Menschen, ein dualistisches Bewußtsein, das uns eine nicht der Wirklichkeit entsprechende »Trennung« vorgaukelt und das letztlich die Ursache für alles Leiden an uns selbst und an der Welt ist.

So kommen denn auch viele Hathayoga-Übende im Westen, die den Yoga als Mittel zur Gesundung aufgegriffen haben, über kurz oder lang dazu, Yoga im umfassenderen Sinn als »Körper, Geist und Seele« umfassende Ganzwerdung und Heilung zu verstehen. Für sie und für alle, die an *irgendeinem* Weg der Vereinigung mit dem Ursprung interessiert sind, wurden in diesem Buch zwei der wichtigsten Klassiker des indischen Yoga zusammengefaßt. Diese beiden Werke sind nicht nur Basistexte für die verschiedenen indischen Yoga-Wege; sie formulieren in komprimierter Form auch die Grundaussagen der in Indien wurzelnden, aber in anderen Kulturen ausgeformten und heute auch im Westen Fuß fassenden spirituellen Schulungswege des Ostens. So wird zum Beispiel auch der Chan/Zen-Buddhist, der Anhänger des tantrischen tibetischen Buddhismus oder des chinesisch-japanischen Reines-Land-Buddhismus hier wesentliche Gedanken ebendieser Traditionen wiederfinden. Und nicht zuletzt für den Praktiker der christlichen

»Religion der Liebe« wird aufschlußreich sein, wie die »liebevolle Hingabe« im indischen Bhaktiyoga als Weg der Gotteserfahrung verstanden und gelebt wurde.

Auch wenn Bhakti, die liebevolle Hingabe, nicht in allen spirituellen Traditionen als derart zentral verstanden wird wie im Bhaktiyoga, so sind sich doch alle diese Traditionen darin einig, daß das Ziel der geistigen Schulung nicht ohne ein gerüttelt Maß an liebevoller Hingabe erreicht werden kann. Deshalb wurde in diesem Band Nāradas klassisches Werk über den Bhaktiyoga, die *Bhaktisūtras*, den noch berühmteren *Yogasūtras* vorangestellt, jenem Werk, in dem Patañjali auf für alle späteren Yoga-Systeme maßgebliche Weise das Wissen über Theorie und Praxis des Yoga systematisiert hat.

Stephan Schuhmacher

Zur Umschrift

Es wurde für diese Ausgabe eine vereinfachte Form der Umschrift gewählt, die es den Lesern ermöglicht, das Sanskrit einigermaßen richtig auszusprechen, ohne durch allzu viele diakritische Zeichen verwirrt zu werden. Für Fachleute stellt diese vereinfachte Form der Umschrift bei so bekannten Texten wie den *Yogasūtras* und den *Bhaktisūtras* kein Problem dar.

Es wurden nur die langen Vokale ā, ī, ū sowie das palatale *ñ* gekennzeichnet. Das vokalische *r* wurde mit *ri*, die Palatale *ch* und *c* mit *ch*, die palatalen und cerebralen Sibilanten mit *sh* und der Visarga mit *h* wiedergegeben. Der Apostroph ' kennzeichnet das Ausfallen eines kurzen *a*.

Zur Aussprache

a wie in Dach, aber *ā* – wie in Gnade;
i wie in ich, aber *ī* wie in Liebe;
u wie in Duft, aber *ū* wie in Suche;
o wie in Ofen, nicht wie in offen;
c und *ch* wie tsch in Klatsch;
j wie in Jazz, nicht wie in jagen;
sh wie sch.

Die aspirierten Konsonanten (*kh, gh, th, dh, ph* [*ph* wird nicht wie *f* ausgesprochen] und *bh*) werden im Deutschen von Natur aus eher richtig ausgesprochen als die nicht aspirierten (*k, g, t, d, p, b*), die wir im Deutschen eher aspiriert aussprechen.

Alle anderen Laute werden ganz natürlich richtig genug ausgesprochen mit Ausnahme der Cerebrale, für die es im Deutschen keine Entsprechung gibt.

Der Yoga der liebevollen Hingabe

Nāradas Bhaktisūtras,
übersetzt und kommentiert von
Prem Prakash

Vorwort

> »Und dies ist nun eine Lehre, über welche du lachen wirst. … Die Welt zu durchschauen, sie zu erklären, sie zu verachten, mag großer Denker Sache sein. Mir aber liegt einzig daran, die Welt lieben zu können, sie nicht zu verachten, sie und mich nicht zu hassen, sie und mich und alle Wesen mit Liebe und Bewunderung und Ehrfurcht betrachten zu können.«
>
> *Siddhartha*, von Hermann Hesse

Nāradas *Bhaktisūtras* bilden den grundlegenden Text des Yoga der liebevollen Hingabe. Diese Sūtras sind für den Bhaktiyoga ebenso bedeutsam wie die Sūtras des Patañjali für die Schulen des Rājayoga oder wie die Upanischaden für die Lehrsysteme des Vedānta. Für alle, die mit dieser Form nicht vertraut sind: Viele traditionelle Yoga-Lehren werden in einer Serie von sprachlich aufs äußerste reduzierten Versen dargestellt, deren Bedeutung sie zu einem *sūtra* – wörtlich »Faden, Schnur« – verbindet, so wie duftende Blumen auf einer Schnur zu einer Girlande aufgereiht werden. Dann kann ein Lehrer seinen eigenen Kommentar zu diesen Versen schreiben, so daß die Blumen im Bewußtsein der Leser aufblühen können.

Es gibt bereits eine Reihe englischer Übersetzungen von Nāradas *Bhaktisūtras*, aber mir sind bisher weder eine Übersetzung noch ein Kommentar eines abendländischen Autors bekannt. Alle existierenden Kommentare haben außerdem eine Schwäche gemeinsam: Ihre Darstellung der Natur von Bhakti ist nicht an die psychologischen Bedürfnisse der abendländischen und anderen Bewohner dieses Planeten im angehenden einundzwanzigsten Jahrhundert angepaßt. Traditionsgemäß richtet sich die Bhakti in Indien an Schüler einer nichttechnologischen Gesellschaft mit kulturellen und religiösen Voraussetzungen, die sich von denen der zeitgenössischen abendländischen Gesellschaft ganz gewaltig unterscheiden. Die uralten indischen Lehrer des Bhaktiyoga mußten sich mit vielen sozialen und persönlichen Problemen, denen die Schüler heutzutage ausgesetzt sind, nie auseinandersetzen. Dazu gehören der Wert persönlicher Freiheit, die größere Gleichberechtigung der Frauen und die Schuldgefühle der jüdisch-christlichen Tradition mit ihrem Konzept einer vorgeburtlichen »Erbsünde«.

Obwohl sich der Yoga von Indien aus im Abendland verbreitet hat, gibt es für ernsthaft Suchende immer noch sehr wenige bedeutsame Werke zur Bhakti-Tradition. Das ist vor allem deshalb beunruhigend, weil die Lehren der Bhakti meiner Meinung nach einen großen Einfluß auf die zukünftige Entwicklung des Yoga in der modernen Welt ausüben werden. Im Abendland nimmt der Yoga eine Gestalt an, die im Gegensatz zur weltverleugnenden Einstellung steht, die sich in Indien entwickelt hat, und das wird sich möglicherweise als Geschenk des Abendlandes an die Yoga-Tradition erweisen. Meiner Ansicht nach wird der Yoga des nächsten Jahrtausends Aspiranten mit Philosophien und Praktiken hervorbringen, die es ihnen ermöglichen, sowohl Staatsbürger als auch Yogīs zu sein, in der Welt und doch nicht von dieser Welt. Hier wird die Bhakti mit ihrer positiven Einstellung zur Liebe, zu Beziehungen und zu weltlichen Aktivitäten äußerst bedeutsam sein.

In seinem Buch *Yoga: The Technology of Ecstasy* spricht Georg Feuerstein über den gegenwärtigen Stand der im Abendland erhältlichen Hilfsmittel und spielt darauf an, daß Bhakti einen sehr starken Einfluß auf die Zukunft des Yoga ausüben könnte. Er schreibt: »Die Geschichte des Bhakti-Kultes und der sich daran anschließenden Bewegung ist äußerst komplex und wurde von der modernen Forschung bisher nur oberflächlich berührt. Es steht jedoch fest, daß Indien nicht nur seinen Anteil an weltverleugnenden Mystikern hervorgebracht hat, sondern sich auch über viele Generationen Tausender von Menschen rühmen kann, die liebestrunken auf der Suche waren und sich so verwirklicht haben.* Yoga bringt

* Georg Feuerstein, Yoga: *The Technology of Ecstasy* (Los Angeles, Jeremy Tarcher, 1989), S. 52.

in der zeitgenössischen Kultur des Abendlandes keine Mystiker hervor, die die Welt verleugnen. Das Abendland kann vielmehr mit angemessenen Hilfsmitteln und einer entsprechenden Ausbildung in Bhakti Menschen hervorbringen, die liebestrunken sich selbst suchen und verwirklichen. Ich hoffe, daß diese Übertragung als ein solches Hilfsmittel dienen wird.

Aber ich hoffe nicht nur, daß dieser Text für die Menschen des Abendlandes wertvoll sein wird, sondern präsentiere ihn auch als einen Sprößling unserer östlichen Vorfahren, die die Lampe des Yoga über so viele Jahrtausende hinweg brennen ließen. In einer Zeit des Entstehens eines »globalen Dorfes« hoffe ich, daß diese Neuübersetzung auch als Brücke zwischen den Traditionen des indischen Yoga und des nun im Abendland geborenen Yoga dienen kann. Obwohl uns Nārada alten Wein einschenkt, müssen wir ihn im Abendland aus neuen, selbstgemachten Gläsern trinken. Es sollte nicht unser Ziel sein, unsere indischen Vorfahren nachzuahmen, sondern unsere eigenen Weingärten zu kultivieren und unseren eigenen Wein zu ernten.

Was mich betrifft, so bin ich von Geburt Amerikaner, praktiziere Yoga seit 1979 und habe formell unter Lehrern verschiedener traditioneller Linien studiert. Ich wurde keineswegs erleuchtet auf einer Lotosblume geboren. Mein spiritueller Fortschritt beruht hauptsächlich auf Hartnäckigkeit und Gnade. Ich bin ein Dummkopf, der es dadurch zu ein wenig Weisheit gebracht hat, daß er auf seiner Torheit beharrte und versuchte, für seine Lehrer empfänglich zu sein. Wenn ich also Fortschritte auf dem spirituellen Weg machen kann, dann kann es jeder, der dieses Buch liest und sich der Liebe verpflichtet.

Ich wurde in meinen Yoga-Namen von dem schweigenden Yogī Baba Hari Dass eingeweiht. 1990 erteilte mir Baba Hari Dass die Erlaubnis zu lehren, und seit 1991 diene ich als Direktor der *Green Mountain School of Yoga*, und dort lehre ich auch weiterhin den traditionellen Ashtāngayoga.

Prem Prakash

Einleitung

Yoga ist die Wissenschaft und die Kunst der Vereinigung der individuellen Seele mit Gott. Diese Vereinigung als solche wird jedoch nicht erzeugt oder erreicht, sondern sie existiert bereits und muß lediglich verwirklicht und ihren Entwicklungsmöglichkeiten entsprechend vollkommen zum Ausdruck gebracht werden. So wie Wellen bereits Teil des Meeres sind, ja geradezu die Kraft des Meeres ausmachen, so verhalten sich die individuellen Seelen zu Gott. Das Ziel des Bhaktiyoga, des Weges der liebevollen Hingabe, ist die Erkenntnis und Verwirklichung dieser Beziehung zwischen Seele und Gott.

In den Traditionen des Yoga wird die Natur Gottes als *sac-chid-ānanda* beschrieben: ewiges Leben, unendliches Bewußtsein und grenzenlose Seligkeit. Gott ist das Eine – das zeitlose, universale Bewußtsein bedingungsloser Liebe, der Ursprung der Seelen und ihr eigener kreativer Impuls. Die individuelle Seele gleicht einem Funken der Sonne Gottes, der das Universum auf seiner Reise in die manifesten Welten erlebt.

Die individuelle Seele ist von Natur aus ebenso *sac-chid-ānanda* wie Gott, doch erzeugt die Reise der Seele in die Sphären relativer Existenz eine Identitätskrise. Die Seele vergißt ihre wahre Natur, weil sie sich mit den verschiedenen Körpern, die sie erzeugt und die ihr diese Reise ermöglichen, identifiziert. Sie gelangt zu der Überzeugung, sie sei identisch mit diesen Körpern, und glaubt deshalb, sie sei sterblich, begrenzt und dem Leiden ausgeliefert. Diese Verwirrung beruht nicht auf irgendeiner Erbsünde, die es verdient, von Gott bestraft zu werden. Sie ist vielmehr eine Urenergie, die selber den Samen für das kosmische Drama von Trennung und Wiedervereinigung bildet.

Das Leiden erreicht seinen schmerzlichsten Zustand im Menschen und erweckt ein Gefühl von »nichts ist in Ordnung«. Mit dieser Erkenntnis grundlegender Unzufriedenheit beginnt die bewußte spirituelle Pilgerreise einer Seele. Sie sucht nun nach Antworten auf die Frage nach den Ursachen des Leidens und dessen Beschwichtigung. Die beschauliche Kraft der Seele, die Intuition, stellt die Große Frage, *ātma-vichāra*: »Wer bin ich?«

Die Seele verbringt viele Inkarnationen damit, diese Frage und die vielen Antworten darauf in der Welt zu erforschen. Schließlich erreicht sie einen Punkt, an dem *ātma-vichāra* einen zentralen Einfluß auf ihr Leben ausübt. Die Suche nach einer befriedigenden Antwort liefert nun die Motivation für spirituelle Übungen.

Die Tradition des Yoga bietet zwei grundsätzliche Wege spiritueller Übungen. Der eine ist der Weg des Jñānayoga, des Yoga der Weisheit, für alle, die dazu neigen, *ātma-vichāra* in Begriffen von *sat* (ewige Wahrheit) zu beantworten. Ein Jñānayogī trennt die ewige Seele von ihren körperlichen Vehikeln und von der äußeren Umgebung. Durch diesen Zergliederungsprozeß erkennt sich die Seele selbst als getrennt von alldem, was der Zeit unterworfen und dem Leiden gegenüber anfällig ist. Ein Jñānayogī wendet das Axiom »*neti neti*«, »nicht dies, nicht dies«, auf alle Phänomene an, die als vergänglich identifiziert werden können, bis allein das Ewige übrigbleibt. Im Zusammenhang mit *sat* erweisen sich alle zeitlichen Formen als leblose Manifestationen, die aus dem Zusammenspiel von Objekten, Sinnen und Verstand stammen. Die Seele wird als ewiger bewußter Zeuge dieses Naturprozesses erkannt.

Der zweite grundsätzliche Weg des Yoga ist der des Bhaktiyoga oder des Yoga der liebevollen Hingabe. Bhaktiyoga ist für alle, die dazu neigen, *ātma-vichāra* in Begriffen von *ānanda* (selige Liebe) zu beantworten. Ein Bhaktiyogī trennt die reine Liebe von allem, was die Verunreinigung des Egoismus enthält. Ein Bhaktiyogī macht die Liebe zu seinem Polarstern und folgt in diesem Licht dem Lebensweg, bis die Seele erkennt, daß sie eins ist mit diesem Licht.

Ein Bhaktiyogī unterwirft sich nicht dem Prozeß, bei dem es darum geht, die Phänomene gegeneinander abzugrenzen, denn für ihn sind alle Phänomene Reflexionen Gottes. Er strebt vielmehr danach, alle Formen als partielle Manifestationen der *shakti* zu sehen, der kreativen intelligenten Energie Gottes. Im Zusammenhang mit *ānanda* wird das Zeitliche als Reflexion des Ewigen und die Seele als Ausdruck Gottes erkannt.

Einen Vergleich dieser beiden Wege geben die *Bhaktisūtras* in den Versen 25 bis 33. Der Text untersucht darüber hinaus, welche Rollen der Karmayoga (selbstlose Aktivität) und der Rājayoga (Patañjalis System der Meditation) bei der spirituellen Entwicklung spielen. Im Augenblick möge es genügen festzustellen, daß die *Bhaktisūtras* erklären, daß zwar alle Wege zum Gipfel führen, daß aber die liebevolle Hingabe der einfachste, leichteste und zugänglichste von allen Wegen ist (Verse 58–60).

Man nimmt an, daß die *Nārada-Bhaktisūtras* etwa im zwölften Jahrhundert n. Chr. verfaßt worden sind. Möglicherweise wurden sie mündlich überliefert, ehe sie aufgeschrieben wurden. Als Autor wird Nārada angesehen, eine archetypische Gestalt liebevoller Hingabe, die durch die Jahrtausende hindurch in den Yoga-Schriften erwähnt wird. Nārada soll ein Weiser gewesen sein, der im ganzen Universum herumreiste und häufig sang und die Vīnā, ein indisches Saiteninstrument, spielte. Seine Mission ist die Verbreitung der Lehren des Bhaktiyoga, und er vertreibt sich die Zeit damit, an ekstatischen *kīrtans* (Gesänge an Gott) teilzunehmen. Manche glauben, daß man Nārada mit einem besonders ekstatischen *kīrtan* anlockt und die Teilnehmer dann seine subtile Gegenwart spüren können.

Nach Ansicht anderer soll Nārada eine antike Gestalt sein und irgendwie zum Autor dieser Sūtras erklärt worden sein. Wieder andere meinen, der Autor dieser Sūtras habe diesen Namen als Pseudonym verwendet. Diese und weitere Möglichkeiten sind alle mehr oder weniger plausibel. Der Wert dieses Werkes wird jedoch durch den Status seines Autor's weder erhöht noch vermindert. Nāradas *Bhaktisūtras* werden verehrt, weil sie eine prägnante Zusammenfassung eines authentischen spirituellen Weges darstellen und detaillierte Richtlinien liefern, nach denen ein Suchender Selbstverwirklichung erlangen kann. Fragen der Gelehrsamkeit sollen den Gelehrten überlassen bleiben. Die Gotteserfahrung wartet auf alle, die den in diesem Text beschriebenen Yoga praktizieren.

Nāradas Bhaktisūtras

1. ***atha~ato bhaktim vyākhyāsyāmah /***
Jetzt werden wir in glückverheißendem Sinne Bhakti erläutern – die liebevolle Hingabe.

Atha, »jetzt«, wird generell in den Schriften zum Yoga als allgemeine Einführung in das Thema verwendet. Neben dieser seiner exoterischen Definition bedeutet das Wort *atha* auch noch folgendes: Jetzt, im diesem gegenwärtigen Augenblick, sollte der Schüler seine volle Aufmerksamkeit auf diesen Text richten. Der Aspirant sollte seinen Geist in den Zustand gesammelter Konzentration, Kontemplation und Unmittelbarkeit versetzen, damit er die tiefen Wahrheiten dieser Lehren in sich aufnehmen kann. Die *Bhaktisūtras* sind nicht als oberflächliche Lektüre gedacht. Sie enthalten vielmehr Anweisungen zum Erreichen des höchsten Zieles des menschlichen Lebens – der göttlichen Liebe. Der Autor fordert uns zu Beginn auf, wachsam und empfänglich zu sein und die Kostbarkeiten zu schätzen, die vor uns liegen und die wir gemeinsam erforschen werden.

Wie schon in der Einleitung gesagt, wird Bhaktiyoga, der Weg der liebevollen Hingabe, als einer der zwei hauptsächlichen Wege des Yogas betrachtet. Praktisch gesehen bildet diese liebevolle Hingabe allerdings die Grundlage jeder spirituellen Übung. Ohne diese liebevolle Hingabe wird Jñānayoga zu trockenem Intellektualismus, Karmayoga verwässert zu reiner Sozialarbeit, und Rājayoga wird keine Früchte bringen, weil er auf persönlichen Motiven basiert und nicht selbstlos ist. Wer nur für seine eigene spirituelle Entwicklung meditiert, mag auf dem Weg Fortschritte machen, doch wird er das höchste Ziel nicht erreichen. Dieses Versagen liegt daran, daß sich seine Übung auf den Wunsch nach einem individuellen Erfolg beschränkt. Das aber verstärkt den egoistischen Knoten des isolierenden Bewußtseins, den die spirituelle Übung ja gerade auflösen sollte.

Liebevolle Hingabe ist eigentlich nichts anderes als Liebe. Diese Hingabe bedeutet, sich mit Liebe zu beschäftigen. Die Sanskrit-Wurzel des Wortes *bhakti* ist *bhaj*, »sich mit Liebe befassen«.* Dieser Text wird sich mit der Natur der höchsten Form von Liebe befassen, der Liebe zu Gott, der Liebe für alle, sowie damit, wie man diese Liebe kultiviert und nährt und wie man ihre Früchte genießen kann.

Im Gegensatz zu einem fundamentalistischen Dogma ist die liebevolle Hingabe an das Göttliche keine Übung einer bestimmten Sekte, bei der man nur eine bestimmte Vorstellung von Gott unter Ausschluß oder sogar Verfolgung aller anderen akzeptiert. Alle Formen kann man in gleichem Maße und mit denselben Früchten für liebevolle Hingabe verwenden, die Erfahrungen berühmter Yogīs wie Paramahamsa Rāmakrishna beweisen dies. Shrī Rāmakrishna unterzog sich persönlich Übungen, die dazu führten, daß er das Göttliche in Gestalt von Kālī, Hanumān, Jesus, Mohammed und anderen erlebte. Unser Streß, unsere Ängste, Schmerzen und Probleme kommen daher, daß wir die Welt, die anderen und sogar uns selber als nicht liebenswert, als nicht der Liebe wert ansehen. Die Entwicklung liebevoller Hingabe ändert nichts und niemanden, aber sie heilt diese krankhafte Perspektive. Sind unsere Augen klargewaschen, erkennen wir, daß alle Lebewesen liebenswert sind. Dann erfreuen wir uns daran, daß wir als Werkzeug für die Manifestation der Liebe in dieser Welt dienen. Die Welt selbst hat sich von einer Arena des Kampfes um die weltliche Persönlichkeit in einen Ort verwandelt, an dem eine spirituelle Persönlichkeit einen Sinn und eine Berufung hat.

Nārada erinnert uns zu Anfang daran, daß wir auf dem spirituellen Weg weit genug gereist sind, daß wir es verdient haben, diese Lehren zu erhalten. Es ist eine wertvolle Gelegenheit, die man nicht

* Eigentlich »teilen« im Sinne von »teilhaben«, aber auch »trennen«. So kann man sagen, daß ein Bhakta von Gott getrennt ist, aber auch an Gott teilhat. (Anm. d. Übers.)

verpassen sollte. Mit konzentriertem Geist und dankbarem Herzen können wir respektvoll über diese Schrift nachsinnen und in ihre Tiefen vordringen. Es gibt viele subtile Edelsteine in dieser Mine. Laßt uns zu denen gehören, die ihre Reichtümer erkennen.

2. *sā tv-asmin parama-prema-rūpā /*
Die Natur der liebevollen Hingabe ist tiefste Liebe.

Tiefste Liebe ist die Liebe Gottes. Die Liebe Gottes ist die einzige Liebe, die es gibt. Alle anderen Ausdrucksformen von Liebe sind Manifestationen dieser tiefsten Liebe durch begrenzte Lebewesen in zeitlichen Milieus. Selbst die kleinste Welle bringt das Meer zum Ausdruck und kann als solche geschätzt werden. Doch ist auch die größte Welle im Vergleich zum Meer begrenzt und sollte als solche demütig sein.

Die Liebe Gottes ist keine Liebe zu Gott unter Ausschluß alles anderen. Liebe kann nur dann so tief sein, wenn sie keinerlei Einschränkungen kennt. Jede Beschränkung der Liebe macht sie *per definitionem* weniger tief.

Liebevolle Hingabe oder Liebe findet sich in jeder Geste von Freundlichkeit, Sympathie und Mitgefühl eines Lebewesens gegenüber irgend etwas in der Schöpfung. Materialisten lernen die Wege der Liebe dadurch, daß sie zunächst das Weltliche lieben. Aber auch sie gelangen schließlich zu einer Liebe, die tiefer geht als das Weltliche. Ihre kurzen und alles andere als vollendeten Erlebnisse von Liebe bilden Stufen zur tiefsten Liebe.

In ähnlicher Weise ist liebevolle Hingabe unvollständig, wenn die Liebe nur dem gestaltlosen, transzendenten Gott gilt. Liebe muß alle Gestalten und Formen einschließen – den immanenten Gott. Religiöse Menschen entwickeln Liebe bis zu ihrer größten Tiefe, indem sie lernen, das Göttliche in der gesamten Schöpfung zu erkennen, und sie erleben, daß jede Kreatur der Liebe würdig ist. Erst dann ist die tiefste Liebe erreicht.

Tiefste Liebe gilt jedem und allem zu jeder Zeit. Es ist ein und dieselbe Liebe, die grenzenlos gibt und grenzenlos empfängt. Man sieht Gott überall und liebt alles, was man sieht. Man fühlt sich als Teil Gottes und akzeptiert die Liebe des Göttlichen. Immer danach zu suchen, zu lieben und geliebt zu werden – gibt es ein würdigeres und lohnenderes Ziel?

3. *amrita-sva-rūpā cha /*
Und ihr Wesen ist der Nektar der Unsterblichkeit.

Dieser Vers führt den vorangehenden weiter und beschreibt das Wesen oder den natürlichen Zustand der liebevollen Hingabe. Nārada benutzt hier den Begriff *amrita*, wörtlich »unsterblich, Nektar«, und charakterisiert damit die liebevolle Hingabe. Dieser Nektar der Unsterblichkeit wird in der Tradition des Yoga als eine subtile Energie beschrieben, die der Yogī im Zustand der innigen Verbundenheit mit Gott in sich aufnimmt. Die Tibeter nennen das *amrita* die »unübertreffliche Medizin«, die die Krankheit des getrennten Daseins heilt.

Die Verwendung dieses Begriffs ist auch im Hinblick auf die Ziele der anderen Wege des Yoga bemerkenswert. Als Ziel von Jñānayoga und Rājayoga gelten im allgemeinen *mukti*, »Befreiung«, oder *kaivalya*, »Isolation«. Diese Begriffe beinhalten Freiheit oder Befreiung von den weltlichen Daseinsformen, die Leiden verursachen. Die Betonung liegt hier darauf, daß man in seinem eigenen wahren spirituellen Selbst verweilt, in dem weltliche Formen transzendiert sind und man von ihnen »isoliert« ist. Die Natur und sogar jede Manifestation wird als äußere Knechtschaft empfunden, der ein Yogī zu entfliehen versucht.

Demgegenüber vermittelt *amrita* eine eher positive, bejahende Stimmung. Es gibt keinen Hinweis auf Transzendenz oder Isolation, auf versteinerte Askese oder trockene Losgelöstheit. *Amrita* vermittelt vielmehr ein Gefühl von Bereicherung, Nahrung und Freude.

Wer mit der Mythologie vertraut ist, wird in diesem Vers eine Anspielung auf das Schlürfen des alchimistischen Nektars erkennen, der Unsterblichkeit verleiht. Ein Mensch, der diesen Nektar trinkt, verwandelt sich in ein göttliches Wesen. Aus des Menschen

Sohn wird Gottes Sohn. In der Wahrnehmung des Yogī wird auch die Welt verwandelt: Die Vision des Königreiches Gottes wird zu einer Realität. Alles Endliche wird im Lichte des Unendlichen gesehen, und dadurch wird seine Bedeutung erkannt.

Diese Erleuchtung birgt in sich eine ständige Sehnsucht nach immer mehr liebevoller Hingabe und zugleich die Freude daran, Glück und Liebe mit anderen zu teilen. Die Natur eines großen Baumes ist es, Samen zu erzeugen, welche andere Bäume hervorbringen können. Ebenso erfreut sich ein *bhakta* daran, Übungen der liebevollen Hingabe mit anderen göttlichen Liebhabern zu teilen und damit die Energie des Gottesbewußtseins in immer stärkeren Wellen heraufzubeschwören.

4. *yal-labdhvā pumān siddho bhavaty-amrito bhavati tripto bhavati /*
Hat jemand liebevolle Hingabe erlangt, wird er ein *siddha*, ein Vollendeter, jenseits von Tod und vollkommen zufrieden.

Dieser Vers beginnt mit der bemerkenswerten Aussage, daß liebevolle Hingabe ausreicht, um einen *siddha* zu erzeugen, einen »Vollendeten«. In einem Dokument wie diesen *Bhaktisūtras* werden die Worte sehr präzise gewählt. Nārada verwendet das Wort *siddha* hier ganz bewußt, um damit die Kraft liebevoller Hingabe zu unterstreichen und zu betonen, was ein aufrichtiger Aspirant dadurch erreichen kann.

Die Vollkommenheit eines Siddha bezieht sich auf den Evolutionsweg einer Seele. Ein Siddha zeichnet sich durch die Beseitigung des Wurzel-*kleshas* aus, der »Knechtschaft«, die der Weise Patañjali in seinen *Yogasūtras avidyā* nennt, »ursprüngliche Unwissenheit«. Diese ursprüngliche Unwissenheit ist die falsche Vorstellung, die Seele habe sich tatsächlich von Gott getrennt. Sie ist die trügerische Wahrnehmung, eine Welle könne unabhängig vom Meer existieren.

In einem seit Urzeiten andauernden Prozeß hat sich das reine Bewußtsein der Seele mit den unzähligen Daseinsformen identifiziert, mit denen es in Verbindung getreten ist. Diese Identifikation mit einer äußeren Gestalt führt dazu, daß die Seele glaubt, sie sei ein begrenztes Ego, das in Knechtschaft und Schmerzen lebt. Macht das Ego nun Fortschritte auf dem spirituellen Weg, so erwacht es allmählich zu der Erkenntnis, daß es ganz und gar nicht in Knechtschaft lebt, daß es nichts anderes ist als eine Seele, deren Natur *sacchid-ānanda* ist – ewiges Bewußtsein und Freude. Das Wort *siddha* bezeichnet ein vollkommenes Erwachen und die Verwurzelung in diesem Bewußtsein.

Außerdem ist ein Siddha jemand, der *siddhis* erlangt hat, »yogische Kräfte«, die ihm Macht über die Energien der manifesten Welt verleihen. Das erscheint weniger entwickelten Lebewesen wie ein Wunder. Traditionell werden acht Siddhis aufgezählt, und diese sind nach *Yoga-bhāshya* (III.45) folgende:

1. *animan*, »Atomisierung« – die Fähigkeit, unendlich klein zu werden;
2. *mahiman*, »Vergrößerung« – die Fähigkeit, unendlich groß zu werden;
3. *laghiman*, »Levitation« – die Fähigkeit, die Schwerkraft zu überwinden;
4. *prāpti*, »Ausdehnung« – die Fähigkeit, überall hinzureichen;
5. *prākāmya*, »unwiderstehlicher Wille« – die Fähigkeit, die Eigenschaften der materiellen Elemente zu überwinden;
6. *vashitva*, »Beherrschung« – Herrschaft über jeden Aspekt der Schöpfung;
7. *īshitritva*, »Herrschaft« – Macht über die Natur;
8. *kāma~avasāyitva* – »Erfüllung von Wünschen« – die Fähigkeit, alle Wünsche zu erfüllen.

Man muß hier anmerken, daß echte Yogīs niemals nach Siddhis streben. Siddhis treten einfach als Ergebnis fortgeschrittener spiritueller Übungen auf. Einige Schulen erklären sogar, daß Siddhis große Hindernisse für den letzten Erfolg darstellen. Andere sind der Ansicht, daß man Siddhis ganz natürlich als Ergebnis großer *sādhanas* (spiritueller Übungen) erlangt, worunter man normalerweise äußerst gefährliche *tapas* (Askese) versteht, denen man sich während eines oder mehrerer Leben unterzogen hat. In der Tradition des Hathayoga beispielsweise werden in allen Einzelheiten Übungen beschrieben, die zu ganz bestimmten Siddhis führen. Solche Beschreibungen findet man sowohl in der *Hathayoga-prdīpikā* als auch in der *Gheranda-samhitā*.

Andere bemerkenswerte Anzeichen für den Zustand eines Siddha sind nach Nārada Unsterblichkeit und vollkommene Zufriedenheit. Unsterblichkeit besteht darin, daß die Seele ihre *Sacchid-ānanda*-Natur erkennt. Ruht eine Seele in sich, dann überwindet sie die Begrenzungen und das Leiden, die unweigerlich auftreten, wenn man sich an ein körperlich-geistiges Gefüge klammert. Das kosmische Drama der scheinbaren Trennung von und Wiedervereinigung mit Gott nimmt man jetzt mit sanftem Humor, Mitgefühl und Verspieltheit wahr.

Triptah, »vollkommen zufrieden«, bezieht sich auf einen Zustand der Erfüllung und Vollendung. Alle Karmas sind aufgelöst, und es gibt nichts mehr zu ernten. Alles, was einmal im Bereich des Möglichen lag, wurde erreicht. Alle Lektionen, die man aus dem Kreislauf von Geburt und Tod lernen kann, wurden gelernt. Das führt zu Weisheit und Mitgefühl, die die befreite Seele mit sich führt. Der Sinn des spirituellen Weges ist erfüllt: Gottes Liebe ist als Liebe zu Gott ganz aufgeblüht.

5. ***yat-prāpya na kiñchid-vānchati na shochati na dveshti na ramate na~utsāhī bhavati /***
Hat man liebevolle Hingabe erlangt, wird man vollkommen wunschlos – man grämt sich nicht mehr, empfindet keinen Haß, hat keine Freude an flüchtigem Glück und spürt keine Leidenschaft mehr für persönliche Anliegen.

Vollkommene Wunschlosigkeit bedeutet nicht, daß man auf stoische Art die Welt nicht würdigt, und auch nicht, daß man sich aus der Welt entfernt. Es handelt sich vielmehr um den Partner der vollkommenen Zufriedenheit im vorigen Vers. Im Bewußtsein eines

Menschen, der liebevolle Hingabe erlangt hat, existieren keine egoistischen Bedürfnisse oder Wünsche mehr, und damit gibt es auch keine fieberhafte Sehnsucht mehr. Statt dessen gibt es nur noch Ruhe und Frieden.

Es bleibt nur noch ein einziger Wunsch: in noch tieferer Liebe Gott ergeben zu sein, ein Wunsch, den manche Bhakti-Schulen als transzendent erachten. Wer diesen Zustand erreicht hat, lebt ohne Kummer, Haß oder relatives Glück in dieser Welt und ist dabei innerlich mit Gott verbunden. Er projiziert seine egoistischen Begierden nicht mehr auf andere und sieht sie nicht länger im Lichte der Gegensatzpaare (Sympathie, Antipathie). So kann er die anderen als das sehen, was sie wirklich sind – Pilger wie er selbst. Diese tiefe Verbundenheit erzeugt in einem das Gefühl von Gemeinschaft, in der alle als Brüder und Schwestern der einen Vater/Mutter-Gottheit angesehen werden.

Man akzeptiert die vergängliche Natur aller Lebensformen und lebt mit der Weisheit, daß nichts von Dauer ist. Es gibt also keine Enttäuschung, wenn es zur natürlichen und unvermeidlichen Zerstörung von Formen kommt. Lebt man mit dem Verständnis, daß alles, was aus Erde gemacht ist, eines Tages zur Erde zurückkehren wird, dann gibt es keinen Anlaß zu Kummer. Betrachtet man eine Tasse als eine vorübergehende Verwandlung von Lehm, dann kann man sie in vollem Umfang schätzen und benutzen, man ist aber nicht bestürzt, wenn sie auf den Boden fällt und zerbricht.

Jede Form von Haß, Neid oder Abneigung beruht auf egoistischen Wünschen. Erfüllt jemand oder etwas nicht seine Rolle in unserem eigenen egoistischen Plan, dann wird er, sie oder es verurteilt. Die Ursachen für Haß sind scheinbar sehr zahlreich und wirken oft berechtigt und vernünftig, doch ihre Wurzeln führen alle zurück zum Samen egoistischen Verlangens: »Ich will.«

Gibt man egoistische Wünsche auf, ist man frei und kann andere ihren eigenen Weg mit dem Willen Gottes gehen lassen. Möglich, daß man den Willen Gottes nicht mag, aber sich über den Willen Gottes zu beklagen ist ebenso eine Energieverschwendung wie das gewohnheitsmäßige sinnlose Klagen über das Wetter; das zeigt nur unsere eigene Arroganz. Schließlich ist Gottes Weisheit, was für seine Geschöpfe am besten ist, möglicherweise richtiger als unsere Ansichten. Wir können hier auch an das denken, was Baba Hari Dass gesagt hat: »Der Wille Gottes ist nichts für schwache Menschen.«*

Frei zu sein von flüchtigem Glück bedeutet nicht, daß es überhaupt kein Glück gibt. Glück ist vielmehr zu jeder Zeit als Unterströmung gegenwärtig. Es ist nicht von äußeren Umständen abhängig. Es ist der stetige Rhythmus, um den herum die Melodie des Lebens spielt. Für einen Spieler ist ein Sportereignis nur dann erfreulich, wenn seine Mannschaft gewinnt. Für jemanden, der persönlich nichts investiert hat, ist dasselbe Spiel ein interessantes Drama von Geschicklichkeit, Energie und Ausdauer.

Na~utsāhī bhavati, »ohne Leidenschaft für persönliche Anliegen«, ist eine interessante Ausdrucksweise. *Na~utsāhī* (*notsāhī*) bedeutet »nicht übereifrig, nicht fanatisch«; man könnte auch sagen »verkrampft, verklemmt«. Wer verkrampft ist, kann sich nicht entspannen, kann seine eigenen Schritte im kosmischen Tanz nicht spüren. Er macht sich ständig Sorgen darum, was richtig und falsch, gut und schlecht ist und ob seine Wünsche erfüllt werden oder nicht.

Hat jemand persönliche Anliegen, so liegt das an seiner Vorstellung, er sei von Gott getrennt und müsse sich um seine Bedürfnisse selbst kümmern. Handlungen aus egoistischen Motiven zeugen von einem Geist, der sich um die Befriedigung persönlicher Anliegen Sorgen macht. Aber selbst wenn diese Bedürfnisse befriedigt werden, macht sich ein egoistischer Mensch immer noch Sorgen darum, wie er seine Errungenschaften vor Verlust schützen kann. Ein Yogī weiß, daß der Versuch, für seine eigenen Bedürfnisse zu sorgen, nicht nur erschöpfend ist, sondern auch ein Bemühen, das auf der falschen Voraussetzung von Getrenntsein beruht.

Sorgen und Verzagtheit sind geistige Zustände, die aus von persönlichen Bedürfnissen genährter Angst herrühren. Widmet man seine Aktivitäten dem Dienste Gottes und dem göttlichen Plan auf

* Aus einer Gruppenunterhaltung mit Baba Hari Dass bei einer Klausur in Ontario, Kanada, die 1994 von der *Ashtanga Yoga Fellowship* gefördert wurde.

der Basis eines bestmöglichen Verständnisses, erlebt man eine tiefe spirituelle Sicherheit. Durch liebevolle Hingabe tauscht man die winzige Macht seines begrenzten Ego, seines persönlichen Ich, gegen die Allmacht des Einen, allgegenwärtigen Geistes, des spirituellen Selbst.

6. ***yaj-jñātvā matto bhavati stabdho bhavaty-ātmā~rāmo bhavati /***
Mit der verwirklichenden Erkenntnis liebevoller Hingabe wird man spirituell berauscht; man wird überwältigt; man erfreut sich am Selbst.

Die verwirklichende Erkenntnis (*jñātvā*), die uns aus einem Menschen weltlichen Wissens in einen Mann oder eine Frau spiritueller Weisheit verwandelt, birgt in sich ein natürliches Gefühl von Freude, Glück und Wohlergehen. Man kann sehen, daß das Leben einen Sinn hat, und man bekommt einen Polarstern, nach dem man sich auf seiner irdischen Reise richten kann. Die sinnlosen Windungen und Wendungen eines oberflächlichen Lebens sieht man nun intuitiv, und man kann sie deshalb in ihrem wahren Licht, in Beziehung zum kosmischen Prozeß erkennen. Man schleppt sich nicht mehr überdrüssig auf den Straßen der Tränen und Verzweiflung dahin, sondern ist ein Pilger mit einer heiligen Bestimmung.

Diese Verwandlung kann bisweilen überwältigend wirken. Die Süße der liebevollen Hingabe erfüllt den Körper und fließt in Gestalt von Glück, Freudentränen, Singen und Tanzen über. Man fühlt sich berauscht von einer bedingungslosen Liebe, die im Herzen erblüht. Unser Becher fließt über. Die stille Gegenwart Gottes, des Geliebten, übernimmt die Kontrolle über den Fluß unseres menschlichen Lebens. Ein Gefühl überwältigender göttlicher Energie spült unsere Sorgen fort und hinterläßt eine unbeschreibliche Weichherzigkeit gegenüber allen Lebewesen.

Man entdeckt, daß dieser Geliebte – Gott, die Ursache all dieser Freude – niemand anderes ist als das eigene Selbst. Die Vorstellung des Getrenntseins, die auf falschen körperlichen und sozialen Identifikationen beruhte, erkennt man nun als Ergebnis spiritueller Vergeßlichkeit. Man begreift, daß die allgegenwärtige Einheit die einzige Wirklichkeit ist und daß alles andere durch die Tätigkeit des Geistes erzeugt wird. So wie ein Schauspieler nach der Vorstellung die Masken seiner angenommenen Identitäten entfernt, erwacht das Selbst zu seiner eigenen Natur, die unabhängig ist von den Rollen, die es in dem weltlichen Drama spielen mag.

Man sollte allerdings nicht vergessen, daß eine sichere Verankerung im Selbst der letzte Schritt bei der Entwicklung spiritueller Weisheit ist. Erst danach fällt man nicht mehr in die bedingten Muster der Identifikation mit einem egoistischen Dasein zurück. Dieses Stadium mag vielen von uns weit entfernt erscheinen, doch wird selbst ein relativer Anfänger auf dem Weg des Yoga schnell Nutzen aus einer regelmäßigen Sādhana ziehen: strahlende gute Gesundheit, einen ruhigeren Geist und ein friedlicheres Herz. Bei weiterem Fortschritt wird die spirituelle Sonne die Wolken der Verblendung durchbrechen, und man erlebt kurze Momente des Friedens und der Freude, die unser Geburtsrecht sind. Diese Momente flößen einem Vertrauen in die Lehren des Yoga ein sowie die Entschlossenheit, das Ziel der Selbstverwirklichung zu erreichen.

7. ***sā na kāma-yamānā nirodha-rūpatvāt /***
Liebevolle Hingabe kommt nicht aus Verlangen. Von Natur aus ist sie ein Zustand innerer Stille.

Die berühmte Yoginī Ananda Māyī Mā stellte folgende Frage: »Von wem kann man sagen, daß er normal ist in dieser Welt? Jeder scheint verrückt nach irgend etwas zu sein: manche nach Geld, einige nach Schönheit, andere nach Musik und wieder andere nach Kindern und so weiter – niemand ist wirklich ausgeglichen.«*

Es ist tatsächlich ganz simpel. Egoistische Wünsche führen dazu, daß man seinen inneren Frieden verliert: je mehr Wünsche, um so weniger Frieden. Egoismus führt zu einem geistigen Fieber, einem

* *As the Flower Sheds Its Fragrance,* Calcutta: Sree Ananda-mayee Charitable Society, 1983, 116. Dieses Buch ist eine Sammlung von Diskussionen mit Srī Ānanda Māyi Mā.

Brennen, das nur noch stärker wird, wenn Wünsche in Erfüllung gehen. Das Feuer des Egoismus brennt nur noch mehr, wenn man den Brennstoff der Erfüllung darauf gießt.

In Traditionen liebevoller Hingabe hört man häufig die Lehre, daß man nur einen Wunsch hegen soll, den Wunsch, Gott zu erkennen. Dieser Wunsch, so heißt es, vernichtet den Schmerz, der durch die verschiedenen anderen Wünsche erzeugt wird. Er wird mit einem Dorn verglichen, den man benutzt, um andere Dornen aus dem Fuß zu entfernen, den man danach aber ebenfalls fortwirft. Nirgendwo empfiehlt Nārada jedoch in diesem Sūtra die Anwendung eines solchen Hilfsmittels. In diesem Vers befürwortet er eine Selbstlosigkeit, eine innere Stille, die *jeglichen* Wunsch vollkommen ausschließt. Richtet man das System seiner Wünsche auf die Entwicklung liebevoller Hingabe, bedeutet das höchstwahrscheinlich einen Schritt in die richtige Richtung, doch ist das Verlangen nach persönlichen Vorteilen, auch wenn es sich religiös verkleidet, nichtsdestoweniger wie Treibsand. In spirituellen Kreisen findet man viele Menschen, die die Pose liebevoller Hingabe einnehmen, weil sie persönlich die Früchte der Bhakti ernten möchten. Doch liebevolle Hingabe beruht, wie Nārada hier zeigt, nicht auf Wünschen, seien sie auch noch so »heilig«, denn sie selber beherrscht alle Wünsche: »Nicht mein, sondern Dein Wille geschehe.«

Liebevolle Hingabe dringt in das Herz des Bewußtseins eines Menschen vor, tief unter die Oberfläche der Gestalt in das Wesentliche des Inhalts. Der Geist wird still, wird nicht mehr von äußeren Umständen oder inneren Bedürfnissen beeinflußt. Ausgereifte liebevolle Hingabe verlangt den Verzicht auf alle Wünsche, selbst auf den Wunsch, die Früchte der Bhakti persönlich genießen zu wollen.

Eine Geschichte aus der Tradition des Yoga verdeutlicht dies. Shiva und seine Gemahlin, die Göttin Pārvatī, befanden sich hoch oben in ihrem Zuhause auf dem Berg Kailāsa. Pārvatī erinnerte Shiva daran, daß es viele ergebene Yogīs gebe, die Erleuchtung erlangen wollten. Sie schlug vor, eine Reise hinunter in die irdischen Gefilde zu unternehmen, um zu sehen, ob jemand der Erleuchtung würdig sei.

Eine Gruppe von Asketen entdeckten Shiva, gingen auf ihn zu und fragten ihn, welche Chancen sie hätten, erleuchtet zu werden. Der Anführer der Gruppe erzählte Shiva, daß er achtzehn Stunden pro Tag meditiere, daß er seit zwanzig Jahren nur von Früchten lebe und daß er nie ein Auge auf Frauen oder Geld werfe. »Ausgesprochen gut«, sagte Shiva, »du könntest nach nur drei oder vier weiteren Geburten die Erleuchtung erlangen.« Der Asket war enttäuscht, daß er trotz all seiner Bemühungen noch einen so weiten Weg vor sich hatte.

Shiva traf sich dann mit den anderen Asketen und sagte jedem, wie lange es bei ihm noch bis zur Erleuchtung dauern würde – zehn Leben für den einen, fünfzehn bei einem anderen, und so weiter. Zuletzt trat ein sanfter alter Mann auf ihn zu. Er war der Diener der Asketen, der ihre spärliche Kleidung wusch und Holz für ihre Feuer sammelte.

Er wandte sich an Shiva: »Herr, ich bin zu schwach, um irgendeinen Yoga auszuüben, aber ich bemühe mich, ein guter Mensch zu sein. Ich versuche, anderen zu dienen und niemandem Schaden zuzufügen.« Shiva schätzte, daß es bei diesem Mann, wenn er so weitermachte, noch etwa eintausend Leben dauern würde, doch da er die Gefühle des alten Mannes nicht verletzen wollte, antwortete er: »Oh, eines Tages wirst du ganz sicher die Erleuchtung erlangen.« Da fing der Mann ganz unerwartet an zu tanzen und vor Freude zu singen: »Ich werde die Erleuchtung erlangen! Es ist möglich! Eines Tages werde ich erleuchtet sein!«

Plötzlich verwandelte er sich in einen Wirbelwind aus Feuer und wurde von Shivas Körper aufgesogen. Pārvatī wandte sich erstaunt an ihren Mann. »Was ist geschehen? Wieso ist dieser Mann so schnell erleuchtet worden und vollkommen in dir aufgegangen, während die anderen großartigen Asketen noch warten müssen? Welche besondere Gnade hast du ihm zukommen lassen?«

»Ich habe nichts getan«, antwortete Shiva. »Die Asketen waren sehr auf den Nutzen ihrer Bemühungen bedacht, so daß ihnen selbst ein paar Leben frustrierend erschienen. Der alte Mann jedoch war überglücklich, einfach nur zu wissen, daß er Fortschritte auf dem spirituellen Weg machte. Sein Glaube an meine Worte und seine Selbstlosigkeit öffneten sein Herz, und er wurde schnell eins mit mir.«

8. *nirodhas-tu loka-veda-vyāpāra-nyāsah /*
Diese innere Stille heiligt die Erfüllung weltlicher und traditioneller sozialer Pflichten.

In einem Zustand innerer Stille verlieren weltliche Aktivitäten ihre egoistische Dimension und werden heilig. Sie werden zu einem Mittel, Geist zum Ausdruck zu bringen. Unter *loka-veda* muß man alle Aktivitäten im weltlichen Bereich verstehen – das Geschäftliche, die Politik, das Soziale, aber auch alle Aktivitäten, die man gemeinhin dem religiösen Bereich zurechnet – Ethik, Familie, philanthropische Taten. Beim Dienen mit liebevoller Hingabe ist nicht so sehr die Tat als solche ausschlaggebend als vielmehr die dahinterliegende Absicht.

In der *Bhagavadgītā* erklärt Krishna dem Arjuna, daß Gott am meisten zufrieden ist mit dem schlichten, aufrichtigen Opfer eines Blattes oder eines Stückchens einer Frucht (IX.26). Als dies aufgeschrieben wurde, bildete das eine radikale Abwendung von dem in Indien gängigen Glauben, bestimmte komplexe Rituale seien für eine spirituelle Entwicklung notwendig. Die *Bhagavadgītā* und Nārada beziehen sich hier auf ein Prinzip, nach dem eine Handlung nicht als solche spirituell bedeutsam ist, sondern aufgrund der Liebe, die darin zum Ausdruck kommt. Und Liebe kann man nur dann ausdrücken, wenn der Geist still ist. Baba Hari Dass sagte mir einmal: »Liebe ist ein Geisteszustand, der sich nicht verändert.«

Dieser Aphorismus besagt, man solle die Pflichten ausführen, die einem ganz natürlich im Laufe des Lebens zufallen. Dabei soll man jedoch fest auf den Polarstern Gott ausgerichtet bleiben. Entsagung weltlicher und sozialer Handlungen ist nicht angesagt, sondern vielmehr die Verwandlung solcher Aktivitäten. Vorher bildete das Ego ihre Basis, danach Gott. Aus Handlungen, die Karma erzeugen, werden Handlungen, die den Dharma zum Ausdruck bringen. Das kann nur in einem Geist geschehen, der nicht mehr von Zuneigung und Abneigung hin- und hergerissen wird.

9. *tasminn-ananyatā tad-virodhishu~udāsīnatā cha /*
Innere Stille erfordert außerdem eine konzentrierte Absicht des Herzens sowie Desinteresse an allem, was der liebevollen Hingabe feindselig gegenübersteht.

Für Menschen, die keine spirituelle Ausrichtung haben, ist das Leben eine Reihe von Aktivitäten, die keinem einheitlichen Plan folgen und einmal in diese, dann wieder in jene Richtung zielen. Das trifft auch auf jene zu, die einen Lebenssinn entwickeln, der sich auf Familie, Karriere oder sonstige Abenteuer bezieht. Selbst die relativ edelsten oder aufregendsten weltlichen Aktivitäten werden sich als nicht zufriedenstellend herausstellen, weil ihr Ergebnis nicht von Dauer ist. Da aber auch die Ziele selbst begrenzt sind, sind es Enthusiasmus und Wünsche ebenfalls. Es ist eine wunderschöne Tatsache der Natur, daß niemand auf Dauer Ehrgeiz für etwas aufrechterhalten kann, das nicht ewig ist.

Die Entschlossenheit, begrenzte Antriebe und Belohnungen aufzugeben, bedeutet die Verwandlung aller Motivationen in eine einzige Entschlossenheit des Herzens, sich Gott liebevoll hinzugeben. Alle Handlungen werden danach eingeschätzt, ob sie uns diesem Ziel näher bringen oder uns davon entfernen. Dies mag dem Neuling zunächst als eine ungeheuer schwierige Aufgabe erscheinen, doch entwickelt sich die liebevolle Hingabe ganz allmählich und natürlich, wie bei allen Prozessen der Natur. Die Vereinheitlichung der Motivationen entsteht dadurch, daß man an dem Frieden und dem Glück, die aus der liebevollen Hingabe aufsteigen, dauerhafte Freude findet. Es mag wie eine ungeheure Arbeit aussehen, die Erde mit Schnee zu bedecken, doch fällt jede Schneeflocke anmutig und mühelos vom Himmel und macht sich keine Sorgen um das Ergebnis ihres Fluges, wenn sie einmal den Erdboden erreicht hat.

Udāsīnatā, »Desinteresse«, wird hier als Gegenteil des Wortes »Entsagung« verwendet, das man hier vielleicht eher erwartet hätte. Das deutet darauf hin, daß jeder, der einmal die Süße der Liebe Gottes geschmeckt hat, ganz natürlich an jenen Aspekten des Lebens den Geschmack verliert, die unser eigenes Leiden und das der anderen fördern, an den selbstsüchtigen, auf dem Ego basierenden Aspekten also.

Das ist kein poetisches Phantasiegebilde. Viele fangen mit Yoga-Übungen an, weil sie tiefsitzenden Streß, Neurosen und Süchte haben, und merken dann, wie sie diese Bürden der Vergangenheit loslassen. Denn sie haben etwas entdeckt, das ihnen mehr Freude macht – ihr wahres Selbst. Die meisten Menschen sind unglücklich, weil sie sich so, wie sie sind, nicht mögen. Gleichzeitig ist es aber äußerst schwierig, Vergnügungen aufzugeben, ohne einen Ersatz zu haben. Ist das Leben so unbefriedigend, daß einem nur ungesunde Aktivitäten einen Fetzen Glück bringen, dann ist es fast unmöglich, das aufzugeben – es sei denn, man kann statt dessen etwas anderes genießen, das einem mehr Freude verschafft.

Eine Parabel erläutert dies. Ein Löwenjunges blieb einmal allein übrig, als seine Eltern getötet wurden. Das Löwenjunge gesellte sich zu einer Schafherde, lebte unter den Schafen und entwickelte alle Gewohnheiten eines Schafes. Eines Tages ging ein großer Löwe auf die Jagd, sah den kleinen Löwen dort unter den Schafen und fragte ihn, warum er bei den Schafen lebte, warum er solch ein eingeschränktes Leben führte, wo er doch schließlich der König des Dschungels sei?

Der junge Löwe verstand nicht, was der große Löwe da sagte, und so nahm dieser ihn mit zu einem Wasserloch und zeigte ihm sein Spiegelbild. Der kleine Löwe stellte mit Erstaunen fest, daß er stark und schön war. Dann zeigte der Löwe ihm, wie ein Löwe brüllt. Zunächst konnte der junge Löwe nur quietschen und knurren, aber es dauerte nicht lange, und er brüllte wie ein richtiger Löwe. Da verließ er glücklich die Schafe und lebte voll und ganz das Leben, das sein Geburtsrecht war.

10. ***anya~āshrayānām tyāgo 'nanyatā /***
Ist das Herz nur auf Gott gerichtet, dann gibt man es auf, anderswo nach Sicherheit zu suchen.

Nārada erklärt hier weiter den ersten Teil des neunten Verses, in dem es um die konzentrierte liebevolle Hingabe des Herzens geht. Jeder sehnt sich nach einem Gefühl der Sicherheit und Unterstützung, nach einem Wissen, daß es unter einem ein Sicherheitsnetz gibt, das einem in Notzeiten Hilfe und Nahrung bietet. Das ist ja auch der Gedanke hinter dem Sparen für »schlechte Zeiten«, man möchte in Zeiten finanzieller Schwierigkeiten auf sein Gespartes zurückgreifen können. Menschen sind aber auch soziale Tiere und suchen ganz instinktiv nach Gesellschaft: gleich und gleich gesellt sich gern. Auf diese Weise werden die eigenen Werte und Ideale bestätigt und gefestigt.

Nārada ist sich des urmenschlichen Bedürfnisses nach Unterstützung bewußt, doch gibt er dem Yogī den Rat, seine Abhängigkeit von jeglicher Art der Hilfestellung aufzugeben und nur auf Gott zu vertrauen. Indem er seine Sicherheit allein auf die konzentrierte liebevolle Hingabe des Herzens gründet, benötigt ein Yogī nicht mehr die äußeren Hilfsmittel oder Umstände, die ihm früher das Gefühl von Sicherheit vermittelten.

Selbst von einem ganz praktischen Gesichtspunkt aus gesehen ist das äußerst sinnvoll. Vergängliche Formen der Unterstützung – Geld, Macht, Freunde und Familie – hören alle einmal auf. Wann dieses Ende kommt, ist allerdings eine unbekannte Größe, und das führt zu einer zusätzlichen, unterschwelligen Angst. Außerdem kommt hier noch ein psychologischer Prozeß mit ins Spiel: Abhängigkeit erzeugt Verachtung. Damit wird ein Mensch schließlich mit einer tiefsitzenden Angst und mit Haßgefühlen konfrontiert, die im Kern aller Abhängigkeitsbeziehungen liegen.

Nārada geht es hier nicht darum, daß wir Beziehungen oder Pflichten aus unserem Leben verbannen. Er rät lediglich, uns nicht darauf zu verlassen, daß sie uns Zufriedenheit bringen. Ein soziales Leben kann sehr wichtig sein, es ist jedoch kein Ersatz für ein spirituelles Leben. Wenden wir uns nach innen und entdecken wir unsere spirituelle Natur, dann befinden wir uns nicht länger in einer Position der Schwäche und Abhängigkeit. Wir sind für ein Gefühl von Schutz und Sicherheit nicht mehr auf Äußerlichkeiten angewiesen. Wir wissen, daß es in uns eine Quelle gibt, die diesen Durst löscht.

Verliert man seine Abhängigkeit von Äußerlichkeiten, dann entwickeln sich echtes Mitgefühl und Liebe. Man kann andere so lassen, wie sie wirklich sind, denn die eigene Selbstzufriedenheit besteht unabhängig davon, ob Zuneigung erwidert wird oder nicht. Ebenso kann man sich an Äußerlichkeiten erfreuen, wenn sie vorhanden sind, und wenn ihre Zeit vorbei ist, kann man sie leicht loslassen, weil man ihnen keinen Wert gegeben hatte, den sie nicht besitzen. Auf diese Weise lebt ein Yogī in der Welt, ist aber nicht von dieser Welt. Er freut sich über die Gelegenheit, anderen zu begegnen und mit ihnen zu verkehren, und er benutzt die Hilfsmittel, die ganz natürlich seines Weges kommen, in angemessener Weise für die Weiterführung des Evolutionsplanes Gottes.

11. ***loka-vedeshu tad-anukūla~ācharanam tad-virodhishu~udāsīnatā /***
Desinteresse an dem, was der liebevollen Hingabe feindselig entgegensteht, bedeutet, weltliche und traditionelle Pflichten so auszuführen, daß sie liebevolle Hingabe unterstützen.

Nārada erklärt hier den zweiten Teil des neunten Verses, bei dem es um das geht, was der liebevollen Hingabe feindselig gegenübersteht oder von ihr ablenkt. Im achten Vers sprach Nārada davon, daß weltliche und moralische Pflichten durch die Beherrschung egoistischer Wünsche geheiligt werden. Hier erklärt er nun in positiver Weise, daß man diese Pflichten so ausführen sollte, daß liebevolle Hingabe unterstützt wird.

Ein Yogī kann sich in einem Stadium befinden, in dem ihm alle Aktivitäten, die nicht unmittelbar mit der Sādhana zu tun haben, unangenehm und widerwärtig vorkommen. Nārada gibt solch einem Yogī hier die Anweisung, seine Pflichten weiterhin so zu erfüllen, daß sie liebevolle Hingabe unterstützen. Dafür gibt es einen ganz wichtigen Grund: Der Yogī soll anderen, die danach streben, das zu erlangen, was er erreicht hat, als Vorbild dienen.

»Was auch immer bedeutende Menschen machen, das werden gewöhnliche Leute nachahmen. Damit stellen sie die Normen auf, denen andere folgen. Die Törichten sind durch ihre egoistischen Handlungen gefesselt. Laßt also die Weisen selbstlose Werke zum Wohle der ganzen Welt tun.«* Der Yogī gibt seinem Körper und Geist die Anweisung, an weltlichen und gesellschaftlichen Aktivitäten unter Gottes Leitung teilzunehmen – als Liebesdienst für seine Brüder und Schwestern. So wie ein Erwachsener ein dummes Spiel mit einem kleinen Kind spielt, weil es dem Kleinen großen Spaß macht, so wird ein Yogī an den Aktivitäten der Welt teilnehmen, um dadurch mit anderen in Verbindung zu treten und ihnen zu helfen, ihrem Bewußtsein die Harmonie spiritueller Schwingungen zu verleihen.

Die Mahāyāna-Schule des Buddhismus liefert ein gutes Beispiel dafür in Gestalt des *Bodhisattva*. Ein Bodhisattva wird gewöhnlich als jemand angesehen, der den Früchten der Erleuchtung entsagt, um »zurück« zu bleiben und den nicht erleuchteten Lebewesen zu dienen. Für einen Bhakta jedoch gibt es kein Gefühl von Entsagung, denn sein einziger Wunsch ist es, mit liebevoller Hingabe Gott zu dienen, den er in den Herzen aller Lebewesen erkennt. Als solches ist der Dienst an den anderen seine Freude und sein Glück, und es gibt keinen Beigeschmack religiöser Arroganz.

Für einen Bhakta ist die Welt ein Pilgerort, und alle Lebewesen sind seine geliebten Brüder und Schwestern, die entweder ihre göttliche Natur feiern oder danach streben, ihre göttliche Natur zu entdecken. In jedem Fall ist sein Verhalten ihnen gegenüber im wesentlichen dasselbe – liebevolles Feiern mit den Selbstverwirklichten und liebevoller Dienst an denen, die noch um Selbstverwirklichung ringen. Die Anhänger Gottes sehen die Welt als

* Meine eigene Übersetzung des 21. und 25. Verses im dritten Kapitel der *Bhagavadgītā*.

einen »Karneval der Freude« – um einen Ausdruck von Rāmakrishna Paramahamsa zu verwenden –, in dem er und sein Geliebter sich liebevoll die Zeit vertreiben können.

Bemerkt ein Yogī, daß andere aufgrund der Verschmutzung durch Wünsche und Anhaften die Welt auf irrtümliche und rein begriffliche Art sehen, verwendet er ihr weltliches Milieu als Klassenzimmer, in dem er ihnen bei den Lektionen der Liebe helfen kann. Baba Hari Dass vertrat den Standpunkt, daß Spielen einen großen Wert hat. Häufig regte er einige seiner manchmal verbitterten Schüler zum Spielen an, besonders zum Volleyball. Fragte man ihn, wie man sich bei einem Wettkampf verhalten solle (denn aus vielen Volleyballspielen wurden solche Wettkämpfe), erwiderte er: »Versuche ums Verrecken zu gewinnen, aber spiele zum Spaß« – eine angemessene Lebensregel für jeden Yogī.

12. *bhavatu nishchaya-dārdhyād-ūrdhvam shāstra-rakshanam /* Es sollte auch nach der Entwicklung liebevoller Hingabe eine vollkommene Verpflichtung zu einem moralisch einwandfreien Verhalten geben;

Im elften Vers ermahnte Nārada den Yogī eindringlich, sein Leben für die Entwicklung liebevoller Hingabe in seinem eigenen und in den Herzen anderer zu benutzen. In diesem und dem folgenden Aphorismus verstärkt Nārada diese Ermahnung noch weiter. Im vorliegenden Vers spielt Nārada auf die *shāstras* an, traditionell als »offenbarte Lehren« verstanden. Historisch gesehen dienten die Shāstras in Indien dazu, Normen für ein soziales Verhalten zu begründen.

Nārada bezieht sich hier nicht auf ein bestimmtes Shāstra oder ein bestimmtes System moralischer Verhaltensnormen, denn in der Tradition des Yoga wird die menschliche Ethik immer als etwas Relatives verstanden. Das bedeutet, ob Aktivitäten moralisch sind oder nicht, hängt von dem Ort und der Zeit ab. Nārada unterstützt hier also nicht eine bestimmte gesellschaftliche Verhaltensnorm, sondern spricht vielmehr zu einem Yogī, dessen Charakter unabhängig von Zeit, Ort und gesellschaftlichen Sitten und Gebräuchen edel sein muß.

Normalerweise lebt ein Yogī im Einklang mit den bestehenden Gesellschaftsnormen. Das erinnert an die Ermahnung Christi, dem Kaiser zu geben, was des Kaisers ist, und Gott, was Gottes ist. Ein Yogī belastet sich nicht mit Aufgaben, die im Zusammenhang mit kurzlebigen gesellschaftlichen oder politischen Vorteilen stehen, sondern wird seine Energien dafür einsetzen, das zu erreichen, was weder die Motten noch der Rost zerfressen.

Obwohl ein Yogī in seltenen Fällen andere auch einmal zu einer Moral führen kann, die im Widerspruch zu den bestehenden gesellschaftlichen oder gesetzlichen Normen steht, so ist das doch im allgemeinen eher die Rolle von Sozialreformern. Ein Yogī ist mehr damit beschäftigt, seinen subtilen Einfluß für jene Menschen zu verwenden, die für seine Schwingungen empfänglich sind. Er hilft ihnen bei ihrer Evolution von einem Leben, das auf einem unvollkommenen menschlichen guten Willen basiert, zu einem Leben, in dem sie sich auf den allwissenden spirituellen Willen Gottes einstimmen.

Im 77. und 78. Vers stellt Nārada die ethischen Verhaltensnormen vor, denen ein Yogī folgen muß.

13. ***anyathā pātitya~āshankayā /***
andernfalls besteht das Risiko zu fallen.

Nārada spricht hier im Zusammenhang mit den ethischen Verhaltensnormen eine Warnung aus. Zuvor hatte er den Yogī aufgefordert, bei seiner Beteiligung an weltlichen und sozialen Aktivitäten hohe moralische Maßstäbe aufrechtzuerhalten und damit ein Beispiel zu geben und andere anzuleiten. Hier nun klärt er den Yogī dahingehend auf, daß ein moralisches Verhalten auch zu seinem eigenen Wohlergehen verbindlich ist.

Der Begriff *pātitya*, »Fall«, bezieht sich auf die Tatsache, daß kein Mensch so weit auf dem spirituellen Weg fortgeschritten ist, daß er nicht doch Gefahr laufen kann, zurückzufallen. Solange man inkarniert bleibt, muß man die Gefahr des Egoismus respektieren, die zu jeder verkörperten Existenz einfach dazugehört. Nārada ermahnt den Yogī aufzupassen, daß sich keine falschen Vorstellungen von Sicherheit in seinen Zustand einschleichen.

Egoistische Tendenzen haben eine solche Macht und sind so subtil, daß schon so mancher weit fortgeschrittene Yogī gefallen ist. Klettert ein Mensch an einem einhundert Meter langen Seil hoch, so braucht er nur einen Moment loszulassen, und schon stürzt er zurück auf den Boden. Egal wie hoch er geklettert ist, er muß gut aufpassen, denn sonst wird ihn die Schwerkraft überwinden; und je höher er klettert, um so größer wird sein Risiko.

Man könnte nun fragen, wieso ein Yogī, der einen erhabenen Zustand erreicht hat, vielleicht sogar den eines Siddhas, überhaupt fallen kann. Ein erhabener Yogī, mag man meinen, ist ganz anders als ein sich abmühender Aspirant, da er in dem Bewußtsein jenseits aller Versuchungen egozentrischer Motive verwurzelt ist. Wieso kann es also zu einem Fall kommen?

Dafür gibt es hauptsächlich zwei Gründe. Zunächst einmal bekommt man, wenn man einen erhabenen Zustand erreicht hat, nicht nur Zugang zu den Freuden des Reiches Gottes, sondern man besitzt ebenfalls den Schlüssel zu der Schatztruhe weltlicher Vergnügungen. Das Vergnügen, das ein Yogī empfinden kann, ist wesentlich intensiver, weil seine Sinne, sein Körper und sein Geist außerordentlich verfeinert sind. Es bedarf eines extrem starken Willens, diesen geradezu überwältigenden Versuchungen zu widerstehen. Vielleicht können die unter uns da mitfühlen, die schon einmal weniger starken Versuchungen erlegen sind. Obwohl ein vollendeter Yogī jenseits des Nutzens moralischen Verhaltens lebt, so befindet er sich doch nicht jenseits der Konsequenzen unangemessenen Verhaltens. Auf diese Weise stellt die Natur sicher, daß niemand sehr weit auf dem spirituellen Weg kommen kann, wenn er nicht hohe moralische Maßstäbe und eine tiefe Demut besitzt.

Der zweite Grund, warum ein Yogī fallen kann, besteht in folgendem. Hat er einen hohen Grad von liebevoller Hingabe entwickelt, kann er, wenn er sich nicht an hohen moralischen Werten orientiert, leicht die Grenze vom »Kindlichen« zum »Kindischen«

überschreiten. Ein kindlicher Yogī ist schlicht, demütig, sorgenfrei und von Gott abhängig. Ein kindischer Yogī hingegen verliert sich im Rausch vom göttlichen Wesenskern im Inneren aller Daseinsformen und vergißt die Tatsache, daß in der relativen Welt Gutes und Böses immer noch existieren. Ein Yogī mag imstande sein, die Gegenwart Gottes gleichermaßen in einem Glas Saft und in einem Becher Gift zu erkennen, aber er wäre ein Dummkopf, versuchte er, seinen Durst mit Gift zu löschen. Dieser Vers ist ein Geschenk Nāradas, das jeder ernsthafte Yogī nie vergessen sollte.

14. *loko 'pi tāvad-eva bhojanādi-vyāpāras-tv-āsharīra-dhāranā~avadhi /*
Zusätzlich zu den weltlichen Pflichten sollte man Aktivitäten ausführen, die zur Aufrechterhaltung des Lebens wesentlich sind, jedoch nur soweit wie nötig, um den Körper vor dem Tod zu bewahren.

Nārada schließt die Diskussion um die weltlichen Aktivitäten mit diesem Vers ab. Er erklärt hier, daß ein Yogī seine eigene körperliche Existenz in derselben Weise sehen sollte wie sein übriges weltliches Dasein. Aktivitäten, die sich auf die Erhaltung seines Lebens beziehen, wie Essen, Schlafen und die Sorge um die Gesundheit, sollten mit demselben losgelösten Geist ausgeführt werden wie die oben erwähnten sozialen und weltlichen Verpflichtungen.

Ein egoistischer Mensch behandelt seinen Körper wie ein Mittel, mit dem er Spaß, Ruhm und Macht über andere erlangen kann. Für ihn ist der Körper ein verräterischer und unzuverlässiger Freund, da er nie geeignet ist, die gesteckten Ziele zu erreichen. Egoistische Wünsche erzeugen nur weitere Begierden. Bekommt man, was man will, führt das dazu, daß man noch mehr will. Deswegen sieht man die natürlichen Tendenzen des Daseins – besonders den Tod – als kriminelle Feinde an, gegen die man kämpfen muß. Ein sinnloser und erniedrigender Kampf! Der Körper schafft es nie, das Ego wirklich zu befriedigen, und das verursacht Frustration und Wut und führt zu Wiedergeburt.

Betrachtet man den Körper jedoch als Tempel der Seele, dann erlangt er seinen berechtigten Platz in dem grandiosen Entwurf der Natur. Da der Körper nicht mehr für egoistische Zwecke verwendet wird, entdeckt man, daß seine schlichten Bedürfnisse ganz einfach zu befriedigen sind. Man gibt dem Körper seine natürliche Nahrung und die nötige Aktivität. Er wird gesund und kräftig, ein tüchtiges Fahrzeug für die Seele bei ihrer Reise durch ihre Inkarnation.

15. ***tal-lakshanāni vāchyante nānā-mata-bhedāt /***
Es gibt verschiedene Beschreibungen der charakteristischen Anzeichen liebevoller Hingabe, weil es diesbezüglich unterschiedliche Meinungen gibt.

Nārada leitet hiermit den nächsten Abschnitt von vier Versen ein, der die grundsätzlichen Arten beschreibt, wie man liebevolle Hingabe zum Ausdruck bringen kann. Die letzte der vier wird Nāradas eigene Definition von liebevoller Hingabe sein. Man kann nun fragen, warum Nārada die anderen drei Verse überhaupt mit aufgenommen hat. Warum hat er nicht einfach und präzise nur seine eigene Definition von *bhakti* aufgeschrieben?

Er hat die nächsten drei Verse dazugenommen, weil sie die verschiedenen Arten beschreiben, in denen Menschen ihre liebevolle Hingabe zum Ausdruck bringen. Schaut man genau hin, wird man feststellen, daß sich die drei Verse auf die drei Ebenen der kreativen Energie beziehen, die im Yoga anerkannt sind: Handlungen (16. Vers), Worte (17. Vers) und Gedanken (18. Vers).

Diese drei Ebenen der Kreativität repräsentieren zunehmend feinere Ausdrucksweisen der Lebewesen und in unserem Zusammenhang das zunehmend feinere Verständnis, das ein Yogī von seiner Beziehung zu Gott bekommt. Im letzten Vers dieses Abschnitts liefert Nārada seine eigene, umfassende Beschreibung von liebevoller Hingabe, die diese drei Ebenen einschließt und doch auch über sie hinausgeht.

16. ***pūjā~ādishv-anurāga iti pārāsharyah /***

Gemäß dem Sohn des Parāshara, dem Weisen Vyāsa, wird liebevolle Hingabe durch ein intensives Verlangen nach ritueller Verehrung zum Ausdruck gebracht.

Der erste der Verse, die die verschiedenen Ausdrucksweisen liebevoller Hingabe beschreiben, soll die Ansicht des Weisen Vyāsa zum Ausdruck bringen. Er war der Sohn des Parāshara, eines ebenfalls bedeutenden Weisen. Vyāsa werden zahllose Schriften zur Tradition des Yoga zugeschrieben, einschließlich der Veden, des *Mahābhārata* (darin enthalten ist die *Bhagavadgītā*), die umfangreiche Literatur der Purānas, die *Brahmasūtras* und andere wichtige Texte. Orthodoxe Menschen mögen glauben, daß ein einzelner Mensch namens Vyāsa tatsächlich der Autor all dieser Schriften ist, die im Verlauf von mehreren Jahrtausenden verfaßt wurden. Andere sind der Auffassung, daß eine göttliche Inspiration bisweilen von einem Autor Besitz ergreifen kann, der daraufhin eine inspirierte spirituelle Schrift schreibt. Solch einen Autor könnte man als Inkarnation des Vyāsa ansehen.

Für unsere Zwecke wäre es jedoch sinnlos, hier Glaubensgrundsätze zu diskutieren. Nārada hat zweierlei im Auge, wenn er hier Vyāsa anführt. Einmal weist er damit auf das hohe Alter des Bhakti-Weges hin, und zum anderen lenkt er unsere Aufmerksamkeit ganz gezielt darauf, wie in der Literatur, die dem Vyāsa zugeschrieben wird, liebevolle Hingabe dargestellt wird.

Daß Bhakti eine uralte Tradition ist, läßt sich nicht bezweifeln. Bhakti wird bereits in der *Shvetāshvatara-Upanishad* erwähnt, die im dritten oder vierten vorchristlichen Jahrhundert verfaßt wurde. Nārada weist uns darauf hin, daß Bhakti ein integraler Bestandteil der Yoga-Tradition ist. Damit erinnert er den Leser daran, daß er in seiner Schrift nichts Neues behauptet. Außerdem schreibt er im Sūtra-Stil und befindet sich damit in Harmonie mit dem literarischen Stil der traditionellen Schriften des Yoga.

Man sollte aber auch darauf hinweisen, daß die meiste dem Vyāsa zugeschriebene Literatur Bhakti als eine Form tatsächlicher Aktivitäten darstellt. Deshalb wird auch der Begriff *pūjā* verwendet. Die

Ausübung einer Pūjā besteht in formellen Riten, Ritualen und Praktiken, die Yogīs durchführen, um damit ihre Verehrung Gottes zum Ausdruck zu bringen. Nārada stellt hier die liebevolle Hingabe zunächst in ihrer ganz äußerlichen Gestalt dar.

17. ***kathā~ādishv-iti gargah /***
Gemäß dem Weisen Garga wird liebevolle Hingabe durch das Diskutieren spiritueller Themen zum Ausdruck gebracht.

Im vorigen Vers hat ein Yogī seine liebevolle Hingabe dadurch zum Ausdruck gebracht, daß er sich an Riten und Ritualen beteiligt. Hier geht es jetzt um die Beteiligung an Vorträgen über spirituelle Themen. Waren es bislang seine Hände, die mit liebevoller Hingabe beschäftigt waren, so sind es nun sein Geist und Verstand: zuhören, sprechen, über subtile spirituelle Themen nachsinnen. Garga ist ein bedeutsamer Weiser der Bhakti-Tradition, der, so nimmt man an, durch den gesamten Kosmos reist und die Herrlichkeit des Yoga erläutert.

18. ***ātma-raty-avirodhena~iti shāndilyah /***
Gemäß dem Weisen Shāndilya drückt sich liebevolle Hingabe darin aus, daß man sich dauerhaft am Selbst erfreut.

Dieser Vers erklärt den dritten Standpunkt bekannter Autoritäten, die Methoden beschreiben, um liebevolle Hingabe zum Ausdruck zu bringen. In diesem Fall vertritt der Weise Shāndilya den Standpunkt, Bhakti sei ein inneres Phänomen, bei dem sich ein Yogī in die Freude an seinem wahren Selbst, dem *ātman*, versenkt. In den beiden vorigen Versen war der Yogī mit äußeren Handlungen beschäftigt. Hier findet er seine Zufriedenheit auf äußerst subtile Art in sich selbst. Der Weise, der hier erwähnt wird, gilt als Autor eines bekannten Textes über liebevolle Hingabe, der akademischer und polemischer ist als der vorliegende.*

* Swami Harshananda, *Shāndilya Bhakti Sūtras with Svapneshvara Bhāshyā*, Mysore: University of Mysore, 1976.

Diese Gruppe von drei Versen stellt unterschiedliche Arten der liebevollen Hingabe dar und zeigt zugleich verschiedene Typen des Yoga. Der Yogī des 16. Verses ist mit äußerlichen, konkreten Handlungen beschäftigt, ist daher ein Karmayogī. Der Yogī des 17. Verses nimmt an intellektuellen und philosophischen Aktivitäten teil, ist also ein Jñānayogī. Der Yogī des 18. Verses ist mit dem subtilen inneren Prozeß des Rājayoga beschäftigt.

19. ***nāradas-tu tad-arpita~akhila~āchāritā tad-vismarane parama-vyākulatā~iti /***
Gemäß dem Weisen Nārada [unserem Autor] jedoch kommt liebevolle Hingabe durch die Heiligung aller Aktivitäten zum Ausdruck sowie durch furchtbare Qualen, wenn man den Geliebten vergißt.

Die Aufzählung der verschiedenen Einstellungen gegenüber Bhakti in diesem Abschnitt kommt hier dadurch zum Abschluß, daß der Autor seine eigene Ansicht vorstellt. Nārada erklärt, daß Bhakti eine Heiligung aller Aktivitäten bedeutet, einschließlich der in den vorigen drei Versen beschriebenen. Bhakti bedeutet aber auch das aufkommende Unbehagen, wenn der Yogī Gott vergißt. Nārada unterscheidet seine Ansicht von Bhakti von den vorangehenden Standpunkten nicht, um sich von den anderen abzugrenzen, sondern weil er möchte, daß man Bhakti allumfassend und integrierend versteht. Das bedeutet, Bhakti schließt die Methoden des Karma-, Jñāna- und Rājayoga ein.

In traditionellen indischen Bhakti-Schulen sind folgende vier Ebenen der Gottesverehrung anerkannt:
1. *pūjā-bhāva* – verehrender Geisteszustand;
2. *stava-bhāva* – betender Geisteszustand;
3. *dhyāna-bhāva* – meditativer Geisteszustand;
4. *brahma-bhāva* – der Geist ist mit Gott verschmolzen.

Die ersten drei Zustände sind dualistisch und implizieren eine Trennung zwischen dem Verehrer und dem Subjekt seiner liebevollen Hingabe (16. bis 18. Vers). Im 16. Vers ist der *pūjā-bhāva* enthalten, der 17. Vers bezieht sich auf den *stava-bhāva,* und der 18. Vers präsentiert den *dhyāna-bhāva*. Jetzt hier im 19. Vers empfiehlt Nārada den *brahma-bhāva*, der die anderen drei Zustände einschließt und doch auch über sie hinausgeht, da er die Einheit mit Gott impliziert. Diese Einheit spiegelt sich in Aktivitäten, hängt jedoch nicht von ihnen ab.

Liebevolle Hingabe ist der Zauber, der alle Aktivitäten heiligt, nicht nur die sogenannten »religiösen«, sondern auch all jene, die wir für weltlich halten. Religiöse Riten und Rituale werden nur dann heilig, wenn sie von der Energie der Liebe beherrscht werden. Sonst handelt es sich lediglich um leere Gesten. Die Degeneration vieler religiöser Traditionen beginnt, wenn die Formalitäten einer Zeremonie wichtiger werden als eine tiefe, persönliche Gotteserfahrung. Genauso kann aber eine ganz weltliche Handlung spirituell äußerst wertvoll und bedeutsam werden, wenn sie als Mittel benutzt wird, um Selbstlosigkeit zu entwickeln und tiefe Liebe zum Ausdruck zu bringen.

Dazu eine Geschichte. Zwei Yogīs hatten die unziemliche Angewohnheit, während der Gebetszeit Zigaretten zu rauchen. Sie entschlossen sich, ihrem Guru zu schreiben und ihn zu fragen, wie sie mit ihrem Problem umgehen sollten. Der eine der beiden Yogīs erhielt seine Antwort und war begeistert, weil ihm sein Guru die Erlaubnis erteilt hatte zu rauchen. Der andere war enttäuscht, weil der Guru ihm das Privileg des Rauchens versagt hatte.

Verwirrt darüber, daß der Guru widersprüchlichen Rat erteilte, verglichen die Yogīs ihre Briefe. Sie stellten fest, daß sie ihre Fragen etwas unterschiedlich formuliert hatten. Der erste stellte die Frage, ob es gestattet sei, beim Rauchen zu beten. Der Guru unterstützte diese Übung. Der andere Yogī hatte gefragt, ob es angemessen sei, beim Beten zu rauchen. Darauf hatte der Guru ablehnend reagiert.

Die zweite Hälfte des Verses handelt davon, Gott nicht zu vergessen. Dabei geht es jedoch nicht darum, daß man Gott wie eine Formel auswendig lernen soll wie beispielsweise eine Telefonnummer oder die Zutaten eines Rezeptes. Es geht hier vielmehr um die ständige geistige und emotionale Absicht, im Einklang mit Gott zu bleiben. Der Yogī wird, so heißt es, sensibel wie ein Augapfel. In diesem Zustand ist er empfänglich für sein eigenes inniges Verhältnis mit Gott und für den Schmerz, der entsteht, wenn er von dieser Harmonie getrennt ist. Dem Yogī wird ganz deutlich, welche verheerenden Wirkungen es auf sein Bewußtsein hat, wenn er egoistische Gedanken oder Gefühle hegt. Er erkennt das Leiden, das er auf sich lädt, wenn er den Sinn seines Lebens vergißt. Er gleicht nun einer zarten Frühlingsblume, ist sensibel und ungeschützt.

Noch etwas sollte man unbedingt beachten. Der Schmerz, den ein Yogī erleidet, wenn er seine Harmonie mit dem Göttlichen verliert, beruht nicht auf einem Schaden, den ihm eine strafende, rachsüchtige Gottheit zufügt. Es handelt sich vielmehr um die ganz natürliche Konsequenz einer falschen Entscheidung. Kleine Kinder fühlen sich oft zu einer Flamme hingezogen und können sich verbrennen, ehe sie das Naturgesetz des Feuers lernen. Ähnlich muß auch das Ego bei seiner Evolution die Weisheit entwickeln, daß jede Art von Selbstsucht in Schmerzen endet. Jeder Gedanke, jedes Wort und jede Handlung, die den Samen des Egoismus in sich birgt, wird letztlich und ausnahmslos zu einer quälenden Pflanze heranwachsen.

Das mag zunächst nach einem recht brutalen Gesetz der Natur aussehen, doch je mehr man im Einklang mit dem Göttlichen lebt, um so mehr wird einem bewußt, wie einfach man Leiden vermeiden kann. Der Weg der Liebe wird immer breiter, sicherer und erfreulicher. Man bekommt zunehmend mehr Zuversicht auf den eigenen Halt und vermeidet ganz einfach die Gefahren, die am Wegesrand lauern.

20. *asty-evam-evam* /
Es gibt Beispiele für diese liebevolle Hingabe,

Dieser Vers dient als Einleitung zu der folgenden Versgruppe, in der hervorragende Beispiele für liebevolle Hingabe besprochen werden. Er dient aber auch als Versicherung und Inspiration für alle Aspiranten, die sich fragen, ob ihre Bemühungen um die Entwicklung liebevoller Hingabe jemals Früchte tragen werden. In schwierigen oder spirituell trockenen Zeiten – der heilige Johannes vom Kreuz nennt sie »die dunklen Nächte der Seele« – ist es hilfreich, sich an unsere spirituellen Vorfahren zu erinnern, die kämpften, sich abplagten und weinten, aber schließlich doch auf dem Weg, den auch wir gehen, erfolgreich waren. Sie führten ebenso wie wir viele innere Kämpfe und kamen schließlich siegreich und frei aus dem Kokon der Unwissenheit heraus. Ihr Beispiel kann uns inspirieren, wenn wir aufgrund unseres Versagens verzweifelt sind, und es kann uns demütigen, wenn wir zu stolz auf unsere Erfolge sind.

Noch einmal ist es angebracht, auf Nāradas universalen geistigen Ansatz hinzuweisen. Er benutzt das Wort *evam* zweimal hintereinander und deutet damit an, daß es verschiedene Beispiele idealer Bhakti gibt, daß es also keine bestimmte Form der Gottesverehrung gibt, die anderen Formen überlegen wäre. Jeder Aspirant kann eine Form Gottes wählen, die ihm am meisten zusagt, sei es nun Vater, Mutter, Freund, Beschützer oder das Formlose. Bei liebevoller Hingabe gibt es keine hierarchischen Unterschiede. Wichtig ist nicht die spezifische Gestalt, in der man Gott verehrt, sondern der Grad, zu dem ein Verehrer mit Liebe angefüllt ist.

21. ***yathā vraja-gopikānām /***
wie beispielsweise die liebevolle Hingabe der Gopīs.

Die Gopīs sind Hirtenmädchen, die im *Bhāgavatapurāna* und im *Gītagovinda* beschrieben werden. Sie sind vollkommen von der Liebe für den Gott-Menschen Shrī Krishna erfüllt. Krishna wird von den Hindus als vollständiger *avatāra* oder »Inkarnation Gottes« verehrt. Es gibt alle möglichen Geschichten, die von der wahnsinnigen Sehnsucht der Gopīs nach ihrem geliebten Krishna handeln. Viele orthodoxe Hindus sehen in diesen Geschichten Berichte tatsächlicher Ereignisse. Man kann sie aber auch als Gleichnisse für die Sehnsucht der Seelen nach Gott verstehen.

Eine der berühmtesten Episoden, bei der es um diese Sehnsucht geht, handelt von Krishnas Flötenspiel in einer Vollmondnacht am

Ufer der Jamunā. Der Klang seiner Flöte machte die Gopīs so verrückt, er war so unwiderstehlich, daß sie Herd und Haus verließen und in vollkommener Selbstvergessenheit am Flußufer tanzten. Und dann erlebte jede Gopī auf dem Höhepunkt ihrer Seligkeit, daß Krishna, der vollkommene Partner in dieser göttlichen Ekstase, mit ihr persönlich tanzte.

Das Gleichnis hier bedeutet, daß die Seele, wenn sie einmal die verzaubernde »Musik« Gottes gehört hat, von da an unwiderstehlich zu Gott hingezogen wird. Die Welt und die Gesellschaft sind nicht imstande, sie zurückzuhalten, denn der erhabene Tanz mit Gott erzeugt eine überwältigende berauschende Ekstase. Hat der Löwe einmal das Brüllen gelernt, wird er sich nie wieder auf ein Leben als Schaf einlassen.

Dieser Vers beginnt mit dem Wort *yathā*, »zum Beispiel«. Wieder ist es wichtig zu betonen, daß Nārada hier nicht eine Form von Bhakti über eine andere stellt. Er beschreibt vielmehr ein Beispiel für tiefste liebevolle Hingabe. Es gibt aber noch zahllose andere im Yoga und in anderen spirituellen Traditionen.

In der indischen Tradition des Bhaktiyoga unterscheidet man fünf mögliche Einstellungen gegenüber Gott. Konventionell werden sie oft hierarchisch angeordnet, doch glaube ich, daß diese *bhāvas* lediglich Geisteshaltungen und deshalb nur Techniken sind, um liebevolle Hingabe zu kultivieren. Die Technik, die man benutzt, ist nicht so wichtig. Das Entscheidende ist die Liebe, die im Herzen des einzelnen wächst.

Diese fünf *bhāvas* sind:

1. *dāsya-bhāva* – Geisteshaltung eines Sklaven;
2. *sakhya-bhāva* – Geisteshaltung eines Freundes;
3. *vātsalya-bhāva* – Geisteshaltung von Eltern;
4. *shānta-bhāva* – Geisteshaltung eines Philosophen;
5. *kānta-bhāva* - Geisteshaltung eines Ehegatten.

Der Verehrer Gottes nimmt eine dieser Geisteshaltungen an, um eine persönliche Beziehung mit einer bestimmten Form Gottes zu entwickeln. Bedeutsam ist nicht die angenommene Geisteshaltung, die der Veranlagung des einzelnen entspricht. Bedeutsam ist, daß er seine Schwingungen mit Gott in Einklang bringt, in welcher Form auch immer ihm das am ehesten verständlich und möglich ist. Tatsächlich ist es ja Gott selbst, der die Rolle von beiden spielt, des Verehrers und des Verehrten. Wie Baba Hanumān im *Rāmāyana* sagt: »Vom Standpunkt des Körpers aus gesehen bin ich dein Diener; vom Standpunkt des Ego aus bin ich ein Teil von dir; vom Standpunkt des Selbst aus bin ich du.« Das Geheimnis vom Spiel Gottes wird uns offenbart, wenn wir bereit sind, irgendeine Rolle, zu der wir uns berufen fühlen, mit liebevoller Hingabe anzunehmen, und zugleich fähig sind, sämtliche dualistischen Rollen in der Einheit mit Gott zu transzendieren.

22. ***tatra~api na māhātmya-jñāna-vismrity-apavādah /***

Selbst auf der tiefsten Ebene liebevoller Hingabe sollte man, wie die Gopīs, wachsam bleiben und die Herrlichkeit des Geliebten nicht vergessen, um eine Abwertung der Beziehung zu vermeiden.

Hier wird empfohlen, daß ein Verehrer seinen Geliebten nie für selbstverständlich nehmen und auch nie zu vertraut mit ihm umgehen sollte. In der *Bhagavadgītā* (XI.41–42) entschuldigt sich Arjuna bei Shrī Krishna dafür, daß er diesen Fehler gemacht hat. Er hatte Krishna wie seinen Freund behandelt, wie einen Wagenlenker, und hatte es nicht geschafft, seine Göttlichkeit zu erkennen und zu würdigen. Soll Liebe wahre Bhakti sein und nicht einfach nur weltliche Vernarrtheit (der Unterschied wird im nächsten Vers besprochen), dann muß der Liebende in respektvollem Abstand von seinem Geliebten bleiben.

Die große Bedeutung des Geliebten schmälert in keiner Weise die des Liebhabers. Man kann vielmehr sagen, daß der Liebhaber eigentlich sogar bedeutsamer ist als der Geliebte. Mit anderen Worten, der Verehrer Gottes ist bedeutsamer als Gott. Das liegt daran, daß ein reiner Verehrer so vollkommen mit seinem Geliebten vereint ist, daß es zwischen den beiden so gut wie keinen Unterschied gibt. Ein Arm mag scheinbar getrennt vom anderen existieren, doch sind beide Arme durch ein einziges gemeinsames Bewußtsein ganz natürlich miteinander verbunden.

Der Liebhaber und sein Geliebter sind ein und dasselbe. Gott kann in Gestalt des liebenden Verehrers die Vereinigung in der Welt des scheinbaren Getrenntseins Wirklichkeit werden lassen. Der Verehrer ist der Höhepunkt, die Krönung allen Lebens. Man kann sagen, daß es der Sinn des Universums ist, große Liebhaber zu erzeugen. Das Universum ist ein riesiges Feld, in dem große Yogīs als Liebesblumen blühen.

23. ***tad-vihīnam jārānām-iva /***

Gibt man die Achtsamkeit auf, bleibt nur egoistische Leidenschaft.

Dieser Vers erfüllt einen doppelten Zweck: Weiterführung der Vorstellung des vorigen Verses und Übergang zu der Besprechung des Unterschiedes zwischen egoistischer Leidenschaft und wahrer Liebe. Im 22. Vers heißt es, daß die liebevolle Hingabe degeneriert, wenn man keine verehrende, respektvolle Einstellung seiner *ishtadevatā* (die auserwählte Gestalt Gottes) gegenüber beibehält. Es kommt zu einer verwässerten, egoistischen Beziehung zu Gott, die oft mit egozentrischen Gebeten einhergeht. Das Anbeten einer Gottheit mit dem Wunsch, seine Wünsche befriedigt zu bekommen, zeugt nicht von liebevoller Hingabe. Das ist reine Bettelei. Yoga oder andere religiöse Aktivitäten auszuführen, um von Gott einen Wunsch erfüllt zu bekommen, ist ebenfalls nur Geschäftemacherei – ich tue etwas für dich, und du tust etwas für mich.

Bhakti fällt auf die Stufe spirituellen Materialismus, wenn die Beziehung zu Gott dem eigenen persönlichen Gewinn dient. Selbst wenn das, was man gewinnt, eine Art psychische oder spirituelle Erfahrung ist, so bleibt der Wunsch danach dennoch egoistisch. Die tiefste liebevolle Hingabe, von der Nārada spricht, dient keinem anderen Zweck als der stetigen Vertiefung der Liebe zu Gott. Diese Liebe verfolgt überhaupt keine Absicht, und deswegen nennen die Theologen sie ein Mysterium. Für die liebevollen Verehrer Gottes jedoch ist diese Liebe nichts Mysteriöses. Liebe ist die Wurzel aller Schöpfung, aller Lebewesen, aller Phänomene, und auch all dessen, was es jenseits der Schöpfung, des Seins und der Phänomene gibt. Liebe ist die Essenz Gottes, sowohl innerhalb als auch außerhalb oder jenseits der manifesten Welt.

Im zweiten Aspekt dieses Verses geht es um die Art und Weise, wie man sich gegenüber anderen Lebewesen verhält. Bhakti oder »liebevolle Hingabe« ist nicht verschieden von *prema* oder »Liebe«. Unsere Liebe ist deswegen keine wahre Liebe, weil unser Geist durch Begierden und Abscheu verwirrt ist. Sind wir ehrlich, so erkennen wir, daß wir niemanden bedingungslos lieben, ohne Vorbehalte und mit vollkommener Verpflichtung. Die Annahme dieser Wahrheit bringt Demut und ist der Anfang der geistigen Reinigung, die nötig ist, um die Liebe – die wahre Liebe – zu erleben.

Im Kern aller Beziehungen zwischen Lebewesen liegt die Liebe, denn alle Lebewesen haben gemeinsam Anteil an derselben Quelle der Liebe oder Gott. Sie ist ihr Wesenskern. Diese tiefste Liebe wird von geistiger Zuneigung und Abneigung gefärbt, so wie klares Wasser sich färbt, wenn man Farbe hineingibt. Kann man die Farbe herausfiltern, dann bleibt wieder nur klares Wasser übrig. Unsere Identität mit einem Ego entsteht aus den verschiedenen Farbkombinationen, durch die das reine Wasser des Bewußtseins in jedem einzelnen gefärbt wird.

24. ***nāsty-eva tasmims-tat-sukha-sukhitvam /***

Bei egoistischer Leidenschaft ist das eigene persönliche Glück unabhängig von dem Glück des Geliebten.

Dieser Vers erklärt, daß bei egoistischer Leidenschaft die eigene Befriedigung und das eigene Glück von vorrangiger Bedeutung sind. Der Geliebte oder die anderen werden nicht wirklich berücksichtigt. Die Befriedigung der eigenen Wünsche bestimmt unser Glück, und wir bedenken nicht das Wohl des größeren Ganzen.

Dieser Egoismus ist eine Wolke aus Elend, die auf die Selbstsüchtigen und alle, die mit ihnen in Beziehung stehen, herabregnet.

Nur Selbstsucht kann einen zu Handlungen veranlassen, mit denen man anderen absichtlich Traurigkeit oder Schmerz bereitet. Je mehr man sich egoistischen Leidenschaften hingibt, um so mehr bleibt man im Morast negativer karmischer Fesseln und *samskāras* (Gedankenmuster) stecken. Das Ergebnis, die natürliche Folge davon ist, daß man sich weiterhin entfremdet und von Gott getrennt fühlt, und das bildet ja gerade die Voraussetzung für Selbstsucht.

25. ***sā tu karma-jñāna-yogebhyo 'py-adhikatarā /***
Liebevolle Hingabe ist sogar den Wegen des Dienens, der Weisheit und des traditionellen Yoga überlegen.

Hier betont Nārada seine Ansicht, daß Bhakti ein überlegener spiritueller Weg ist, besser sogar als die anderen wichtigen Traditionen des Yoga: Karmayoga, der Yoga des aktiven Dienens; Jñānayoga, der Yoga der intellektuellen Unterscheidungsfähigkeit; und Rājayoga, der Yoga der Meditation und Enthaltsamkeit.

Beim ersten Lesen mag dieser Vers einem wie eine sektiererische Aussage erscheinen, doch wurde er aus zwei Gründen aufgenommen. Erstens ist Bhakti von einem bestimmten Standpunkt aus den anderen Wegen tatsächlich überlegen. Diese Perspektive wird im 26. bis 33. Vers dargestellt. Zweitens muß jeder, der einen spirituellen Weg geht, vollkommen darauf vertrauen, daß der Weg, den er eingeschlagen hat, allen anderen Wegen überlegen ist. Er muß andere Wege respektieren, doch er muß dem Weg seiner Wahl auch vollkommen treu und absolut verpflichtet bleiben. Gräbt jemand, der Wasser finden will, viele kleine Brunnenlöcher, wird er seine Zeit vergeuden. Doch gräbt jemand an einer Stelle ganz tief, wird er bestimmt Wasser finden. Ein Ertrinkender wird untergehen, wenn er sich nicht entscheiden kann, welchen Rettungsring er greifen soll, oder wenn er ständig den einen gegen einen anderen austauscht. Er muß einen Rettungsring ergreifen, mit aller Kraft an ihm festhalten und seine Tragfähigkeit benutzen, um zu seinem sicheren Ziel zu schwimmen.

Es hat keinen Sinn, sich darüber zu streiten, ob ein spiritueller Weg einem anderen überlegen ist. Verschiedene Wege nehmen ja nur unterschiedliche Orientierungen als Ausgangspunkte und werden deshalb natürlich auch die Ergebnisse unterschiedlich beschreiben. Besteige ich einen Berg auf der nördlichen Route und klettern Sie auf der südlichen, dann haben wir ganz verschiedene Erlebnisse, aber wir werden uns ganz sicher auf demselben Gipfel treffen. Alle Wege des Yoga stimmen darin überein, daß das Ziel des Yoga irgendeine Art von Erfahrung des Göttlichen ist, *sac-chid-ānanda* – ewiges Dasein, Bewußtsein, Seligkeit. Die verschiedenen Yoga-Wege sind gleichermaßen gültig und bilden unterschiedliche Angebote an die jeweils verschieden veranlagten Yogīs.

Vereinfacht ausgedrückt fühlt sich jemand mit intellektueller Veranlagung zum Jñānayoga hingezogen, der ihn auf die Erfahrung von *sat* (ewiges Dasein, Wahrheit) ausrichtet. Ist jemand kräftig und voller Energie, wird er sich zum Rājayoga hingezogen fühlen, der zu der Erfahrung von *chit* führt, des einen Bewußtseins, das alle Lebewesen vereint. Jemand mit emotionaler Veranlagung wird sich zur Bhakti und zur Erfahrung von *ānanda* (Seligkeit oder göttliche Liebe) hingezogen fühlen. Da jedoch, wie bereits im ersten Vers besprochen, Bhakti wesentlich ist für die Erfüllung sowohl von Jñānayoga als auch von Rājayoga, müssen alle Aspiranten die liebevolle Hingabe unbedingt als Unterströmung auf ihrem Weg behalten.

Da *sac-chid-ānanda* nur das unbeschreibliche, untrennbare Ganze zu »beschreiben« versucht, ist es nicht richtig, diese drei Aspekte voneinander trennen zu wollen. Dies ist ebensowenig möglich, wie die Attribute der Sonne als Licht, Hitze und Energie zu beschreiben; denn die Sonne existiert außerhalb dieser Qualitäten nicht, und diese existieren nicht getrennt von der Sonne. So wird auch ein Yogī, ganz gleich, welchen Weg er geht, sein Ziel erreichen und *sac-chid-ānanda* als ein vollständiges Ganzes erleben.

26. ***phala-rūpatvāt /***

Die Natur dieser Wege ist es, die Frucht der liebevollen Hingabe zu erzeugen.

Karmayoga, Jñānayoga und Rājayoga haben alle ein Ziel, auf das der strebende Yogī hinarbeitet. Unabhängig von der spezifischen Terminologie – ob es nun Erleuchtung, Befreiung oder Verwirklichung genannt wird – ist das Prinzip des Suchens nach einem Ziel dem Schüler gegenwärtig. Die Yogīs mögen nach einem erhabenen Ziel streben, doch ist es die Dynamik des Suchens, Strebens und Erreichens, die zu Ergebnissen führt.

Diese Yoga-Schulen erklären, daß ihre Ziele die weltlichen Angelegenheiten transzendieren und daß sie kein Karma erzeugen. Die Tatsache bleibt jedoch, daß die Schüler dieser Art des Yoga mit der Kultivierung des Feldes der Erfahrung beschäftigt sind. Sie pflanzen also Samen und ernten später die Früchte. Nārada kritisiert diese Dynamik nicht, er weist lediglich auf sie hin.

Betrachtet man diesen Vers im Zusammenhang mit dem vorherigen, dann beinhaltet er auch die Vorstellung, daß der Bhaktiyoga diesen anderen Arten des Yoga überlegen ist, da er keine Frucht erzeugt (das wird eingehender noch im 30. Vers erläutert). »Doch wenn der Weg der Bhakti nicht die Frucht des spirituellen Wachstums erzeugt«, könnte ein Aspirant fragen, »warum sollte ein entschlossener Yogī dann Interesse an diesen Lehren haben?«

Die Antwort auf diese Frage offenbart die Schönheit der liebevollen Hingabe. Auf anderen spirituellen Wegen muß der Aspirant bestimmte Übungen ganz genau ausführen, wenn er sein Ziel erreichen will. Es wird im allgemeinen auch von den Aspiranten erwartet, daß sie Gott und der Menschheit dienen, um die Welt zu verbessern. Jede Tätigkeit jedoch, die man zu einem bestimmten Zweck ausführt, sei er auch noch so edel und erhaben, bedeutet, daß man noch ein Ziel vor Augen hat. Bei jedem dieser Beispiele lauert noch eine Schlange des Wunsches getarnt unter dem Holzhaufen spiritueller Absicht.

Ein Bhaktiyogī führt seine spirituellen Übungen und weltlichen Aktivitäten ohne jegliche Absicht aus. Er wünscht sich keinen materiellen Gewinn, trachtet nicht nach der Frucht von Siddhis und strebt nicht einmal nach der Erleuchtung. Liebe hat keine Ursache! Ein Bhaktiyogī stellt fest, daß liebevolle Hingabe aus seinem übervollen Herzen hervorsprudelt wie eine Quelle aus dem Boden. Er ist schlicht und einfach und findet, fröhlich tanzend, seinen natürlichen Platz im Rhythmus des Lebens. Wie beim Tanz gibt es keine Absicht. Es gibt keinen tiefen Sinn, einfach nur das Geschenk freudiger Schritte und Lieder von einem Herzen, das die Liebe kennt.

27. ***īshvarasya~apy-abhimāna-dveshitvāt dainya-priyatvāc-cha /***
Liebevolle Hingabe ist auch deswegen überlegen, weil der Herr von Liebe zur Demut hingezogen und von Egoismus abgestoßen wird.

Nārada stellt hier das Konzept vom Īshvara, vom Herrn, vor und von seiner Beziehung zum Bhaktiyogī. Hinweise auf Īshvara findet man schon in den ganz frühen Schriften zum Yoga, zum Beispiel in der *Brihad-āranyaka-Upanishad* (einige Teile davon könnten durchaus über dreitausend Jahre alt sein), aber auch in den vom Vedānta beeinflußten Schulen. In diesen Kontexten wird Īshvara im allgemeinen in einem unpersönlichen Sinne erwähnt und bezeichnet ein transzendentes Selbst, das den Kosmos und die einzelnen Lebewesen regiert.

Es war jedoch Patañjali, der Īshvara als erster in einer Weise verwendet, die für die *Bhaktisūtras* relevant ist. Patañjali spricht von Īshvara als dem ersten Guru, dem ersten Lehrer der spirituellen Philosophie. Īshvara gilt als der Wurzel-Guru oder Ur-Guru aller Yogalehren.

Theologische Auslegungen versuchten, den Status des Īshvara in dieser Hinsicht zu definieren und festzulegen. Doch da sie unter dem Einfluß intellektueller Mutmaßungen verfaßt wurden, sind sie nicht verläßlich.

Īshvara ist sowohl eine unpersönliche spirituelle Energie als auch eine persönliche Gegenwart, die ein Yogī erkennen kann. Als sich das Universum der Illusion zuerst manifestierte, nahm *sac-chid-ānanda* die Rolle des »Geistes der Führung« an, wie die Sufis es ausdrücken. Ähnlich der christlichen Lehre vom Heiligen Geist handelt es sich hier um die Funktion Gottes als göttlicher Lehrer, als

Heiland, Christus, für alle, die in der Knechtschaft der Illusion leben.

Īshvara wird oft in einem persönlichen Sinn erlebt und erwähnt. Dafür gibt es zwei Gründe. Einmal erlebt das Ego sich in einem persönlichen Kontext und wird daher Gott zunächst ebenso erleben. Später, wenn die Seele ihre egoistische Identität transzendiert, wird auch die transzendente Natur des Īshvara erkannt. Der zweite Grund dafür, daß Īshvara häufig im persönlichen Sinne erwähnt wird, liegt darin, daß dieser Geist der Führung in erleuchteten Menschen Gestalt annimmt. So wie Jesus von den Christen als Verkörperung des Heiligen Geistes angesehen wird, kann man sagen, daß erleuchtete Männer und Frauen Verkörperungen des Īshvara sind.

Īshvara fühlt sich zu einem strebenden Bhaktiyogī hingezogen, weil der Bhakta durch die Liebe seines Herzens einen dynamischen spirituellen Magneten erzeugt. Gnade mag unzuverlässig erscheinen, aber Īshvara hat keine Lieblinge. Es ist ein einfaches Gesetz der Natur, daß Gott zu einem Verehrer durch dessen Selbstlosigkeit und Demut hingezogen wird. Erzeugt der Yogī ein Vakuum der Selbstlosigkeit, füllt Īshvara diesen leeren Raum mit der Energie spiritueller Führung. Rāmakrishna sagte gern, daß die Winde der Gnade immer wehen; man muß nur seine Segel setzen, will man ihre Wirkung spüren.

28. ***tasyāh jñānam-eva sādhanam-ity-eke /***

Manche behaupten, man könne liebevolle Hingabe nur durch Weisheit entwickeln.

Der absolute Nichtdualismus, eine der Schulen des Advaita-Vedānta, die sehr stark von Shankara beeinflußt sind, war zu der Zeit, als die *Bhaktisūtras* verfaßt wurden, und ist auch heute noch eine der einflußreichsten indischen philosophischen Schulen. Shankara lebte im siebten oder achten Jahrhundert n. Chr. und ist einer der richtungweisenden Gestalten der indischen Spiritualität. Er war ein hervorragender Logiker und produktiver Autor, der in seiner kurzen Lebensspanne von angeblich nur dreiunddreißig Jahren viele Kommentare zu den wichtigsten Werken der Vedānta-Schulen verfaßte. Zusätzlich bereiste er ganz Indien und richtete vier Hauptzentren für die Verbreitung seiner Lehren ein, die auch heute noch aktiv sind und eine wichtige Rolle spielen.

Shankara ist als strikter Jñānayogī bekannt, und obwohl einige seiner Dichtungen eine Neigung zur Bhakti aufweisen, sind seine Schriften im allgemeinen doch ganz deutlich auf Jñāna ausgerichtet. Shankara erklärte, daß das Brahman, ein unpersönliches Absolutes, die einzige Realität sei. Die Welt und alle Phänomene, sogar ein persönlicher Gott, seien eine Illusion.

Viele Schulen, die Shankara folgten, glauben, daß nur Weisheit und Weisheit allein für die Aspiranten einen Wert besitzt. Nach diesen Philosophien sind Übungen, die auf etwas anderes abzielen als das *neti neti* (»nicht dies, nicht dies«), im besten Falle furchtbar minderwertig. Sie sind der Ansicht, daß Bhakti ein Nebenprodukt des Jñāna ist, das einem wahlweise zur Verfügung steht.

Nārada erwähnt diesen Glauben hier, weil er ein umfassendes Porträt des Wesens der Bhakti liefern will. Er muß also einflußreiche Gegenansichten ansprechen und auf sie reagieren.

29. ***anyonya~āshrayatvam-ity-eke /***

Manche behaupten, Weisheit und liebevolle Hingabe seien füreinander die Basis.

Nārada erörtert weiter Auffassungen, die die Macht oder Relevanz von Bhakti in Frage stellen. Hier verweist er auf den Vishishta-Advaita, den qualifizierten Nichtdualismus. Der Begründer dieser Philosophie ist Rāmānuja, der zwischen 1017 und 1137 n. Chr. gelebt haben soll. Er ist besonders berühmt wegen seines scharfen Verstandes und seiner Kritik an dem absoluten Nichtdualismus des Shankara. Im Kern besagt Rāmānujas Lehre, daß das Absolute nicht einfach unpersönlich ist, sondern sich in die Welt einbringt. Rāmānuja lehnte Shankaras Behauptung, die Welt sei eine Illusion, ab und lehrte, die Welt sei der Körper des Göttlichen.

Nach Rāmānujas Lehre ist Īshvara ein persönlicher Gott und die Grundlage des Universums. Alles ist abhängig von Gott, aber die individuelle Seele hat auch einen eigenen freien Willen. Eine Seele kann sich Gott zuwenden oder von ihm abwenden, abhängig davon, wie sie ihren freien Willen benutzt. Für Rāmānuja entsteht Bhakti aus Jñāna, und darin zeigt sich der angemessene Gebrauch des freien Willens.

Diese Einstellung kommt dem reinen Gefühl der liebevollen Hingabe näher, das Nārada in den folgenden Versen noch eingehender beschreibt.

30. ***svayam phala-rūpatā~iti brahma-kumārah /***
Nach dem Sohn des Brahmā, Nārada, hat die liebevolle Hingabe sich selbst zur Frucht.

Nārada stellt sich hier selber vor und erklärt seine eigene Antwort auf die Frage nach der Beziehung zwischen Bhakti und Jñāna. Nārada nennt sich hier Sohn des Brahmā, des Schöpfergottes. Nach der Kosmologie des Yoga erzeugte Brahmā, als er das Universum erschuf, einige wenige Seelen unmittelbar aus seinem eigenen Bewußtsein heraus – eine Art kosmische unbefleckte Empfängnis. Diese »Kinder« des Brahmā wurden als freie Seelen erschaffen und haben an keinem Evolutionsprozeß teilgenommen. Es ist ihre Rolle, als Repräsentanten des Īshvara, des Geistes der Führung, zu dienen und den unfreien Egos beizustehen und Richtung zu weisen. Der Autor beschreibt sich selber so, um die Bedeutung dieser Lehren für die Bhakti zu verstärken.

Nārada spielt auf den 26. Vers an, in dem er auf andere Wege des Yoga verweist und sie als fruchtbringend beschreibt. Hier bringt er deutlich seine Ansicht zum Ausdruck, daß Bhakti ihre eigene Frucht ist. Sie dient keinem sekundären Zweck, ist in sich vollkommen. Das ist die Herrlichkeit der Liebe, daß sie nach keinem anderen Ziel strebt, als sich selbst zu erweitern. Reine liebevolle Hingabe enthält keine auch noch so subtile Sehnsucht nach persönlicher Bereicherung.

Ein Yogī sucht oder strebt wohl deswegen nach etwas, weil er in sich eine Art Mangel spürt. Psychologisch gesehen hat ein Mensch das Gefühl, er sei weniger als ganz, und deswegen sucht er nach etwas oder jemandem, der seine emotionale Leere ausfüllt. Spirituell betrachtet lebt er immer noch in der Illusion, er existiere als von Gott getrenntes Wesen – eine Welle, die vom Meer getrennt ist.

Nārada weist hier auf das selbstlose Wesen eines Bhaktiyogī hin. Er ist nicht in Bestrebungen oder Beschäftigungen verwickelt, denn alles, was er tut, ist das Ergebnis von Liebe. Er handelt nicht aufgrund einer Illusion und auch nicht aufgrund eines Pflichtgefühls. Seine Handlungen steigen als mitfühlender Dienst am Universum und an allen Lebewesen spontan aus der Freude und Dankbarkeit auf, die er im Inneren als Gottes Liebe empfindet.

31. ***rāja-griha-bhojana~ādishu tathā~eva drishtatvāt /***
Das sieht man an den Beispielen von König, Haus, Nahrung und so weiter.

Dieser Vers dient als Einleitung zum folgenden Vers, in dem die hier angeführten Beispiele als Metaphern für mangelhafte Vollendung zitiert werden. Vollkommenheit kann nur das Wissen liefern. Dieser Vers wurde deswegen hier aufgenommen, weil alle diese Aphorismen ursprünglich dazu gedacht waren, auswendig gelernt zu werden. Sie mußten deswegen kurz und knapp gehalten werden. Das gilt auch ganz allgemein für alle Schriften zum Yoga, die im Sūtra-Stil verfaßt wurden, obwohl bisweilen auch längere Verse für besonders bedeutende Zwecke verwendet werden (wie wir später in diesem Text noch sehen werden).

32. ***na tena rājā paritoshah kshuc-chāntir-vā /***
Nicht durch Weisheit wird man zum König, wird man befriedigt oder wird einem der Hunger gestillt.

Ein Gelehrter wollte einmal einen angeschwollenen Fluß überqueren, und so nahm er die Dienste eines demütigen Fährmannes in

Anspruch. Während der Überfahrt fragte der Gelehrte ihn, ob er etwas von Wirtschaft oder Kapitalanlagen verstehe. Der Fährmann erwiderte, er habe nur bescheidene Mittel und habe deshalb nichts mit solchen finanziellen Dingen zu tun.

»Schade«, antwortete der Gelehrte, »denn ohne Kenntnisse in Volkswirtschaft ist ein Mensch weniger als vollendet. Ich würde sagen, du hast ein Viertel deines Lebens verschwendet.«

Nach kurzer Stille fragte der Gelehrte den Fährmann, ob er etwas von Politik verstehe. Der Fährmann entschuldigte sich und erklärte, daß er mit seiner eigenen kleinen Familie und seinem Dorf beschäftigt gewesen sei. Er habe keine Zeit gehabt, gelehrte Ansichten über derartige weltliche Angelegenheiten zu entwickeln. »Schade«, erwiderte der Gelehrte wieder, »denn ohne politisches Wissen ist ein Mensch weniger als vollendet. Ich würde sagen, du hast die Hälfte deines Lebens vergeudet.«

Der Fährmann ruderte weiter, und dann fragte ihn der Gelehrte nach seinem philosophischen Wissen. Der Fährmann erwiderte, er sei sehr beschäftigt damit, sich um sein Boot und andere Werkzeuge zu kümmern. Er habe keine Freizeit, um solche subtilen geistigen Dinge zu verfolgen. »Schade«, erwiderte der Gelehrte, »denn ohne philosophisches Wissen ist ein Mensch weniger als vollendet. Ich würde sagen, du hast drei Viertel deines Lebens vergeudet.«

Plötzlich brachte ein starker Windstoß das Boot zum Kentern, und beide Männer fielen ins Wasser. »Schwimm ans Ufer!« rief der Fährmann seinem Passagier zu. »Ich habe nie schwimmen gelernt«, jammerte der Gelehrte und wurde von der Strömung unter Wasser gezogen.

»Schade«, dachte der Fährmann, »er hat sein ganzes Leben vergeudet.«

Kein noch so großes Wissen reicht aus, um uns mit der Wirklichkeit des Lebens vertraut zu machen, sie zu erleben. Das Bild eines Feuers kann kein Haus heizen, und wenn wir ein Buch über ein fremdes Land lesen, ist das nicht dasselbe, wie dorthin zu reisen. Lebt man am Wasser und lernt man nie zu schwimmen, dann bleibt man ein Fremder in seinem eigenen Land und eine Marionette des

Schicksals. Nārada benutzt die Beispiele von König, Befriedigung und Hunger, um darauf hinzuweisen, daß Wissen einem Menschen nicht die Erfahrung selber geben kann, wie umfangreich dieses Wissen von jedem einzelnen dieser Themen auch sein mag.

33. ***tasmāt-sā~eva grāhyā mumukshubhih /***
Deswegen erachten alle, die nach Befreiung streben, die liebevolle Hingabe als das einzig erreichenswerte Ziel.

Hier beschließt Nārada die Serie von Versen, die Wissen mit liebevoller Hingabe vergleichen. Er legt seine entschiedene Ansicht dar, daß liebevolle Hingabe für einen aufrichtigen Aspiranten von höchster Priorität sein muß. Wie schon zuvor erörtert, ist diese Meinung nicht als sektiererisches Urteil gedacht, sondern soll den entschlossenen Yogīs als Ermutigung und den Verwirrten als Orientierung dienen.

Hält man sich auf dem Weg die liebevolle Hingabe wie einen Polarstern vor Augen, dann macht das Licht dieses Sterns die Abwege des Lebens deutlich und verständlich. Die meisten Menschen gehen verwirrt und unsicher durch ihr Leben und wissen nie wirklich, was sie wollen oder in welche Richtung sie gehen. Ein Yogī, der darauf aus ist, liebevolle Hingabe zu kultivieren, kann seine Ziele vereinigen und nur das spirituelle Ziel vor Augen haben.

Auf diese Weise profitiert der erfüllte Yogī davon im physischen, emotionalen und geistigen Bereich. Auf physischer Ebene verschwendet er seine Energie nicht mit leichtfertigen Unterfangen, die ihn zugrunde richten würden. Er vermeidet das Oberflächliche im Leben, bekommt dadurch viel Vitalität und Energie und ist dann in der Lage, seine Ziele und Visionen zu verwirklichen.

Im emotionalen Bereich wird der Yogī nicht von Stimmungen und Ungewißheiten hin- und hergeworfen, denn die Flamme in seinem Herzen verwendet als Brennstoff nur das Öl der liebevollen Hingabe. Der Yogī strebt nicht nach den Schätzen, die die Motten und der Rost zerfressen. Zufrieden und glücklich lebt er sein eigenes, autonomes Leben.

Was das geistige Gebiet angeht, so kann der Yogī äußerst scharf denken, weil sein Verstand nicht durch zahllose belanglose Gedanken verwässert ist. Er ist ein Mensch mit Weitblick, der sich dessen bewußt ist, was er will und wie er vorgehen muß, um erfolgreich zu sein. Er folgt der Führung Gottes und wird von seinem Geist nicht abgelenkt. Er weiß, wer er ist und welchen Zweck er in seinem irdischen Leben erfüllen soll.

34. ***tasyāh sādhanāni gāyanty-āchāryāh /***
Bedeutende Lehrer besingen die Mittel zur Entwicklung liebevoller Hingabe.

Dieser Vers dient als Einleitung zu der Serie der nächsten vier Verse, in denen die wichtigsten Mittel zur Entwicklung von liebevoller Hingabe dargestellt werden. Verschiedene Lehrer mögen zwar unterschiedliche Methoden empfehlen, doch werden sie alle als *upāyas* angesehen. Dieses Wort wird traditionsgemäß mit »Technik« oder »Ausübung« einer spirituellen Disziplin übersetzt, doch kann man *upāya* auch mit »Trick« wiedergeben. Das heißt, die verschiedenen für die spirituelle Entwicklung empfohlenen Methoden sind nichts weiter als eine List, um den Geist dazu zu verleiten, sich in Ruhe zu versetzen. Auf diese Weise löst sich *māyā*, die göttliche Energie der Vergeßlichkeit, auf, und die Seele erinnert sich wieder an ihre wahre Natur.

Spirituelle Übungen geben dem Yogī nichts, was er nicht ohnehin schon besäße. Die Welle war nie vom Meer getrennt und kann es niemals sein. Upāyas sind einfach nur Mittel, um die Verwirrung und Fesseln des egoistischen Daseins zu entwirren. Sie machen nichts neu, sondern machen nur den Schaden wieder gut, den die Unwissenheit angerichtet hat. Ein bedeutender Zen-Meister gestand einmal, daß man alle seine Lehren mit dem Verkaufen von Wasser an einem Fluß vergleichen könne.

Bemerkenswert in diesem Vers ist die Verwendung des Verbums *gai* (*gāyanti*) – »singen«. Damit möchte der Autor die freudige Natur des spirituellen Weges vermitteln. Nur allzu häufig stehen die

Aspiranten unter dem Eindruck, erhabene Bewußtseinszustände müßten einen Menschen distanziert, kalt und etwas schwerfällig machen. Vielleicht ist das ein Ergebnis der zügellosen Verbreitung von Philosophien selbsternannter »erleuchteter« Gurus, die mit stumpfen und frustrierenden Upāyas immer weitermachen. Da Gott seiner Natur nach Ānanda ist (stets wachsende Seligkeit), wie könnte es da zu weniger Freude führen, wenn man Gott näherkommt? Wir sollten Swami Yukteshwars Worte nicht vergessen, daß der Tod spiritueller Unwissenheit den Tod allen Kummers bedeutet.

Es stimmt, daß ein gottverwirklichter Mensch nicht auf die leichtfertige, oberflächliche Art lustig ist, wie wir es vielleicht gewohnt sind. Er gehört jedoch ganz sicher zu denen, die lächeln und lachen. Eine gerunzelte Stirn wird man bei ihm nicht finden, und seine Schultern sind nicht gebeugt von den Sorgen und der Last, die ein nicht Erleuchteter empfindet. Die Entwicklung liebevoller Hingabe und eine größere Nähe zu Gott machen einen Menschen zufrieden und glücklich. Baba Hari Dass schrieb: »Die Welt ist keine Last. Wir machen sie durch unsere Wünsche zur Last. Sind die Wünsche beseitigt, ist die Welt so leicht wie eine Feder auf dem Rücken eines Elefanten.«*

35. *tat-tu vishaya-tyāgāt sanga-tyāgāc-cha /*
Liebevolle Hingabe entwickelt man dadurch, daß man auf Dinge verzichtet und an nichts mehr hängt,

Bei seinem Fortschritt auf dem spirituellen Weg wird dem Yogī bewußt, daß die Welt, die er sieht, wenig mehr ist als eine Projektion seines eigenen Geistes. Weil er Wünsche hat und an Sachen hängt, kommt es zu den Formen, die er draußen in der Welt zu erkennen glaubt. Die abstrakten Energiemuster, die die manifeste Welt ausmachen, nehmen eine konkrete Gestalt an, wenn ein Individuum sie mit dem Geist erkennt. Das kann man mit einem Radio vergleichen: Radiowellen werden in Musik verwandelt, wenn ein ent-

* Baba Hari Dass, *Ashtanga Yoga Primer*, Santa Cruz: Sri Rama Publishing, 1981.

sprechender Empfänger auf ihre Frequenz eingestellt wird. Man kann unterschiedliche Arten von Musik hören, je nachdem, welchen Radiosender man auswählt. Ebenso ist die Art, wie jemand die Welt sieht, ein Hinweis auf den Bewußtseinsgrad des Empfängers.

Mit dieser Erkenntnis verzichtet ein Yogī ganz natürlich auf Dinge und hängt an nichts mehr. Er erlebt sich als die Quelle seiner Welt und verliert dabei ganz von selbst die psychischen Charaktereigenschaften von Zu- und Abneigung. Er ist befreit von Anklammern und Angst, mit denen wir ein normales menschliches Leben verbinden. Er strebt nicht nach Sicherheit durch etwas, das nicht dauerhaft ist, denn er ist über jenes Verlangen nach Schmerz und Leid hinausgegangen, welches das Unbewußte der überwältigenden Mehrheit der Menschheit regiert. Ein Yogī baut sich sein Nest auf Ästen, die von den Sinnen und dem Geist erkannt werden können. Er weiß, daß man die Freiheit nur in der Ausdehnung der tiefen Liebe finden kann, die keine Ursache kennt.

Der Verzicht eines Yogī folgt aus der Freude in seinem Leben. Dies ist die Ernte seiner spirituellen Entwicklung. Eine Frucht fällt zur rechten Zeit von ihrem Ast, und ebenso fällt alles Festhalten ganz natürlich von einem Bhaktiyogī ab. Sein Verzicht ist keine stoische Askese und auch kein Opfer von etwas, das ihm Freude bereiten könnte. Tatsächlich ist es vom Standpunkt eines Yogī aus der weltliche Mensch, der eine äußerst schwierige Askese ausübt. Er hält sich selber in Unwissenheit gefangen und läßt sich auf einige Fetzen kurzen Glücks ein, obgleich doch mit ein wenig aufrichtigem Wollen das Königreich Gottes mit all seinen Schätzen dem, der darum bittet, zur Verfügung stünde. Menschen, die ihr Glück durch die Befriedigung egoistischer Begierden zu erreichen versuchen, verlangen nicht sehr viel. Sie begnügen sich mit viel zu wenig.

36. *avyāvritta-bhajanāt* /
durch ununterbrochene Verehrung,

Konventionelles Denken läßt einen glauben, daß dieser Vers einen kontinuierlichen Prozeß von Gebet, Ritual und Bitten empfiehlt, weil man meint, dies seien die Bestandteile der Gottesverehrung. Aber ein sensibler Aspirant sollte daran denken, daß Nārada die Terminologie hier sehr sorgfältig ausgewählt hat. Einen Anhaltspunkt liefert das Wort *avyāvritta*, »ununterbrochen«.

Per definitionem hat das, was ununterbrochen ist, kein Ende; es ist ewig. Alle auch noch so subtilen religiösen Prozesse haben einen Anfang und ein Ende. Das gilt für ein ganz primitives Ritual ebenso wie für die äußerst subtilen geistigen Übungen eines Rājayogī. Die Übungen sind in der Zeit verwurzelt und können deshalb niemals ununterbrochen sein. Ein Aspirant muß das suchen, was ewig ist, möchte er das Bewußtsein der tiefsten liebevollen Hingabe erfahren, zu dem Nārada uns hinführt.

Man muß noch einen weiteren Punkt beachten. Das, was unaufhörlich ist, muß auch mühelos und unermüdlich sein. Alle Bemühungen gehen auf ein Ego zurück und müssen mit einem Mittel, dem Körper, ausgeführt werden. Doch ist kein Körper ewig. Ähnlich muß etwas Unaufhörliches auch unermüdlich und reibungslos sein, denn schließlich sagen uns die physikalischen Gesetze, daß jede Bewegung, die Reibung erzeugt, schließlich einmal zum Stillstand kommen muß. Nārada verlangt von uns, das zu finden, was ewig ist, jenseits von Zeit, mühelos und unermüdlich.

Dieser Schluß müßte eigentlich den Menschen Erleichterung bringen, die mit fieberhaftem Geist fragen, ob man liebevolle Hingabe jemals erreichen und Gott jemals kennen kann. Die Antwort darauf lautet: Liebevolle Hingabe zu erleben und Gott zu verwirklichen ist der natürliche Zustand der Seele. Nur unsere Investitionen in das, was *nicht* unaufhörlich ist, hindern uns daran, in den ewigen Strom der Liebe einzutreten. Wir verhalten uns wie Menschen, die über Kopfschmerzen klagen, sich aber weigern aufzuhören, ihren Kopf gegen die Wand zu schlagen. Wir sind unsere einzigen Feinde auf unserer Suche nach Frieden.

All unsere egoistischen Bemühungen, unser Glück zu finden, haben lediglich dazu geführt, daß wir uns selber in eine Grube von Schmerzen eingegraben haben. Die schlechte Nachricht ist, daß wir dieses Schlamassel selbst erzeugt haben. Die gute Nachricht ist, daß wir die Macht haben, diese miserable Situation zu ändern. Wir brauchen unseren Geist nur von egoistischem Vertieftsein fort auf selbstlose, unaufhörliche Liebe zu richten. Man braucht weniger Zeit, einen Graben zuzuschütten, als ihn auszuheben. Und so ist es auch hier. Es gibt ein schönes spirituelles Gesetz: Unsere Bemühung um eine Veränderung unserer Einstellung liefert in wesentlich kürzerer Zeit erfreuliche Resultate als die Zeit, die es bedurfte, unser Elend zu erzeugen.

37. *loke 'pi bhagavad-guna-shravana-kīrtanāt /*
auch in der Welt, indem man die Eigenschaften Gottes singt und hört,

Damit Liebe unaufhörlich wird, muß sie imstande sein, alles überall zu umfassen. Sie muß universal sein, jede Zeit und jeden Raum erfassen und zugleich Zeit und Raum transzendieren. Hier liegt die Antwort auf viele berühmte theologische Fragen. Ein Bhaktiyogī erlebt alles als der Liebe würdig, und da sein gereinigter Geist Gott allein liebt, erkennt er, daß alles Gott ist. Alle Diskussionen über die Natur Gottes und der Welt verschwinden in dieser Erfahrung immanenter und transzendenter Liebe, des Gestalthaften und des Gestaltlosen.

Alle Lebewesen nehmen kraft der Schöpfung Anteil an der Manifestation des Lichtes Gottes, das seiner Natur nach Liebe ist. Die meisten Menschen sind im besten Falle wie Monde: Sie reflektieren Licht. Ein vollendeter Yogī jedoch ist wie die Sonne: Aktiv erzeugt er Licht.

Ein Yogī weiß, daß die Welt wie ein Schatten der Wirklichkeit ist. Auf die äußere Leinwand der Welt werden die großen Dramen der geistigen Erfahrungen projiziert. Der Weltprozeß ist konkret und reflektiert die egoistischen Dramen von Geburt, Tod und Wiedergeburt. Der spirituelle Prozeß ist ein rein abstrakter und bringt die ewige Natur der liebevollen Beziehung zwischen Gott und den Seelen zum Ausdruck. Der Yogī ist das Verbindungsglied oder der Vermittler zwischen der spirituellen Realität und den egoistischen

Wirklichkeiten im Bereich der Zeit. Er ist das Licht, das in der Welt, aber nicht von dieser Welt ist.

Nārada unterweist den Yogī, in der zeitlichen Welt zu singen und zu hören. *Singen* und *Hören* haben hier einen esoterischen Sinn. *Singen* bedeutet, teilzunehmen am und mitzumachen beim Weltprozeß. Ein Yogī darf sich nicht auf die faule Haut legen, zufrieden mit seiner eigenen Erleuchtung. Er muß vielmehr voller Freude am Weltprozeß teilnehmen und die verschiedenen Dramen des Ego so mitmachen, daß er dabei Licht erzeugt. Ein Yogī muß auch *hören*, und das bedeutet, das Echo Gottes in allen Phänomenen zu hören. Er muß sich bewußt sein, daß das Licht der Liebe alles durchdringt, wie dicht etwas auch sein mag, und daß es seine Rolle ist, das Licht anzuerkennen und seine Gegenwart im Bereich der Zeit zu nähren.

38. *mukhyatas-tu mahat-kripayā~eva bhagavat-kripā-leshād vā /*
aber in erster Linie durch die bloße Gnade Gottes mit Hilfe des Segens eines Heiligen.

Nārada beschließt hier die Serie von Versen, die mit dem 34. Vers begann und in der er die Mittel zur Entwicklung liebevoller Hingabe beschrieb. In diesem Vers nun erklärt er, daß sich liebevolle Hingabe in erster Linie aufgrund von Gnade entwickelt. Diese Gnade steigt von Gott herab mittels der Person eines *Mahātmā*, eines Heiligen (wörtlich: einer großen Seele, eines Hochherzigen). Diese Lehre stimmt mit der Tradition des Yoga überein, nach der es für einen Aspiranten unerläßlich ist, die spirituelle Wissenschaft von einem qualifizierten Guru zu lernen. Nārada spricht von dem außerordentlich großen Glück eines Menschen, der den Segen eines solchen Heiligen erlangen kann.

Nārada stellt die Gnade als hauptsächliches Mittel zur Entwicklung liebevoller Hingabe dar. Selbst wenn ein Aspirant die in den vorangehenden drei Versen beschriebenen Mittel erfolgreich meistern konnte – Verzicht, Verehrung und Bewußtsein Gottes in der Manifestation –, bleiben seine Erfolge dennoch unvollständig angesichts der Herrlichkeit, die man am Ende erlangt. Selbst die größten Yogīs erreichen durch eigene Anstrengungen nur recht wenig. Es ist ein unter Neulingen verbreiteter Irrglaube, daß spirituelle Übungen als solche schon zum Erfolg führen.

Als ich ein junger Mann war, hatte ich die große Ehre, Swāmi Brahmānanda Saraswati (damals Dr. Rāmamūrti Mishra) zu begegnen. Vor einer Gruppe mehrerer Dutzend Leute stellte ich eine Frage, die ich für aufrichtig hielt, die dem Lehrer aber meine eigene Arroganz zeigte. Er rief mich nach vorn und fragte mich, ob ich in der halben Lotosstellung sitzen könne. Ich tat es, und er lobte mich. Dann fragte er mich, ob ich in der vollen Lotosstellung sitzen könne. Ich nahm diese Stellung ein und versuchte, vor der ganzen Gruppe demütig zu erscheinen, war aber in Wirklichkeit stolz auf meine Āsana-Fähigkeiten. Dann wies Dr. Mishra mich an, meine Haare zu ergreifen (was ich auch tat) und mich selbst vom Boden hochzuziehen. Natürlich war das unmöglich, und so fingen er, ich und alle Zuschauer an zu lachen. Dieses Gelächter ging zwar nicht direkt auf meine Kosten, betraf mich aber schon. Das wurde jedoch in solch freundlicher Art präsentiert, daß niemandes Gefühle verletzt wurden. Das ist die Art der Heiligen.

39. ***mahat-sangas-tu durlabho 'gamyo 'moghash-cha /***
Doch die Gesellschaft eines Heiligen ist schwer zu erlangen. Sie ist unergründlich und unfehlbar.

Die Gesellschaft eines Mahātmā ist in sich schon Ausdruck der Gnade, weil es sich nicht um eine Beziehung handelt, zu der man grundsätzlich berechtigt ist, und auch nicht um eine, die man sich verdienen kann. Es handelt sich um reine, kostenlose Freundlichkeit von seiten des Gurus. Zunächst zieht die Energie des Gurus den Aspiranten an, dann zieht der Guru ihn leidenschaftlich, aber unpersönlich zu sich wie einen geangelten Fisch. Je weniger der Fisch kämpft, um so schneller kann der Fischer ihn einholen. Allerdings soll in diesem Fall der Fisch nicht wie die Trophäe eines Sportlers ausgestellt werden. Er soll vielmehr in neuem, nahrungsreichem Wasser, das wundersamer ist, als er es sich je hätte vorstellen können, wieder ausgesetzt werden.

Das heißt nun aber nicht, daß der Schüler gar keine Verantwortung besäße; der Text macht ganz deutlich, wofür der Schüler selbst verantwortlich ist. Das Ego hat ein Gefühl des Getrenntseins von Gott erschaffen. Der Geist funktioniert unter dem Einfluß seiner egoistischen Illusion in einer in sich abgeschlossenen, zyklischen Weise und kann nur von jemandem außerhalb seiner selbst unterbrochen werden. Der tiefste Gedanke, zu dem der Geist fähig ist, ist die Vorstellung, daß er sich in einem selbstgemachten Gefängnis befindet und Hilfe benötigt, um sich daraus zu befreien. Dabei ist der Schüler dafür verantwortlich, seinen Geist einer Disziplin zu unterwerfen, so daß er sich in einem Zustand der Demut befindet und für die Macht des Gurus empfänglich ist. Macht der Schüler weniger, heißt das, daß er seinen Beitrag nicht leistet. Macht er mehr, bedeutet das, der Schüler versucht mehr zu tun als nötig. Der Aspirant muß seine Schwäche akzeptieren, ehe er darauf hoffen kann, stark zu werden.

Viele jugendliche Aspiranten befinden sich in dem Irrglauben, sie müßten ihren Guru suchen. Sie mißverstehen, wie die Beziehung mit einem Heiligen anfängt. Hat ein Aspirant eine intensive Sehnsucht nach Gott in seinem Herzen entwickelt, dann wird alles, was er für sein Wachstum benötigt, zur rechten Zeit bereitgestellt. Um diesen Prozeß zu verstehen, stellen Sie sich einmal vor, die Heiligen sitzen in finsterer Nacht auf einem Berggipfel und schauen in ein großes Tal hinunter. Das Tal ist mit ganz gewöhnlichen Menschen angefüllt, die mit ihrem oberflächlichen und egozentrischen Leben beschäftigt sind. Aber hier und da lebt jemand, der nach Gott sucht. Diese Leute haben ein Feuer in ihren Herzen entzündet, das in der Dunkelheit strahlt und den Heiligen auf dem Berg als Einladung dient. Die Aufgabe des Aspiranten besteht darin, sich vorzubereiten und darauf zu vertrauen, daß dieses uralte Sprichwort wahr und gültig ist: »Ist der Schüler bereit, erscheint der Guru.«

Möchte ein Aspirant sich bei einem Guru schulen, ist er dafür verantwortlich, respektvoll um Anleitung zu bitten. Diese Bitte ist spirituell nicht nur deswegen notwendig, weil sie die angemessenen Bedingungen erzeugt, unter denen ein Guru lehren kann, sondern auch, und das ist noch wichtiger, weil ein Guru erst dann seine subtile Energie auf den Schüler übertragen kann. So wird ein Band der Liebe zwischen Herzen erschaffen.

Nārada erinnert hier seine Leser daran, daß es schwierig sein kann, in die Gesellschaft eines Mahātmā zu kommen. Ein Aspirant kann solch eine Beziehung unmöglich erzwingen, denn ein wahrer Guru hängt nicht daran, Schüler zu haben. Ein authentischer Guru arbeitet nur daran, seinen Schülern zu der Einsicht zu verhelfen, daß sich alles, was sie suchen, in ihnen selbst befindet. Er wandert auf dem Grat zwischen Autorität und Nebensächlichkeit. Ein aufrichtiger Schüler lernt, daß der äußere Lehrer nur eine Reflexion seiner eigenen Seele ist; er wandert auf dem Grat zwischen persönlicher Verantwortung und spiritueller Unterwerfung. Eine gesunde Beziehung zwischen einem kompetenten Guru und einem reifen Schüler ist ein gegenseitig bereichernder Tanz der Liebe.

40. ***labhyate 'pi tat-kripayā~eva /***
Sogar ihre Gesellschaft erlangt man nur aufgrund der Gnade Gottes,

Begreift ein Yogī allmählich, in welcher Lage er sich wirklich befindet, und erkennt er, wie unbedeutend sein persönliches Leben ist, dann dämmert es ihm, wie unnötig es ist, daß Gott oder die Mahātmās Interesse an ihm haben. Die Sterne und Planeten werden weiterhin ihre Bahn ziehen, die Erde wird sich weiter drehen, und die Menschen, Pflanzen und Tiere werden weiter ihr Leben führen, unabhängig von dem Status des Yogī. Das mag einem gewöhnlichen Geist wie ein demütigender Schlag erscheinen, doch für einen Yogī liefert dies die Erkenntnis der Natur der Gnade, der Liebe. Er begreift, daß es nicht seine eigenen Bemühungen sind, die einen Meister angezogen haben. Es liegt einzig und allein an der Gunst des Meisters, daß er die Aufgabe auf sich nimmt, die Schüler aus der Knechtschaft zu befreien.

Die Gnade Gottes in ihrer höchsten Form wird dadurch zum Ausdruck gebracht, daß die Heiligen der Menschheit und besonders ihren auserwählten Schülern leidenschaftlich dienen. Macht ein Yogī Fortschritte auf dem spirituellen Weg und lernt allmählich, all das zu schätzen, was sein Lehrer für ihn getan hat, dann strebt er ganz natürlich danach, dieselbe liebende Freundlichkeit auch anderen gegenüber auszudrücken. Auf diese Weise wird Gottes Kreis des Mitgefühls immer größer und größer und schließt immer mehr Lebewesen in sich ein.

41. ***tasmims-taj-jane bheda~abhāvāt /***
weil es keinen Unterschied gibt zwischen der Gnade Gottes und den Heiligen, die aus dieser Gnade hervorgehen.

Patañjali weist in seinen *Yogasūtras* auch darauf hin, daß alle verkörperten Seelen unter dem Einfluß von *avidyā* stehen, einer grundlegenden Unwissenheit, die das trügerische Gefühl einer getrennten Identität erzeugt. Dieses Gefühl von Individualität, das Patañjali *asmitā* oder »Ego« nennt, gleicht einem Knoten, um den herum sich das bildet, was wir eine menschliche Persönlichkeit nennen. Es ist wie der Same eines Baumes: Körper und Geist sowie Zuneigung und Abneigung bilden den Stamm, die Äste und die Blätter des Menschen.

Gewöhnliche Menschen sind unter dem Fluch einer trügerischen Identität geboren, und die überwiegende Mehrheit führt ein Leben stiller Verzweiflung, wie Emerson es nannte, das erst mit dem Tod endet. Das kurze Aufflackern des Lebens – mit all seinen Enttäuschungen, kurzlebigem Glück, Verwirrung, unbeantworteten Fragen und unerreichten Zielen – ist das Los aller, deren Fundament Avidyā ist.

In dieses Durcheinander schickt Gott seinen Gedanken der Einheit, der Freiheit. Dieser Gedanke nimmt Gestalt an, und diese Gestalt sind jene großen Lehrer, die für die spirituellen Wissenschaften eintreten. Obwohl der Körper dieser Lehrmeister selbstverständlich aus denselben natürlichen Elementen besteht wie der aller anderen Menschen, befindet sich ihr Körper auf einer wesentlich höheren Schwingungsebene als der der gewöhnlichen Menschen. Das liegt daran, daß der Zweck, für den sie ihren Körper und ihren Geist benutzen, ganz unterschiedlich ist, so unterschiedlich wie beim Messer eines Mörders und dem eines Chirurgen. Dadurch wird ihr gesamtes Dasein transformiert. Durch die Reinheit seiner Motivation strahlt der Körper eines Heiligen eine innere Erleuchtung aus.

42. ***tad-eva sādhyatām tad-eva sādhyatām /***
Bemühe dich nur um Gnade; bemühe dich nur um Gnade.

Nārada kommt hier zum Höhepunkt seiner Ausführungen zur Notwendigkeit von Gnade, indem er dem strebenden Bhaktiyogī die Richtung weist, in der er mit seiner Sādhana fortfahren soll. Er befürwortet hier nicht anstrengende Übungen, heftige Askese oder eine lange und detaillierte Untersuchung metaphysischer Prinzipien. Er rät dem Aspiranten einfach, sich um Gnade zu bemühen.

Gnade bildet das Fundament, auf dem wahrer spiritueller Fortschritt ruht. Gnade allein reicht schon aus, um den Knoten des Ego aufzulösen. Gnade allein ist die Brise, die das Feuer der Trennungsangst, Schuldgefühle und Sünde kühlt. Die Bemühung um Gnade ist die Antwort auf alle Probleme des spirituellen und weltlichen Lebens.

Man bemüht sich um Gnade ebenso, wie man einen Garten kultiviert. Das Feld der liebevollen Hingabe muß bestellt werden, das Unkraut der Selbstsucht muß ausgerissen werden, und die Samen der rechten Absicht und des Gebetes müssen gepflanzt werden. Darüber hinaus muß der spirituelle Gärtner jedoch erkennen, daß die Ernte in den Händen derer bleibt, die die Sonne der Weisheit und den Regen des Mitgefühls beherrschen. Der Gärtner muß darauf vertrauen, daß die Heiligen begeisterter als er selbst auf die Ernte warten und daß sie mit ihrem Weitblick das Fließen der Jahreszeiten des Geistes verstehen. Daher können sie geduldig warten, bis die Zeit reif ist und der Aspirant die Frucht seiner Bemühungen ernten kann.

In der indischen Purāna-Literatur gibt es zahlreiche Beispiele für Lebewesen, die als Ergebnis intensiver Yoga-Übungen unglaubliche Kräfte entwickelt haben, doch von der Gnade unberührt und deshalb unerleuchtet geblieben sind. Im *Rāmāyana* wird der Dämonenkönig Rāvana als ein hochentwickelter Yogī dargestellt, dessen Askese dazu geführt hat, daß er einen Großteil des Universums beherrschte und von Brahmā einen Wunsch erfüllt bekam, der ihn fast unzerstörbar und unsterblich machte. Da Rāvana das Gefühl hatte, sein Status sei das Ergebnis seiner eigenen Anstrengungen und er sei von Gnade unabhängig, verursachte er schließlich auf dumme und tragische Art seinen eigenen Untergang.

Laßt uns weise genug sein zu erkennen, daß das Gefühl von Erfolg auf dem Weg des Yoga ein egoistischer Geisteszustand ist. Wahre Spiritualität mit ihren Begleitern Frieden und Freude findet ein Aspirant dann, wenn er erkennt, daß sein Fortschritt nur ein Ergebnis von Gnade ist.

43. ***duh-sangah sarvathā~eva tyājyah /***

Negative Gesellschaft sollte man vollkommen aufgeben,

Die nächsten drei Verse behandeln das Thema der negativen Gesellschaft. Obwohl diese Verse häufig im exoterischen Sinne als Aufforderung interpretiert wurden, sich aus der Gesellschaft zurückzuziehen, begreift ein reiferer Schüler, daß Nārada sich hier eigentlich auf einen inneren Prozeß der Loslösung von negativen Charakterzügen bezieht. Sehen wir uns noch einmal die Verse 8 bis 15 an, dann wird ganz deutlich, daß der Autor keine einsame Zurückgezogenheit empfiehlt. Das liegt daran, daß man nicht von seinen negativen Begleitern loskommt, wenn man sich vor der äußeren Welt versteckt. Das wird an den vielen Menschen deutlich, die versucht haben, sich in Āshrams oder Klöstern abzusondern, damit aber nur herausfanden, daß diese Milieus häufig Brutstätten für Egospiele und Persönlichkeitskonflikte sind, die die gewöhnliche Gesellschaft geradezu fade erscheinen lassen!

Der wahre Yogī ist ein *vīra*, ein spiritueller Held. Er zieht furchtlos hinaus in die Welt und sieht den Mängeln der Welt direkt und ohne mit der Wimper zu zucken ins Auge. Er hat keine Angst davor, von der Welt verunreinigt zu werden, und er projiziert seine inneren Negativitäten nicht auf die äußere Welt. Er weiß, daß der yogische Kampf im Inneren stattfindet, und aufgrund seines Sieges geht er im Einklang mit seinen Lebensumständen durch die Welt.

Ein Aspirant täte gut daran, »spirituelle Lehrer« zu meiden, die gern auf das Böse in der Welt hinweisen. Es sind unreife Egos, die ihre eigene Negativität loswerden wollen, indem sie sie auf andere projizieren. Ein Yogī verhält sich zu sich selber wie ein Löwe, immer bemüht, das auszumerzen, was sein inneres Licht überschattet. Zu anderen aber verhält er sich wie ein Lamm, immer bemüht, ihr inneres Licht zu sehen, egal wie dicht die Wolke auch sein mag, die es verdeckt. Er ist der König im Dschungel dieser Welt. Er versteckt sich vor niemandem und läuft vor nichts davon.

44. ***kāma-krodha-moha-smriti-bhramsha-buddhi-nāsha-sarva-nāsha-kāranatvāt /***
weil sie die Ursache ist für egoistische Wünsche, Wut, Verblendung, Vergessen seines spirituellen Zieles, Verlust der Unterscheidungsfähigkeit und Verlust alles Erstrebenswerten.

Im Gegensatz zu dem, was man im Abendland im allgemeinen annimmt, erzeugt der Geist keine Gedanken. Er ist vielmehr ein Behältnis, in dem Gedanken aufgehoben werden. Die Gedanken, die im Geist gehalten werden, sind das Ergebnis von Entscheidungen, die die *buddhi* (Urteilskraft, Intellekt) getroffen hat. (Die Natur des geistigen Prozesses wird ausführlicher im Kommentar zum 48. Vers behandelt.) Wir können also lernen zu begreifen, daß Gedanken »Begleiter« eines Menschen sind. Sie sind die Reisebegleiter, die er sich auf seiner Reise durch das Leben auswählt. Nārada wird untersuchen, welches Ergebnis es hat, wenn wir egoistische Partner auswählen und es ihnen gestatten, in unserem Geist zu wohnen.

Nārada benutzt die häufig vorkommende Redensart »*kāma, krodha, moha*« (»Begierde, Wut, Verblendung«), um den Aspiranten zu der Einsicht zu erwecken, daß auf alle eine Katastrophe wartet, die es zulassen, daß Negativitäten sie begleiten. Begierde, Wut und Verblendung verstärken sich gegenseitig und schicken den Aspiranten in eine Abwärtsspirale aus Schmerz, Depression und Verzweiflung.

Unter der Gewalt von Avidyā (spiritueller Vergeßlichkeit) entwickelt eine selbstsüchtige Persönlichkeit egoistische Wünsche. Da die Welt häufig der Erfüllung seiner Wünsche in die Quere kommt, wird der Betreffende wütend auf die, die er als Hindernisse zu seiner eigenen Befriedigung sieht. Er erlebt Wut und Trennung von anderen, wird dadurch noch weiter verblendet und verfällt schließlich in einen Zustand spiritueller Amnesie (*smriti-bhramsha*), in dem er seine spirituelle Identität und seine spirituellen Ziele vollkommen vergißt. Als Ergebnis davon befindet er sich in seinem Herzen in Konflikt mit sich selbst und in der äußeren Welt im Krieg mit anderen.

Verfängt sich ein Mensch immer mehr in diesem Kreislauf der Verblendung, wird die Fähigkeit der Buddhi geschwächt, weise Entscheidungen darüber zu treffen, welche Gedanken sie in den Geist einlassen soll. Wie ein Muskel, der nicht trainiert wird, schlafft der Intellekt ab und verfällt Angst, Schuldgefühlen und Unwissenheit. Selbstsüchtige negative Kräfte übernehmen die Herrschaft, und das Leben des Betreffenden füllt sich mit Frustration, Besorgnis und Angst. Das Leben verliert seinen Glanz, und er erlebt *sarvanāsha*, das Gefühl, alles Erstrebenswerte zu verlieren.

45. *tarangāyitā api~ime sangāt-samudrāyanti /*
Ein großes Meereswogen entsteht aus den kleinen Wellen der Gesellschaft.

Obwohl die Dynamik, die im vorigen Vers besprochen wurde, beim ersten Lesen trostlos erscheinen mag, ist es wichtig, daß der Aspirant erkennt, wie verheerend sich die Gesellschaft negativer Gedanken auswirkt. Ein Seiltänzer im Zirkus braucht nur einen Schritt neben das Seil zu setzen, und er stürzt zu Tode. Nārada möchte, daß der Aspirant wachsam ist und sich der Probleme bewußt ist, die sich aus negativen Gedanken entwickeln. Es ist besser, erst gar keine Samen des Egoismus zu pflanzen, als zu versuchen, sie auszureißen, wenn sie einmal zu riesigem Unkraut herangewachsen sind.

Nārada verwendet hier den Vergleich mit dem Meer, um das Ergebnis negativer Tendenzen zu illustrieren. Kleine Wellen erzeugen schließlich große Wirkungen. Ein weiser Aspirant wird sich diese Warnungen zu Herzen nehmen, wird äußerst wachsam sein und keine Gedanken der Selbstsucht, Angst oder Schuldgefühle als seine Begleiter zulassen. Erlauben Sie es sich nicht, negativen Gedanken nachzugeben!

46. ***kas-tarati kas-tarati māyām? yah sangam tyajati yo mahā~anubhāvam sevate nir-mamo bhavati /***
Wer überquert, wer überquert das Meer der Großen Illusion? Einer, der frei wird vom Ego, der den Heiligen dient und aufhört, an anderen zu hängen.

Mit einem poetischen Bild für die spirituelle Reise stellt uns Nārada hier die Frage: Wer überquert die ausgedehnte große Illusion der Trennung von Gott? Die Quelle dieser Illusion, *māyā*, ist die Energie Gottes, die seine *līlā* (Spiel, Sport) der Trennung und der Wiedervereinigung erzeugt. In der orthodoxen Literatur Indiens wird Māyā häufig als Frau dargestellt, als die Geliebte Illusion, eine kosmische Verführerin, eine Art weiblicher Satan. Ein Bhaktiyogī aber sieht, daß Māyā die Geliebte Gottes ist. Sie ist die Vollkommenheit von Liebe, Harmonie und Schönheit. Sie gebiert die Vielheit aus der Einheit. Das gesamte Universum ist ihr Körper. Ein Bhaktiyogī liebt und respektiert Māyā. Indem er sich mit ihr in der richtigen Beziehung befindet, hat er auch die richtige Beziehung zur gesamten Schöpfung.

Das erste charakteristische Merkmal von jemandem, der jenes Meer überqueren kann, ist die Freiheit vom Ego. Er verliert das Gefühl einer getrennten Identität. Er erinnert sich an seine reine Identität in Gott und läßt das trügerische Gefühl los, er könne selbst etwas erzeugen, ein Gefühl, das auf körperlichen, geistigen und gesellschaftlichen Identitäten basiert. Die Eichel am Baum erkennt, daß sie nach dem Bilde ihres »Vaters« erschaffen wurde und daß sie mit ihrem Vater dieselben Eigenschaften teilt. Außerdem ist es der Wille des Schöpfers, daß auch sie eines Tages ein großer, mächtiger Baum werden wird, der selbst wieder Eicheln erzeugt. So wird der Kreis des Lebens für immer und ewig erweitert.

Das zweite charakteristische Merkmal von jemandem, der fähig ist, das Meer der Illusion zu überqueren, ist: Er dient den Heiligen, den Mahātmās, die bereits im 38. Vers erwähnt wurden. Den Heiligen zu dienen bedeutet, seine Stelle in Gottes Plan einzunehmen. Den Heiligen wirklich zu dienen bedeutet, seinen Platz in dem großartigen Tanz des Lebens zu finden und dann seiner eigenen Berufung zu folgen. Jede Seele muß in dem göttlichen Chor ihren eigenen Ton singen, und keine Stimme ist wichtiger als eine andere. So erklärt Krishna dem Arjuna in der *Bhagavadgītā*: »Es ist besser, unvollkommen der eigenen Berufung zu folgen, als der eines anderen vollkommen. Stirbt man, wenn man seinem eigenen Weg folgt, ist das ganz bestimmt besser, als mit der Angst und den Sorgen eines falschen Weges zu leben.«*

Wie wir vorher im 8. Vers schon gesehen haben, ist der wesentliche Bestandteil der Spiritualität die Absicht, nicht eine Aktivität als solche. Eine Aufgabe wird in dem Maße spirituell, wie sie als Mittel verwendet wird, Liebe zum Ausdruck zu bringen. Mahātmā Gandhi hat einmal gesagt: »Was du tust, mag bedeutungslos erscheinen, aber es ist sehr wichtig, daß du es tust.« Aus der Sicht der Liebe gibt es keine Hierarchie von Aktivitäten.

Es gibt eine schöne Geschichte in der jüdischen Tradition, die das veranschaulicht. Eines Morgens kam einer der Schüler des Rabbi Suscha, eines bekannten liebevollen Verehrers Gottes, zum Haus des Rabbi und fand den Rabbi in Tränen vor. Der Schüler fragte den Rabbi, warum er weine. Der Rabbi antwortete, daß er

* Meine eigene Übersetzung von *Bhagavadgītā*, 3. Kapitel, 35. Vers.

beim Beten in der vergangenen Nacht eine Vision Gottes gehabt habe.

Der Schüler war zutiefst beeindruckt, daß sein Rabbi eine persönliche Vision Gottes gehabt hatte. Er fragte den Rabbi, was denn geschehen sei, daß ein so wunderbares Ereignis zu Traurigkeit führen konnte. Der Rabbi antwortete: »Mein ganzes Leben lang habe ich versucht, ein guter Jude zu sein. Ich habe danach gestrebt, so wie Abraham, so wie Isaak, so wie Moses zu sein. Als ich nun in der vergangenen Nacht mit Gott sprach, fragte er mich, warum ich denn anders sein wolle als so, wie er mich erschaffen habe? Er wollte wissen, warum ich nicht danach gestrebt habe, wie Suscha zu sein. Und da Suscha jemand ist, den ich nie richtig geliebt habe, erkannte ich, daß ich in meinem spirituellen Leben versagt habe. Deswegen weine ich.«

Das dritte charakteristische Merkmal von jemandem, der fähig ist, das Meer der Illusion zu überqueren, ist: Er hängt nicht mehr an anderen. Aus psychologischer Sicht wird er davon frei, an den Menschen, die er mag, zu hängen und sich von denen, die er nicht mag, zu trennen. Aus spiritueller Sicht wird er frei von der Selbstsucht, der Ursache dafür, daß man an anderen hängt; und er wird frei von der Angst, die Trennung verursacht. Ohne an anderen zu hängen und ohne Angst wird der Yogī frei.

Erlebt ein Yogī diese Freiheit, findet er Zufriedenheit und Erfüllung in sich selbst. Er verliert sich nicht mehr in den gesellschaftlichen und familiären Dramen, die wie Liebe aussehen, in Wirklichkeit aber auf Unsicherheit und Unreife basieren. Er hört auf, seine inneren Tumulte auf andere zu projizieren, und sieht niemanden mehr als Feind an. Alle Lebewesen werden in seinen Augen gleich, gleichermaßen der Liebe würdig.

47. ***yo vivikta-sthānam sevate yo loka-bandham-unmūlayati nis-trai-gunyo bhavati yoga-kshemam tyajati /***
Einer, der in der Einsamkeit Zuflucht sucht, der die Bindungen der Welt vernichtet, der frei wird von den drei Eigenschaften der Natur und der das Gefühl aufgibt, Glück sei von Anschaffungen abhängig.

Hier werden vier charakteristische Merkmale derer aufgeführt, die die Illusion überwinden. Das erste ist, daß man imstande sein muß, Zuflucht in der Einsamkeit zu suchen. Hier muß noch einmal betont werden, daß diese Einsamkeit innerer Natur ist und nicht unbedingt etwas mit äußeren Bedingungen zu tun hat. Der Aspirant muß imstande sein, unabhängig von seinen Lebensumständen, von Zeit und Ort ein solides inneres Bewußtsein zu bewahren. Er muß die Liebe in seinem Herzen lebendig halten können – auch, wie Yogānanda es ausdrückte, mitten im krachenden Donner »sich auflösender Welten«. Allzu viele Yogīs haben Jahre in äußerer Einsamkeit zugebracht, doch als sie wieder zurück auf den Marktplatz kamen, erkannten sie, wie zerbrechlich ihre Errungenschaften waren.

Ein Gleichnis mag die Natur eines Menschen in echter Einsamkeit veranschaulichen. Es war einmal ein Verbrecher, der von seinem König zum Tode verurteilt wurde. Der König gab dem Verbrecher aber eine Chance, sein Leben zu retten: Er mußte es schaffen, einen mit Wasser gefüllten Pokal um sein ganzes Königreich herumzutragen, ohne auch nur einen Tropfen zu verschütten. Der Mann brauchte einige Tage, um das zu schaffen. Er war immer wachsam, nicht einen einzigen Augenblick lang unkonzentriert. Nach erfolgreicher Erfüllung seiner Aufgabe wurde ihm seine Strafe erlassen. Als er später gefragt wurde, was er auf seiner Reise gesehen habe, antwortete er: »Nur eins: den Pokal mit Wasser.«

Unser Bewußtsein ist unsere unschätzbar wertvolle Perle. Unser Bewußtsein für Gegenstände und Aktivitäten zu verschwenden, die unsere Schönheit beschmutzen, ist kein Zeichen von Weisheit. Wir tun gut daran, unser Bewußtsein sicher auf die Einsamkeit unseres Herzens gerichtet zu lassen, es vor den verheerenden Wirkungen egoistischer Gedanken zu beschützen und es nur dann in der Öffentlichkeit zu zeigen, wenn sein Glanz mit anderen liebevollen Verehrern Gottes geteilt werden kann.

Das Meer der Illusion kann von jemandem überquert werden, der seine Knechtschaft der Welt zerstört hat. Diese Knechtschaft ist die spirituelle Unwissenheit (*avidyā*), aus deren Samen der Baum egoistischer Hindernisse wächst. In seinen *Yogasūtras* beschreibt

Patañjali die Natur der Knechtschaft der Unwissenheit folgendermaßen: »Avidyā ist ein Zustand, in dem man das ewige, unschuldige, selige Selbst mit dem verwechselt, was vergänglich, unrein, schmerzhaft und das Nicht-Selbst ist.«*

Es gibt zwei Energieströme in den Bereichen der Manifestation. Der erste entstammt der Energie der Avidyā und verwickelt die Seele in den Zustand von Entfremdung, Schuldgefühlen, Angst und Zweifel an ihrer wahren Natur und Identität. Der andere Energiestrom entstammt dem Īshvara, dem Herrn, dessen Energie als Botschaft an die Seele dient und sie an ihre ewige, unschuldige und selige Identität mit Gott erinnert. Der Yogī, der das Meer der Illusion überqueren kann, ist in der Lage, den Unterschied zwischen diesen beiden Energieströmen in allen Bereichen des Daseins zu erkennen, vom makrokosmischen bis zum mikrokosmischen.

Die Bindungen an die Welt haben drei Stränge, die drei *gunas* oder »Energien der Natur«. Diese sind *sattva*, die Energie der Klarheit; *rajas*, die Energie der Leidenschaft; und *tamas*, die Energie der Trägheit. Avidyā ist die treibende Kraft hinter diesen drei Energien. Rajas ist das Prinzip hinter allen egoistischen Motiven, das einen Menschen zu selbstsüchtigen Handlungen veranlaßt. Wünsche nach Geld, sozialem Prestige und Ruhm sind Beispiele für den Einfluß von Rajas. Tamas ist das Prinzip hinter der Trägheit und Krankheit, die einen Menschen daran hindern, in innerer und äußerer Harmonie zu leben. Sich überessen, schlechte Gesundheit, Mangel an Enthusiasmus für das Leben sind Beispiele für den Einfluß von Tamas.

Sattva ist das Prinzip der Ausgewogenheit. Sattva überwiegt, wenn ein Mensch von Rajas oder Tamas nicht ins Schwanken gebracht wird. Sein Geist ist ausgeglichen und friedlich. Sattva ist das Prinzip hinter Mitgefühl, Großzügigkeit und dem Wunsch nach Wissen. Sattva ist zwar auch noch eine bindende Energie, doch sie gleicht einem Floß, das verhindert, daß man in den Wellen von Rajas und Tamas untergeht. Hat man das sichere Ufer der liebe-

* Meine eigene Übersetzung von Patañjalis *Yogasūtras*, 2. Kapitel, 5. Vers.

vollen Hingabe erreicht, dann kann man das Floß des Sattva aufgeben.

Um das Meer der Illusion zu überqueren, muß man das Gefühl loslassen, Glück sei von Anschaffungen abhängig. Viele religiöse Menschen unterziehen sich asketischen Übungen in dem Bemühen, Dinge loszulassen, aber bei dieser Strategie gibt es inhärente Probleme. Wer sich asketischen Übungen unterzieht, kämpft gegen die Finsternis der Abhängigkeit, doch je mehr er kämpft, um so mehr Finsternis findet er, gegen die er kämpfen muß. Um gegen etwas kämpfen zu können, muß man ein Gefühl des Getrenntseins haben, und dieses Getrenntsein ist ja gerade die Finsternis. Asketische Übungen bilden einen endlosen Weg von Verspannungen und Kampf.

Ein Bhaktiyogī hingegen läßt Entsagung als natürlichen Prozeß geschehen. Er kämpft nicht gegen die Finsternis, sondern zündet einfach Kerzen der liebevollen Hingabe für seinen Geliebten an. Jede einzelne Kerze erhellt die Finsternis, bis so viele Kerzen brennen, daß es keine Finsternis mehr gibt. Stellt er fest, daß er sich in einer Abhängigkeit verfangen hat, lacht er einfach über seine eigene Dummheit und opfert Gott als Gebet all das, was er nicht will. Er vertraut darauf, daß Gott ihm beim Loslassen helfen wird, in freudigem Austausch gegen den Frieden und das Glück, das er will. Auf diese Weise erfreut sich ein Bhaktiyogī eines natürlichen Prozesses fortgesetzten spirituellen Glücks, der mühelos die Auflösung seiner Abhängigkeiten von Gegenständen einschließt. Liebevolle Hingabe ist ebenfalls ein endloser Weg, aber er ist mit weichem Gras bedeckt und von wunderschönen Blumen gesäumt, und er gewährt ständig neue großartige und erfreuliche Ausblicke.

48. ***yah karma-phalam tyajati karmāni sannyasyati tato nir-dvandvo bhavati /***

Wer auf die Früchte von Aktivitäten verzichtet, wer egoistische Aktivitäten aufgibt, der wird dadurch von den Gegensatzpaaren befreit.

Dieser Vers nennt zwei zusätzliche charakteristische Merkmale eines Menschen, der das Meer der Illusion überquert. Nārada erklärt, daß so jemand auf die Früchte von Aktivitäten verzichtet. Das ist die Philosophie hinter dem Karmayoga, dem Yoga des selbstlosen Dienens. Auf dem Weg des Karmayoga versucht ein Aspirant, alle Aktivitäten wie eine Pflicht auszuführen, ohne dabei an eine Belohnung oder Anerkennung zu denken. Es ist ein Weg, der dazu gedacht ist, persönliche Handlungsmotive zu reduzieren. Ein idealer Karmayogī entwickelt die Einstellung, daß er lediglich ein Instrument von Gottes Willen ist und daß alle seine Handlungen in dieser Welt den Willen Gottes widerspiegeln.

Das zweite in diesem Vers aufgeführte Merkmal ist das Aufgeben egoistischer Handlungen. An dieser Stelle mag es hilfreich sein, das Bewußtseinsmodell des Yoga zu besprechen, damit man einen besseren Eindruck davon bekommt, was man unter *egoistischen Handlungen* versteht.

Nach der Psychologie des Yoga besteht die gesamte geistige Struktur eines Menschen aus vier Bestandteilen. Diese sind *manas* oder »Geist«; *buddhi* oder »Intellekt«; *ahankāra* oder »Ego«; und *chitta* oder »die dem Bewußtsein zugrunde liegende Struktur«.

Geistige Prozesse laufen folgendermaßen ab. Die Sinnesorgane empfangen Eindrücke aus den energetischen Schwingungen der Außenwelt. Das Manas oder der Geist nimmt diese Schwingungen auf und erzeugt daraus eine Form, ein Bild von dem, was als »Außenwelt« identifiziert wird. Die Buddhi oder der Intellekt identifiziert die bildhaft dargestellten Objekte und ordnet sie allgemeinen und spezifischen Klassen zu. Der Ahankāra oder das Ego beurteilt die »äußere« Szene und benutzt dazu Bewertungen, die darauf beruhen, ob es glaubt, daß diese Objekte ihm bei seinen Unterfangen hilfreich sind oder nicht. Das Chitta oder die dem Bewußtsein zugrunde liegende Struktur, die Substruktur, absorbiert die Prozesse von Manas, Buddhi und Ahankāra und zeichnet sie in subtilen Formen auf, die Samskāras oder Samen genannt werden. Diese Samen wachsen dann im Chitta heran und erzeugen ein inneres Drängen, das in der Psychologie *Motivation* genannt wird.

Zum Beispiel: Ein Mann empfängt Sinnesdaten durch seine Augen und seine Nase. Das Manas sammelt sie und stellt daraus das Bild und Aroma eines Objektes zusammen. Die Buddhi verkündet nun, daß dieses geistige Bild das Abbild einer Pizza ist. Der Ahankāra entscheidet jetzt auf der Grundlage von Hunger und anderen Variablen, ob die Pizza ein wünschenswertes Objekt ist oder nicht. Das Chitta zeichnet diesen Prozeß auf, und wenn der Mann dann das nächste Mal das biologische Phänomen Hunger spürt, wird das Chitta die anderen Komponenten des Geistes anstacheln, sich an das Objekt Pizza zu erinnern, und dann, vermittels der Sinnesorgane, den Geist anleiten, solch ein Objekt zu beschaffen.

Dieser Prozeß erscheint recht gutartig, wenn wir den Mechanismus von Hunger und der Beschaffung einer Pizza beschreiben. Aber die Natur des Ahankāra besitzt ein inhärentes Problem. Das Ego ist so konstruiert, daß es einen Prozeß darstellt, der auf den Prinzipien der Selbsterhaltung, der Selbstausdehnung und der Selbstdarstellung basiert, unabhängig von den Konsequenzen für andere. Das Ego ist ein Mechanismus, der zu Empathie oder Mitgefühl nicht fähig ist. Wie Sigmund Freud erkannte, hat es nur eine einzige Mission: Lust zu bekommen und Schmerz zu vermeiden. Das von spirituellen Bemühungen unbelastete Ego ist ein reiner Ausdruck von Selbstsucht, Gier und unersättlichem Appetit.

Ein Yogī unterdrückt die verheerenden Wirkungen des Ego mit Yoga-Übungen – in diesem Zusammenhang Karmayoga. Indem er dem folgt, was er als Gottes Wille versteht, führt der Yogī in einem losgelösten Geist des Wohlwollens Handlungen aus, ob sie nun angenehm oder unangenehm erscheinen. Als Ergebnis seines Fortschritts im Karmayoga löst der Aspirant allmählich die selbstsüchtigen Aspekte des Ego auf. Das führt dazu, daß das Manas in gesunder und wirksamer Weise funktioniert, daß die Buddhi gestärkt und reif wird für ihre höchsten Fähigkeiten und daß das Chitta zu einem Sammelbecken positiver Gedanken und Neigungen wird.

Durch die Einschränkung des Ego wird der Aspirant frei von den Sorgen seines Körpers und seines begrenzten Geistes. Diese werden in der Literatur zum Yoga häufig als »Gegensatzpaare« bezeichnet.

Darin eingeschlossen sind Freude und Schmerz, Ruhm und Respektlosigkeit, Zuneigung und Abneigung. Ein Yogī lebt sein Leben aus einer Ausgewogenheit heraus; weder strebt er nach etwas, noch vermeidet er etwas. Er tut einfach, was getan werden muß. Er ist der Meister seines Lebens und wird von den Wellen der äußeren Umstände nicht hin- und hergeworfen.

49. ***yo vedān-api sannyasyati kevalam-avicchinna~anurāgam labhate /***
Entsagt man sogar den Schriften, dann erlangt man eine vollkommene, unaufhörliche, intensive Sehnsucht nach Gott.

Dies ist ein schöner und auffälliger Vers, in dem Nārada den Bhaktiyogī auffordert, sich von der Knechtschaft der orthodoxen Lehren zu befreien. Nārada ermutigt den Aspiranten, nach einem Zustand intensiver, unaufhörlicher Liebe zu Gott zu streben und dabei sogar die Forderungen traditioneller und sozialer religiöser Lehren außer acht zu lassen.

In jeder organisierten Religion gibt es bestimmte Verhaltensweisen, Rituale, Personen, Orte und/oder Bücher, die als heilig angesehen werden. Solche organisierten Lehren haben ihre eigene Berechtigung, sind aber im besten Fall nur zusätzliche Möglichkeiten für jemanden, der von liebevoller Hingabe durchdrungen ist. Für ihn ist Gott etwas Unmittelbares und Spontanes, und damit besitzt er eine direkte Quelle der Anleitung und Führung. Seine Beziehung zu Gott wird durch niemanden und nichts vermittelt.

Wir können noch einmal auf den 21. Vers verweisen und auf den Hinweis auf die Gopīs von Vraja, die höchsten Ausdrucksformen liebevoller Hingabe. Krishna und seine geliebten Gemahlinnen haben wichtige soziale Tabus gebrochen. Krishna wird in seiner frühen Kindheit als Dieb dargestellt, als jemand, der religiöse Zeremonien unterbricht und den Autoritäten gegenüber keinen Respekt zeigt. Mit zunehmendem Alter entwickelt er sich zu einem schamlosen Verführer und romantischen Herzensbrecher. Sein unwiderstehlicher Charme führt zu Liebesabenteuern mit den Gopīs, von denen viele verheiratet waren, und das störte das Leben der Familien und der ganzen Gesellschaft.

Vielleicht sind diese Geschichten metaphorisch zu verstehen, doch sieht man auch hier, daß tiefere Ebenen der liebevollen Hingabe einen Aspiranten von einem orthodoxen und im voraus geplanten Lebensstil befreien. Ein Bhaktiyogī verläßt sich nicht auf Worte oder vorgeschriebene Verhaltensweisen, um seinen Geliebten zu verwirklichen. Statt dessen spürt er die Gegenwart des Geliebten unmittelbar, im Inneren und Äußeren. Dieser Gegenwart, und nur dieser Gegenwart, ist er verpflichtet.

Die Gopīs erschienen ihren Familien wie Verrückte, und so wie Christus den Pharisäern als Gotteslästerer erschien, wird ein Mensch, der Gott zutiefst liebt, wahrscheinlich von seinen Zeitgenossen mißverstanden. Seine Handlungen beruhen auf einem Bewußtseinszustand, den man nicht nach den gesellschaftlichen Normen von »richtig« und »falsch« beurteilen kann. Ein liebevoller Verehrer Gottes verletzt gesellschaftliche Normen nicht absichtlich, sondern seine allumfassende liebevolle Hingabe zwingt ihn manchmal dazu, von außen auferlegte Regeln und Reglementierungen zu durchbrechen. Seine Moral beruht auf einer spirituellen Vision der Gleichheit aller Seelen und einer tiefen, allumfassenden Liebe zu Gott.

Ein liebevoller Verehrer Gottes versteht die relative Natur der Ethik und der gesellschaftlichen Normen. Obwohl er sein Bestes gibt, sie mit seinem Verhalten zu ehren, läßt er es jedoch nicht zu, daß der Vogel seiner Liebe im Käfig reiner Konventionen gefangengehalten wird.

50. ***sa tarati sa tarati sa lokāms-tārayati /***

Er überquert, er überquert, und er hilft der ganzen Welt zu überqueren.

Hier haben wir den Höhepunkt der vorangegangenen Gruppe von vier Versen. Wer die charakteristischen Merkmale aufweist, die in jenen Versen beschrieben wurden, ist in der Lage, das Meer des trennenden Bewußtseins zu überqueren, und er hilft auch der ganzen Welt dabei. Wie er das tut, ist eine tiefgründige Lehre, eine, die wir unbedingt erforschen müssen.

Um die Frage zu beantworten, wie ein Heiliger anderen hilft, müssen wir uns die Natur der Seele anschauen. Gewöhnliche religiöse Menschen glauben, daß jeder menschliche Körper eine Seele in sich birgt. Vom Standpunkt des Absoluten aus gesehen gibt es nur eine Seele, ein bewußtes Selbst – Gott oder *sac-chid-ānanda*. In den spirituellen Welten gibt es jedoch eine unendliche Anzahl von Seelen, aber ihre Beziehung zueinander ist so einheitlich, daß es für uns im menschlichen Bereich irreführend ist, sie getrennt zu nennen. Um noch einmal die Analogie zu benutzen: Gott gleicht dem Meer des ewigen, seligen Bewußtseins, und die individuellen Seelen gleichen den Wellen. Die Wellen besitzen kein vom Meer oder voneinander getrenntes Dasein.

Ein individuelles, menschliches Bewußtsein besteht aus fünf *koshas* (Hüllen oder Körper). Manchmal wird gesagt, daß diese Körper eine Seele umgeben, aber eigentlich reflektieren sie nur verschiedene Teile der Natur und der Macht einer Seele. Sie haben für sich allein kein empfindungsfähiges Dasein. Diese Körper sind:

1. *Anna-maya-kosha*, »der physische Körper« – eine grobe Struktur aus physischer Materie wie Kohlenstoff, Stickstoff und so weiter.
2. *Prāna-maya-kosha*, »der energetische Körper« – eine subtile Struktur aus ursprünglicher Energie, die dem physischen Körper Lebenskraft verleiht.
3. *Mano-maya-kosha*, »der mentale Körper« – eine Schwingungsstruktur aus Gedankenenergie; Gedanken und Emotionen, die durch Erlebnisse erzeugt werden und dazu führen, daß der Geist durch die Sinne mit der äußeren Welt in Kontakt tritt.
4. *Vijñāna-maya-kosha*, »der intuitive Körper« – eine noch feinere Schwingungsstruktur aus intuitiver Energie, die Einsichten in die allen Erfahrungen zugrunde liegende spirituelle Natur reflektiert.
5. *Ānanda-maya-kosha*, »der Seligkeitskörper« – ein sternenähnlicher Glanz, zu subtil, als daß man ihn erkennen oder sich vorstellen könnte; er besteht nur aus einer Spiegelung der Seele.

Alle diese fünf Körper sind vergängliche Gefäße. Der physische und energetische Körper beziehen sich auf die physische Welt und bestehen so lange, wie es verkörpertes Leben gibt. Der mentale und intuitive Körper beziehen sich auf die Astralwelten und existieren für einen gesamten Reinkarnationszyklus. Der Seligkeitskörper ist der Wohnbereich der Seele und existiert während der gesamten Evolutionsreise einer Seele.

Ein erleuchteter Heiliger erkennt die Einheit, die allem Bewußtsein zugrunde liegt, und er erlebt die Einheit von Seelen und Gott. Er erkennt Formen als vergängliche Grenzen, innerhalb deren Körper und Geist nur scheinbar als unabhängige Einheiten funktionieren. Individualität wird als Illusion erkannt. Shankara verwendet hier folgende Analogie. Das individuelle Dasein gleicht einem versiegelten Topf. Luft existiert sowohl innerhalb als auch außerhalb des Topfes. So durchdringt auch das allgegenwärtige Bewußtsein von *sac-chid-ānanda* alle belebten und unbelebten Dinge, innen und außen, auf allen Ebenen der Manifestation.

Da das Bewußtsein eines Erleuchteten mit *sac-chid-ānanda* identisch ist, ist es nicht von den fünf Hüllen eingeschränkt, obwohl es einen Körper tragen kann. Die spirituelle Arbeit eines Erleuchteten beeinflußt alle Lebewesen, die sich im Bann der Illusion befinden, weil die vollkommen Erleuchteten erleben, daß sich alle Phänomene in ihrer eigenen Seele befinden. Ihr Bewußtsein stellt eine direkte und unmittelbare Beziehung zwischen ihrer rechten und linken Hand her, und eine derartige Beziehung erlebt ein Heiliger auch zwischen allen scheinbar getrennten Lebewesen. Er erfährt sie als Glieder, die in seinem Bewußtsein vereint sind. Wenn er das Meer der Illusion überquert, wird allen Aspekten seines Bewußtseins – den scheinbar unterschiedlichen Lebewesen – bei ihren Bemühungen geholfen.

51. ***anirvachanīyam prema-svarūpam /***

Die wesentliche Natur der Liebe läßt sich sprachlich nicht ausdrücken,

Daß es der Sprache nicht möglich ist, die wahre Natur der Liebe auszudrücken, ist für den Bhaktiyogī ein weiterer Grund dafür, den beschränkten Wert der Schriften zu erkennen. Sprache ist selbst eine Formulierung des begrenzten menschlichen Verstandes und ist daher nur imstande, Aspekte und Erfahrungen auszudrücken, die von jenem beschränkten Verstand erkannt und begriffen werden können. Die unendliche Liebe existiert aber in einem Bereich, auf den der Verstand keinen Zugriff hat.

Diese Liebe ist eine unmittelbare und direkte Erfahrung, auf die man mit dem Verstand nur indirekt anspielen kann. Selbst die großen Kunstwerke und die heiligen Schriften können im besten Fall als Hinweise auf die Gebiete dienen, die jenseits ihrer Bereiche liegen. Deshalb heißt es, daß Schriften vor der Selbstverwirklichung mißverstanden werden und danach überflüssig sind.

Der Versuch, das Unbegrenzte im begrenzten Symbolismus der Sprache einzufangen, kann wohl zu Gelehrsamkeit führen, wird aber keine liebevolle Hingabe erzeugen. Zugleich erkennt ein erleuchteter Heiliger aber, daß er, wenn er die Reichtümer Gottes mit anderen teilen will, mit ihnen in einer Art kommunizieren muß, die ihr Verstand erkennen und begreifen kann. Viele Heilige kommunizieren ausschließlich telepathisch, aber die meisten gewöhnlichen Menschen können solche feinen Schwingungen nicht empfangen. So werden das gesprochene und geschriebene Wort zum letzten Mittel, das die Lehrer den Bedürfnissen ihrer Schüler zuliebe wählen. Die bewußte Anwendung von Sprache für die Lehre und für die Kontemplation ist eine Methode des Karmayoga und verglichen mit dem Bhaktiyoga zweitrangig (siehe 17. Vers).

Mit diesem Vers beginnt ein Abschnitt, der von der Natur der spirituellen Liebe handelt und bis zum 55. Vers geht.

52. *mūka~āsvādana-vat /*
wie Geschmack für einen Stummen.

Dies ist ein äußerst interessanter Vers, da Nārada hier in einer etwas wunderlichen Sprache eine wesentliche Lehre vermittelt. Im vorigen Vers wurde uns gesagt, daß die wesentliche Natur der Liebe sprachlich nicht ausgedrückt werden kann. Hier wird als Beispiel die Erfahrung eines Geschmacks für einen Stummen benutzt. Das ist ein passendes Beispiel, denn ein Stummer hat keine sprachlichen Mittel, mit denen er seine Erfahrung beschreiben könnte. Er ist unausweichlich mit seinen sprachlichen Grenzen konfrontiert und mit seiner Unfähigkeit, als Mensch eine Erfahrung unmittelbar mit Worten auszudrücken.

Auf tiefgründigerer Ebene spielt Nārada hier auf ein Sinnesorgan an, das sowohl rezeptive als auch dynamische Funktionen erfüllt – die Zunge. Die Zunge ist als Sinnesorgan dafür verantwortlich, die Erfahrung von Geschmack an den Geist weiterzuleiten, aber sie lenkt auch die Sprachfunktion. Geschmack ist die primitivste Sinneserfahrung, und viele Yoga-Lehrer geben ihren Schülern Anweisungen zu Geschmack und Diät. Mahātmā Gandhi sagte gern, wenn man die Zunge beherrscht, werden die anderen Sinnesorgane folgen.

Die zweite Funktion der Zunge, das Sprechen, zählt zu den primitivsten Mitteln der Kommunikation zwischen der inneren Persönlichkeit und der äußeren Umgebung. Die Zunge ist ein Vermittler zwischen der inneren und äußeren Welt. Sie bringt Nahrung aus der Welt nach innen und ermöglicht damit das Leben, und sie drückt Gedanken und Emotionen aus und ermöglicht damit Kommunikation. Durch diese Wechselwirkung zwischen innen und außen wird ein dynamisches persönliches Leben erzeugt und das Leben eines individuellen Menschen ermöglicht.

In bezug auf unser Thema, die Entwicklung liebevoller Hingabe, müssen wir uns Wege ansehen, auf denen die Zunge von einem Mittel für oberflächlichen in ein Medium für tiefgründigen Austausch verwandelt werden kann. Der Schlüssel dafür liegt, wie zuvor schon besprochen, darin, daß der Körper als Mittel zum Ausdruck liebevoller Hingabe benutzt wird und nicht als Mittel zur Befriedigung egoistischer Begierden. Ein Yogī schneidet seine Zunge nicht ab aus Angst davor, daß sie jemanden beleidigt, sondern er verwandelt ihre Funktionen in Reflexionen der Spiritualität.

Essen und Sprechen sind die beiden grundlegenden Arten, in denen Persönlichkeiten, die auf dem Ego basieren, ihre Wünsche befriedigen. Die Unfähigkeit vieler Menschen, ihren Appetit zu zügeln, hat zu einer erheblichen Anzahl von Gesundheitsproblemen geführt, die auf falsche Ernährung zurückgehen, und zu den zahllosen Unternehmen zur Förderung der Gewichtskontrolle. Ein Yogī hingegen lebt nicht, um zu essen – er ißt, um zu leben. Er nimmt einfache und gesunde Speisen zu sich und demonstriert damit, wie einfach man seine Gesundheit bewahren kann.

Gleichzeitig wird die gewöhnliche Sprache häufig dazu benutzt, Reize und Wünsche zum Ausdruck zu bringen und das Reich des Ego in den sozialen und familiären Bereich hinein auszudehnen. Ein gewöhnlicher Mensch spricht, um dadurch seine Wünsche befriedigt zu bekommen. Er spricht oft impulsiv und hat das Gefühl, es sei sein gutes Recht, wütende Worte zu verwenden, wenn es ihm gerechtfertigt erscheint.

Ein Yogī ist, was sein Sprechen angeht, wesentlich disziplinierter. Nach der Tradition des Yoga muß etwas drei Barrieren überwinden, ehe es laut ausgesprochen werden darf. Diese Barrieren zeigen sich in Gestalt von drei Fragen: Ist es freundlich? Ist es wahr? Ist es notwendig? Wenn die Vorstellung, die man aussprechen möchte, diese drei Prüfungen besteht, dann ist sie es wert, ausgedrückt zu werden. Andernfalls sollte der Yogī seine Zunge hüten.

Die ausführliche Besprechung dieses Verses hat gezeigt, daß er sehr viel mehr enthält, als es auf den ersten Blick den Anschein hat. Das scheinbar seltsame Beispiel enthält tatsächlich eine tiefe Einsicht in die Transformation eines oberflächlichen, an den Sinnen orientierten Daseins in ein tiefgründiges spirituelles Leben.

53. ***prakāshyate kva~api pātre /***

Liebe ist dort offenbar, wo es ein geeignetes Gefäß gibt.

Dieser einfache Vers ist einer der schönsten im ganzen Text. Nārada sagt hier deutlich, daß Liebe dort offenbar ist, wo es ein geeignetes Gefäß gibt; Liebe wohnt da, wo sie willkommen ist. Ein gewöhnlicher Mensch verwechselt Liebe damit, daß er seine Wünsche erfüllt bekommt, und deshalb erscheint sie als eine flüchtige Erfahrung, die auf äußeren Errungenschaften beruht. Ein gewöhnlicher spiritueller Aspirant verwechselt Liebe damit, psychische oder spirituelle Erfahrungen wie Visionen zu bekommen. Liebe erscheint dann als etwas, wonach man streben muß, und bleibt deswegen eine flüchtige, auf Äußerlichkeiten beruhende Erfahrung.

Ein Bhaktiyogī erkennt jedoch, daß nicht er die Liebe sucht, sondern daß die Liebe ihn sucht. Seine Aufgabe ist es nicht, sich zu etwas Besonderem zu machen, woraufhin er dann Liebe bekommen kann. Seine Aufgabe ist es vielmehr, sich zu nichts zu machen, ein Gefäß, das leer ist von egoistischer Individualität. Ist das Gefäß leer, kann Gott es mit göttlicher Liebe anfüllen. Dieses Leeren vom Gefühl egoistischer Persönlichkeit wird »die große Nummer des Verschwindens« genannt. Das Ego verschwindet, und die Liebe erscheint.

Nan-in, ein japanischer Zen-Meister der Meiji-Ära (1868–1912), empfing einmal einen Universitätsprofessor, der über Zen forschen wollte. Nan-in reichte ihm Tee. Er füllte die Tasse des Besuchers und goß immer weiter Tee ein. Der Tee floß auf den Tisch und den Boden.

Der Professor versuchte, Würde zu bewahren, doch schließlich rief er: »Die Tasse ist voll. Hört auf zu gießen, es paßt kein Tee mehr hinein!«

»Wie diese Tasse«, erwiderte da Nan-in, »sind Sie voll von Ihren eigenen Meinungen und Spekulationen. Wie kann ich Ihnen Zen zeigen, wenn Sie nicht erst Ihre Tasse leeren?«

54. ***guna-rahitam kāmanā-rahitam prati-kshana-vardhamānam-avicchinnam sūkshmataram-anubhava-rūpam /***
Diese Liebe nimmt die Gestalt einer äußerst vertrauten Erfahrung erlesenster Subtilität an – ohne den Einfluß der drei Qualitäten der Natur, ohne Begierde – eine grenzenlose, unaufhörliche Ausdehnung.

Hier unternimmt Nārada, was er im 51. Vers unmöglich genannt hatte: Er versucht, die Liebe, die sprachlich nicht auszudrücken ist, in Sprache zu fassen. Diese schöne und rührende Beschreibung der Liebe spricht für sich und liefert dem Aspiranten die Inspiration, nach diesem großartigen Zustand zu streben. Die Vaishnavas in Indien beschreiben diesen Zustand als immer stärker werdende Seligkeit. Vielleicht können wir Aspiranten das, was wir unter »Glück« verstehen, im Vergleich zu diesen Beschreibungen messen und dann vermeiden, uns mit weniger als dem zufriedenzugeben, was Gott für uns als wahres Glück bereithält.

55. ***tat-prāpya tad-eva~avalokayati tad-eva shrinoti tad-eva bhāshayati tad-eva chintayati /***
Hat man diese Erfahrung einmal gemacht, sieht man nur noch Liebe, hört man nur noch Liebe, spricht man nur noch Liebe und denkt man nur noch Liebe.

Wer den im vorigen Vers dargestellten Zustand erfährt, dessen Augen, Ohren, Mund und Geist erleben die Wirklichkeit als ein Übermaß an Schönheit und Liebe. Das ist kein poetisches Phantasiebild! So wie ein gewöhnlicher Mensch die Welt durch die Brille egoistischer Wünsche sieht, nimmt ein mit Liebe erfüllter Yogī die Wirklichkeit als vielfältige Reflexionen Gottes wahr.

Verlieren sich meine Yoga-Schüler im Verurteilen und Beurteilen von anderen, dann erinnere ich sie gern an die Redewendung »*it takes one to know one*« (man muß so einer sein, um so einen zu erkennen). Die Welt, die wir wahrnehmen, ist eine Reflexion unseres eigenen Geisteszustandes und enthüllt unsere eigene Bewußtseinsebene. Die Welt ist kaum mehr als ein Rorschach-Fleck, in dem wir die Projektion unserer eigenen Wunschsysteme erkennen. Wir sehen, was wir sehen wollen.

Dies erinnert an die komische Geschichte von dem Mann, der zu einem Psychiater zur Beratung ging. Der Psychiater führte mehrere Rorschach-Tests durch, um seinen Patienten einschätzen zu können. Bei jedem Tintenklecks beschrieb der Mann eine mit sexuellen Aktivitäten angefüllte Szene. Da fragte ihn der Psychiater: »Meinen Sie nicht auch, mein Herr, daß es etwas seltsam ist, daß Sie in allem, was ich Ihnen zeige, Sex sehen?«

»Was erwarten Sie denn«, erwiderte der Patient, »wenn Sie mir nur schmutzige Bilder zeigen?«

Gerade weil die Welt, die wir sehen, aber unseren eigenen Geisteszustand spiegelt, ist eine Veränderung tatsächlich möglich. Diese Veränderung kommt dadurch, daß man Verantwortung für die Welt, wie wir sie sehen, übernimmt. Verhaltensweisen sind sekundär. Entscheidend ist, daß wir weder Gott noch anderen die Schuld dafür zuschieben, wie wir die Welt erleben. Unser Leben, unsere Beziehungen, unser Bewußtsein haben alle nur einen Meister – uns selbst. Kein Guru – nicht einmal Gott – würde sich jemals in unseren freien Willen einmischen und uns sein Bewußtsein aufzwingen. Wir sind selber voll verantwortlich für unsere Wahrnehmung der Welt, und wir sind auch voll verantwortlich für unseren spirituellen Fortschritt.

Ein Erleuchteter ist einfach nur jemand, der sich dazu entschieden hat, in allen Aspekten des weltlichen Rorschach-Flecks nach Gott zu suchen. Und weil er sucht, wird er auch finden. Weil er sich dazu entscheidet, Gott zu sehen, fallen alle kleinlichen Teilwahrnehmungen weg, und übrig bleibt die Vision Gottes. So wie der Patient den Sex sah, den er suchte, so wird ein Yogī den Gott sehen, nach dem er sucht.

56. ***gaunī tridhā guna-bhedād-ārta~ādi-bhedād-vā /***
Es gibt drei Arten von minderwertiger liebevoller Hingabe: entsprechend den verschiedenen Qualitäten der Natur oder den verschiedenen Arten von Schmerz.

Dieser und der nächste Vers führen einen Gedanken des 54. Verses fort, daß Liebe nämlich *guna-rahitam* ist, »frei von den drei *gunas*«. Die Natur der drei Gunas wurde im Kommentar zum 47. Vers besprochen. Dort untersuchten wir, in welcher Weise sie die drei Stränge unserer Fesseln ausmachen. Die drei Arten minderwertiger liebevoller Hingabe, die hier angesprochen werden, sind Reflexionen der drei Eigenschaften der Natur und der ihnen entsprechenden drei Arten von persönlichen Schmerzen.

Gewöhnliche religiöse Hingabe ist von den drei Gunas beeinflußt. Die meisten konservativen religiösen Traditionen sind Antworten auf die Bedürfnisse ihrer Anhänger, die unter dem Einfluß dieser drei Qualitäten der Natur stehen. Die unter dem Einfluß von Tamas stehen, neigen zu Faulheit und Teilnahmslosigkeit, und das führt zu schlechter Gesundheit, eingeschränkter Vitalität und allgemeinem Unglücklichsein. Sie sind nicht fähig, in einem religiösen Leben etwas anderes zu sehen als die Erlösung von ihrem Leiden. Ihr religiöses Ideal wird zu einem idyllischen Zustand, der im allgemeinen erst nach dem Tode ihres lästigen physischen Körpers verwirklicht werden kann. Diese Ausrichtung spiegelt sich in den verschiedenen religiösen Traditionen, die ihren Anhängern im Austausch für einen dogmatischen Glauben im Leben den Himmel nach dem Tod versprechen.

Menschen unter dem Einfluß von Rajas haben sehr viel Energie, aber diese Energie ist gewöhnlich überaktiv und dualistisch. Sie sehen das Leben als ein Schlachtfeld an, auf dem sie irgendwie im Namen Gottes kämpfen und die bösen Einflüsse besiegen müssen. Unter einem religiösen Leben verstehen sie meist das Streben nach großartigen Errungenschaften wie gewaltige Tempel errichten oder riesige Menschenmassen zu ihrem Glauben bekehren.

Menschen unter dem Einfluß von Sattva suchen nach Frieden und Heiterkeit im familiären und gesellschaftlichen Bereich. Sie haben häufig gute Absichten und bemühen sich darum, mit allen gut auszukommen und die Schmerzen der Leidenden zu lindern. Sie neigen dazu, Gott als die Kraft des Guten zu erleben, und sie ringen mit unterschiedlichen Vorstellungen von der Natur des Bösen und wie man es durch friedliche gute Wünsche überwinden kann. Menschen unter dem Einfluß liebevoller Hingabe, die auf Sattva basiert, sind häufig in sozialen und politischen Bewegungen engagiert, in denen man sich auf Religion als eine Kraft zur Arbeit in der Welt beruft.

57. ***uttarasmād-uttarasmāt-pūrva-pūrvā shreyāya bhavati /***
Jede folgende Art von liebevoller Hingabe ist der vorhergehenden überlegen.

Dieser Vers führt das Thema des vorigen Verses weiter aus. Nārada erklärt hier, daß bei den drei Ebenen minderwertiger liebevoller Hingabe die jeweils folgende Art der vorangehenden überlegen ist. Hingabe unter dem Einfluß von Rajas ist also der unter dem Einfluß von Tamas überlegen, und liebevolle Hingabe unter dem Einfluß von Sattva ist der unter dem Einfluß von Rajas und Tamas überlegen. Der emotionale Antrieb für eine Hingabe unter dem Einfluß von Tamas ist Egoismus, bei Rajas ist es Leidenschaft und bei Sattva Mitgefühl.

Tiefgründige Bhakti übertrifft diese drei Ebenen der Hingabe, weil ihr emotionaler Ansporn die Freiheit ist. Die großen Liebhaber Gottes springen von dem Bau sozialer Übereinstimmung und religiöser Identität ab, um in den Himmel der Liebe Gottes aufzusteigen. Sie haben Gott gegeben, was Gottes ist, und sie stellten fest, das Gott *alles* gehört. Damit sind sie in ihrem Geist und Herzen ungebunden, und weil sie ungebunden sind, finden sie die Freiheit, nach der sich alle Lebewesen sehnen. Und weil sie frei sind, breitet die Seele ihre Flügel aus und fliegt zurück in das Herz Gottes.

58. ***anyasmāt-saulabhyam bhaktau /***
Der Weg der liebevollen Hingabe ist einfacher als andere.

Dies ist der erste Vers einer Gruppe von drei Versen, die sich mit der Natur der Bhakti als Weg spiritueller Entwicklung beschäftigen. Hier in diesem einleitenden Vers erklärt Nārada, daß liebevolle Hingabe *saulabhyam* (einfacher) ist als andere spirituelle Wege. Das liegt daran, daß der Weg der Liebe seiner Natur nach wesentlich eins ist mit jeder Spiritualität. Liebe ist das A und O allen Daseins. Sie ist die ursprüngliche Triebkraft, sie erzeugt, erhält und beseitigt alle Hindernisse. Ein spiritueller Weg, der mit Liebe verbunden ist, muß einfach sein, da er sich im Einklang mit dem All befindet, das Gott ist.

Die Natur Gottes ist *sac-chid-ānanda* – ewige Wahrheit, absolutes Bewußtsein und die stets wachsende Seligkeit der Liebe. Sat (Wahrheit) und Chit (Bewußtsein) sind ebenfalls berechtigte Zentren für strebende Yogīs. Wie zuvor gesagt, streben Jñānayogīs nach Sat und Rājayogīs nach Chit. Relativ zu unserer Erfahrung als unvollkommene Menschen ist jedoch Sat weit entfernt und unpersönlich, und Chit ist statisch und schwer zugänglich.

Ein Bhaktiyogī strebt danach, Gott durch seinen Ānanda-Aspekt zu erkennen, durch Liebe. Es liegt in der Natur der Liebe, daß sie sich danach sehnt, das einzuschließen, was scheinbar außerhalb ihres Bereiches liegt. Der Ānanda-Aspekt Gottes ist also sowohl sehr vertraut als auch leicht zugänglich. Der Ānanda-Aspekt Gottes steigt herab, um die Menschheit zu erheben. Er ist die Gnade, die in den Versen 38–42 besprochen wurde. Ein Bhaktiyogī muß sich nicht abmühen, muß keine steilen Gipfel spiritueller Errungenschaften erklimmen. Er muß nur seine Arme in aufrichtiger Sehnsucht heben, und er wird in die Höhen der Liebe erhoben.

Viele Yogīs erfahren das spirituelle Leben als einen Kampf gegen gewaltige Kräfte, die man in einem Prozeß überwinden muß, der viele Leben dauert und bei dem die Möglichkeit des Versagens immer gegenwärtig ist. Ein Bhaktiyogī dagegen lernt es, sich in schlichter Demut Gott zu opfern mit dem Wissen, wie wenig sein Verstand begreifen kann, wie schwach seine Bemühungen sind und wie kraftlos sein Kämpfen ist angesichts der Unermeßlichkeit, die Gottes Wille in einem Augenblick vollendet.

In diesem Geist wird ein Bhaktiyogī zu einem leeren Gefäß, in das Gott seine Gnade gießen kann. Ein Bhaktiyogī stellt fest, daß alle Aspekte des spirituellen Lebens erreicht werden, weil die Liebe der Wille Gottes ist. Rāmakrishna drückte es einmal so aus: »Bhakti, Gottesliebe, ist die Essenz jeder spirituellen Disziplin. Durch Liebe erwirbt man ganz leicht Entsagung und Urteilskraft.«*

* Zitiert nach Ram Das, *Be Here Now*, New York: Hanuman Foundation, Crown Publishing, 1978, 75.

Wir wollen die Kommentierung dieses Verses mit den folgenden inspirierten Worten Kabirs abschließen:

O Sadhu! Die schlichte Einheit ist am besten.
Seitdem ich meinem Herrn begegnet,
endete nie unser Liebesspiel.
Ich schließe meine Augen nicht, nicht meine Ohren,
kasteie nicht meinen Leib.
Ich sehe Ihn mit offenen Augen und lächele,
erkenne Seine Schönheit überall.
Ich spreche Seinen Namen aus, und was ich auch sehe,
erinnert mich an Ihn; was ich auch tue, es
wird zu Seiner Verehrung.
Auf- und Untergang sind dasselbe für mich;
alle Widersprüche aufgelöst.
Wohin ich auch gehe, ich gehe um Ihn herum,
was ich erreiche, ist Sein Dienst:
Leg' ich mich nieder, lieg' ich zu Seinen Füßen ...
Ich bin versenkt in die eine große Seligkeit,
*die alle Freuden und jeden Schmerz übersteigt.**

59. *pramāna~antarasya~anapekshatvāt-svayam-pramānatvāt* / Der Beweis dafür ist offensichtlich, es bedarf keines weiteren Beweises.

Viele spirituelle Traditionen befassen sich mit philosophischen Fragen der Erkenntnistheorie. Dabei wird untersucht, wie man das, was man weiß, wissen kann. Die Tradition des Yoga bildet da keine Ausnahme, und verschiedene Schulen entwickelten unterschiedliche Normen, nach denen Wissen als gültig angesehen wird. Patañjali etwa zitiert drei Arten von gültigem Wissen: fehlerlose Wahrnehmung, logische Schlußfolgerung und ein autoritatives Zeugnis.

* Kabir, *Songs of Kabir*, übers. v. Rabindranath Tagore, York Beach, Me.: Samuel Weiser, 1977, S. 89.

In diesem Vers vertritt Nārada den Standpunkt, daß eine ganz offensichtliche Erfahrung eine legitime Quelle gültigen Wissens bezüglich Bhakti ist. Er bezieht sich dabei auf die Kraft der unmittelbaren Erfahrung, die keiner Unterstützung von außen bedarf. Wer die liebevolle Hingabe zu Gott erlebt, braucht keine Unterstützung durch Logik und auch keine bestätigende Zeugenaussage. Er lächelt einfach in dem Wissen, daß er weiß.

60. ***shānti-rūpāt-parama~ānanda-rūpāc-cha /***
Er ist seiner Natur nach Frieden und höchste Freude.

Dieser Vers enthält eine prägnante Aussage über die Natur des Weges der liebevollen Hingabe. Frieden und höchste Freude mögen den Menschen auf schwierigeren spirituellen Wegen wie endgültige Zustände erscheinen, aber der Weg der Hingabe sollte von Anfang an mit Frieden und Freude erfüllt sein. Fehlen sie, so bedeutet das, daß etwas nicht stimmt.

Mit den Jahren bin ich vielen spirituellen Aspiranten begegnet, die anscheinend stolz auf ihre schwierigen spirituellen Übungen und auf den scheinbaren Mangel an spirituellem Fortschritt waren, selbst nach Jahren fleißigster Sādhana. Sie trugen ihre Müdigkeit wie Narben einer Kriegsverletzung, sie gratulierten sich zu dem schwierigen und herausfordernden Abenteuer, das sie ihrer Ansicht nach unternahmen. Sie entwickeln eine starke Entschlossenheit und Willenskraft, vielleicht sogar Siddhis, aber Frieden und Freude kennen sie nicht.

Damit will ich nicht die falsche Vorstellung vermitteln, daß der Weg des Bhaktiyoga nicht herausfordernd sei. Aber seine Herausforderungen sind dem Wesen nach anders. Ein Aspirant des Bhaktiyoga muß danach streben, Gott von Angesicht zu Angesicht zu sehen, und er muß allen möglicherweise auftretenden Störungen widerstehen. In erster Linie handelt es sich dabei um die falschen Gedanken, die ihm sein Ego aufwerfen wird und mit denen es ihn zu dem Glauben verleiten will, daß Gott für ihn hier und jetzt nicht zur Verfügung steht.

Das Ego versucht, die Seele davon zu überzeugen, daß sie tatsächlich von Gott getrennt ist und irgendeine Art von Transformation oder Wachstum durchmachen muß, um den Zustand der Einheit wiederherzustellen. Die offenbarende Erfahrung jedoch hat nichts mit Wachstum zu tun. Sie ist transzendent. Die ewige Beziehung der Seele zu Gott muß jetzt gegenwärtig sein. Ewig bedeutet schließlich »zeitlos« und nicht eine sehr lange Zeitperiode. Ewig bedeutet, daß das, was Existenz (*sat*) besitzt, hier und jetzt – immer – gegenwärtig ist. Das Ego liefert als Nachweis für die getrennte »Realität« die Beweise der Sinnesorgane und die Zeugenaussage des unter dem Einfluß von Rajas und Tamas ständig faselnden Geistes.

Erwacht die Seele aber zu ihrer tatsächlichen Identität, schwindet der Einfluß von Rajas und Tamas, und der Geist ruht friedlich im Sattva-Zustand. Erwacht die Seele zu ihrer Beziehung zu Gott, berührt sie den Ānanda-Aspekt Gottes – Liebe und Freude. Auf dem Bhakti-Weg sind Weg und Ziel ein und dasselbe. Frieden und Freude dienen vom Anfang des Weges an bis zu seinem Gipfelpunkt als Polarsterne für die spirituelle Ausrichtung.

61. ***loka-hānau chintā na kāryā nivedita~ātma-loka-vedatvāt /***
Widmet man sich aus einem Pflichtgefühl heraus der Ausführung weltlicher und traditioneller sozialer Aktivitäten, dann gibt es keine ängstliche Besorgnis um weltliche Verluste.

Dies ist der erste von sechs Versen, die noch einmal das Thema aufgreifen, wie sich ein Bhaktiyogī der Welt und gesellschaftlichen Verpflichtungen gegenüber verhalten soll. Das Thema wurde bereits im 8. und 11. Vers berührt. Dort empfahl Nārada den Aspiranten, sich nicht zu weigern, an gesellschaftlichen Verpflichtungen teilzunehmen. In dieser Versgruppe finden wir eine ausführlichere Behandlung des geistigen Zustandes eines Yogī, der »in der Welt, aber nicht von der Welt« ist.

Die meisten Menschen führen Handlungen aus oder vermeiden sie aufgrund von egoistischer Sorge um Belohnungen und Strafen.

Die breite Masse der Menschen führt ein konditioniertes Leben. Sie führen »gute« Taten aus, um positive Bestätigung zu bekommen – wie zum Beispiel Reichtum, Ruhm oder Komfort, und sie vermeiden »schlechte« Taten, um deren Konsequenzen zu entgehen – wie beispielsweise Armut, Verrufenheit oder strafrechtliche Verfolgung. Ein Leben, in dem man nach belanglosen Belohnungen strebt und vor Bestrafungen wegläuft, ist ein armseliges Dasein. Es ist voller Sorgen und Verwirrung, immer kläglich und ungewiß, gegründet auf sozialen Gebilden, auf die man sich nie verlassen kann.

Solch ein Leben kann niemanden zufriedenstellen, der einmal liebevolle Hingabe gekostet hat. Seine Taten beruhen auf einem Pflichtgefühl, das er als angemessen empfindet, basierend auf seinem intuitiven Verständnis von Gottes Führung. Der Aspirant muß nicht in einem Gesetzbuch nachschlagen, was gut und was schlecht ist. Er studiert die Schriften seines eigenen Herzens, in denen Gott die einfachen Regeln aufgeschrieben hat, die ihm alles liefern, um einen schönen Traum von Liebe und Heilen zu leben und eine Welt ohne Angst aufzubauen.

Weil ein Yogī sich auf der Grundlage seines Pflichtgefühls an Aktivitäten beteiligt oder sie vermeidet, macht er sich keine Sorgen über deren Konsequenzen. Er strebt nicht nach positiver Belohnung und vermeidet keine negativen Konsequenzen. Er findet in der Aufgabe selbst seine Genugtuung. Das ist ähnlich wie die Handlungen, die gewöhnliche Menschen zum Spaß und zur Entspannung ausführen – Ferien oder Hobbys. Für einen Yogī ist das ganze Leben ein Urlaub, und alle seine Handlungen sind seine Hobbys. Mahātmā Gandhi beschrieb seinen unermüdlichen Dienst an den Menschen Indiens als seine Freude und Erholung.

Ein Yogī ist ein vollendeter Künstler und strebt deshalb bei der Ausführung seiner Aufgaben nach Harmonie und Vollkommenheit. Im Unterschied zu den meisten weltlichen Künstlern wird er jedoch nicht von irgendeiner Angst getrieben, sich durch ein bestimmtes Medium zum Ausdruck bringen zu müssen. Ein Yogī mag sich eine traditionelle Kunstform als Medium auswählen, aber er kann sich auch ebensogut künstlerisch durch gewöhnliche Alltagsbeschäftigungen zum Ausdruck bringen wie essen, waschen oder zur Arbeit fahren. Der weltliche Geist findet diese Handlungen weltlich, doch für einen von liebender Hingabe inspirierten Geist sind sie eine Inspiration. Das künstlerische Bewußtsein eines Yogī kommt aus seinem Sinn für Gottes Überfluß, und der fließt in seinen Lebensstil über wie Nektar aus einer überfließenden Tasse.

62. ***na tat-siddhau loka-vyavahāro heyah kintu phala-tyāgas-tat-sādhanam cha kāryam-eva /***
Ein Mangel an Vollkommenheit dieses angstfreien Zustandes impliziert nicht, daß die Wechselwirkungen mit der Welt aufgegeben werden müssen, sondern Pflichten sollten als Mittel zur Entwicklung dieses Zustandes ausgeführt werden, indem man auf deren Früchte verzichtet.

Dieser Vers verstärkt die Auffassung, daß der Aspirant seine weltlichen Aktivitäten nicht aufzugeben braucht. Nārada rät ihm hier, Unvollkommenheit nicht als Ausrede zu benutzen, um Handlungen in der Welt zu vermeiden. Selbst wenn man jenen angstfreien Zustand, auf den im vorigen Vers hingewiesen wurde, noch nicht vollkommen erreicht hat, muß man trotzdem in der Welt handeln. Man darf der Welt nicht entsagen, darf sie nicht aufgeben. Sie muß vielmehr durch liebevolle Hingabe und liebendes Dienen verwandelt werden. Außerdem muß man seine Pflichten als Mittel benutzen, um jenen vollkommenen Zustand zu entwickeln. Die Ausführung der angemessenen Handlungen wird zu einer Sādhana.

Phala-tyāgah, »den Früchten der Handlungen entsagen«, reflektiert die Einstellung eines Menschen, der Karmayoga praktiziert (48. Vers). Er ist mit seinen ihm auferlegten Pflichten beschäftigt, ohne sich um die Ergebnisse zu kümmern. Er handelt aus Mitgefühl für leidende Lebewesen heraus, das spontan aus seinem Herzen aufsteigt. Im tibetischen Buddhismus wird ebenfalls darauf verwiesen, daß im Herzen von jemandem, der die Unwirklichkeit aller Formen erkannt hat, zugleich und gewissermaßen ergänzend

Mitgefühl aufsteigt. So stellt auch ein Bhaktiyogī fest, daß als Ergebnis seiner Leidenschaftslosigkeit der Welt gegenüber Liebe für andere in seinem Herzen spontan aufsteigt.

Ein weltlicher Mensch ist darauf aus, etwas von der Welt zu »bekommen«. Deshalb ist er ständig frustriert, weil es immer noch mehr zu bekommen gibt. Ein Yogī ist darauf aus, der Welt etwas zu »geben«. Deshalb ist er immer zufrieden, weil es immer noch mehr zu geben gibt. Selbst wenn seine Liebe und seine Hingabe nicht vollkommen sind, bleibt er doch aktiv in der Welt unter seinen Brüdern und Schwestern und dient Gottes Kindern demütig.

63. *strī-dhana-nāstika-charitram na shravanīyam /*
Geschichten über Sex, Reichtum und weltliche Leute sollte man nicht zuhören.

Obwohl ein Yogī in der Welt lebt, soll er doch nicht in ihrem Schmutz schlafen. Er sollte sich nicht den sinnlosen Spielen hingeben, die egoistische Persönlichkeiten spielen. Nārada spricht hier drei Themen an, mit denen weltliche Menschen hauptsächlich beschäftigt sind – Sex, Reichtum und Klatsch und Tratsch. Ein Aspirant darf sich nicht Angelegenheiten hingeben, die mit Lust, Reichtum und weltlichen Errungenschaften zu tun haben, denn diese Aspekte des Lebens lenken ihn ganz bestimmt von seinem Ziel ab, die tiefste Liebe zu kultivieren.

Was in der Welt Kommunikation genannt wird, ist meist nur sinnloses Geschwätz über bedeutungslosen Sex, unehrlich verdientes Geld oder oberflächliche Leute, die berühmt geworden sind. Ein Yogī wird schließlich genug persönliche Macht haben, daß er, wenn er sich in einer Umgebung befindet, in der dies die hauptsächlichen Gesprächsthemen sind, in der Lage ist, das Gespräch in eine bewußtere Richtung zu lenken.

64, *abhimāna-dambha~ādikam tyājyam /*
Egoismus, Arroganz und andere Scheußlichkeiten muß man aufgeben.

Dieser Vers gehört mit dem vorherigen zusammen. Im 63. Vers mahnte Nārada den Aspiranten zur Vorsicht, sich nicht in störende Äußerlichkeiten verwickeln zu lassen. Hier warnt er ihn davor, sich in innere Ablenkungen zu verstricken: Egoismus, Arroganz und andere Scheußlichkeiten.

Egoismus ist ein Zustand der Unwissenheit, in dem die Seele glaubt, sie sei ein körperlich-geistiges Wesen, das der Zen-Meister John Daido Loori einmal »einen Sack aus Haut« nannte.* Das Ego ist Teil des mentalen Apparates (48. Vers) und besitzt kein eigenes Leben. Es funktioniert nur dann, wenn die Seele ihr Licht auf den Geist richtet. Avidyā ist ein Zustand, in dem die Seele ihre Identität mit der begrenzten Reflexion verwechselt, die den Ego-Aspekt des Geistes darstellt.

Die endgültige Arroganz des Ego drückt sich in seinem Glauben aus, es existiere als ein von Gott getrenntes Lebewesen. Das Ego beansprucht eine Macht, die es nicht besitzt. Es kann keine Trennung erzeugen, wo es keine Trennung gibt. Die Welle hat nicht die Macht, sich vom Meer zu trennen. Unabhängig von ihren törichten Behauptungen hängt das Leben, die Kraft und die Existenz einer Welle vollständig vom Meer ab.

Das Ego ist nicht »böse«, weil es sich das alles einbildet. Es ist einfach seine Natur, das Gefühl einer persönlichen Identität zu schützen, zu bewahren und zu erweitern. An seinem angemessenen Platz dient das Ego dazu, den Körper und die Persönlichkeit gesund zu erhalten, indem es schützende Grenzen zieht und behütet. Doch sollte das Ego als Diener handeln, nicht als Meister. Wird das Ego zum Führer bei einer geistigen Aktivität, dann entstehen aus seiner Arroganz alle anderen geistigen Scheußlichkeiten wie Kāma, Krodha, Moha – Begierde, Wut, Verblendung (44. Vers).

* Ich hörte, wie Sensei Loori diesen Ausdruck »*bag of skin*« während einer Klausur in Burlington, Vermont, 1991 benutzte.

65. ***tad-arpita~akhila~āchārah san kāma-krodha~abhimāna~ādikam tasminn-eva karanīyam /***
Handlungen nur als Pflichten auszuführen heiligt alle Aktivitäten, selbst wenn egoistische Begierde, Wut, Stolz und andere Scheußlichkeiten gegenwärtig sind.

Dies ist der fünfte in der Gruppe von Versen, in denen es um das Ausführen von Handlungen als Pflichten in der Welt geht. Hier gibt Nārada richtungweisende Worte und Trost für die Aspiranten, die sich schmerzhaft ihrer Unzulänglichkeiten bewußt sind und sich fragen, ob ihre Arbeit in der Welt überhaupt lohnend und sinnvoll ist.

Ein Bhaktiyogī ist sich bewußt, daß seine einzige Aufgabe darin besteht, ein Gefäß für die Liebe Gottes zu werden. Je reiner sein Herz und sein Geist, um so mehr wird er zu einem Kanal für die subtilen spirituellen Energien, die von den höheren Ebenen ausgehen. Ist seine Reinheit durch die Scheußlichkeiten des Egoismus befleckt, dann sind die Kanäle blockiert, und die Übertragung der spirituellen Energie kann nicht stattfinden.

Wird sich ein Aspirant bewußt, in welchem Grad sein Bewußtsein von Scheußlichkeiten durchdrungen ist, verliert er vielleicht den Mut und denkt, daß seine weltlichen Handlungen niemals geheiligt werden können, daß sie ihn weiterhin in die karmischen Kreisläufe verwickeln und der leidenden Menschheit keine Erleichterung bringen. Hier erklärt Nārada ihm, daß seine Motivation allein schon ausreicht, seine Handlungen zu heiligen. Der Aspirant braucht nicht vollkommen zu sein, um seinen Dienst in der Welt auszuführen; er braucht nicht einmal nach Vollkommenheit zu streben. Gott muß nicht das einzige sein, nach dem er Verlangen verspürt; er muß sich nur das Verlangen nach Gott wünschen. Er braucht nicht rein zu sein, um Gott zu lieben; er muß nur auf Reinheit hinarbeiten. Es ist die Pflicht eines Yogī, sein Bestes zu tun, um ein Kanal für die Liebe zu sein. Es ist Gottes Pflicht, sich darum zu kümmern, daß die göttliche Liebe irgendwie die Erde erreicht.

Einige Kommentatoren interpretieren diesen Vers anders: Der Aspirant soll seine Scheußlichkeiten auf Gott richten. Es wird manchmal angenommen, daß eine auf Gott gerichtete starke Emotion wohltuend sei. So kann man sogar Wut gegenüber Gott als eine Form von Bhakti ansehen, eine Art »Feind-Yoga«. Im *Bhāgavatapurāna* wird dies der Yoga des Hasses genannt, *samrambha-yoga*.

Aus rein praktischer Perspektive könnte ein Aspirant tatsächlich davon profitieren, daß er die Einstellung einnimmt, seine Scheußlichkeiten sollten auf Gott gerichtet werden. Denn dann kann er erkennen, wie selbstzerstörerisch seine Negativitäten sind. Er schadet nur sich selbst, wenn er Selbstsucht und Angriffe genießt, unabhängig davon, wem er die Schuld dafür zuschreibt oder gegen wen er seine negative Energie richtet. Beispielsweise kann Wut nur aus der Frustration über unerfüllte egoistische Wünsche kommen, und sie ist zuerst destruktiv für das Bewußtsein des Wütenden, noch ehe er sie nach außen auf die Welt gerichtet hat. Buddha sagte, Wut gegen jemanden zu richten ist das gleiche wie eine heiße Kohle auf ihn zu werfen: die Kohle wird zuerst die Hand dessen verbrennen, der sie werfen möchte.

66. ***tri-rūpa-bhanga-pūrvakam nitya-dāsya-nitya-kāntā-bhajana~ātmakam prema-kāryam prema~eva kāryam /***
Indem man über die zuvor genannten drei Arten der liebevollen Hingabe hinausgeht, bleibt als einzige Pflicht die Liebe. Zu lieben ist die einzige Pflicht. Der Aspirant verehrt ganz natürlich Gott wie eine auf ewig liebende Ehefrau oder ein auf ewig ergebener Diener.

Damit werden die sechs Verse abgeschlossen, in denen Nārada die Natur der Pflicht gegenüber der Welt für jemanden beschreibt, der liebevolle Hingabe entwickelt. Die drei Arten der Hingabe, über die man hinausgehen soll, sind die drei Formen von Bhakti entsprechend dem Einfluß der drei Gunas (56. und 57. Vers). Es handelt sich um eine äußerst erhabene Form von Hingabe, die hier gemeint ist, jenseits der drei Eigenschaften der Natur.

Im gegenwärtigen Kontext der Pflicht erklärt dieser Vers, daß ein vollendeter Yogī nur eine Pflicht hat: zu lieben. Er soll alle seine Aufgaben so betrachten, daß er durch sie zu einem Gefäß werden kann, in dem sich die Liebe Gottes zeigt. Er wird zu einer Marionette in den Händen des großen Puppenspielers und spielt seine Rolle, wo immer ihn Gott auch einsetzt.

Der heilige Franz von Assisi betete: »Herr, mache mich zu einem Instrument Deines Willens.« Hält sich ein Yogī einmal ganz klar an das, was dieser Wille von ihm erwartet, sind alle Konflikte aufgelöst. Denn alle Aktivitäten sind potentielle Mittel, Liebe auszudrücken. Keine Aufgabe ist zu groß oder zu trivial, denn alle sind eine Gelegenheit, Gottes Licht zu manifestieren. Wesentlich ist nur, daß der Yogī Liebe in sein Leben bringt. Die Form, die er zu diesem Zweck verwendet, ist von geringerer Bedeutung.

67. ***bhaktā eka~antino mukhyāh /***
An vorderster Stelle unter den Verehrern befinden sich jene, die nur ein Ziel haben.

Mit diesem Vers beginnen sieben Verse, deren Thema die Natur hochentwickelter Yogīs ist. Diese Vorstellung, die ursprünglich im 22. bis 24. Vers angesprochen wurde, wird hier weiterentwickelt. Nārada stellt hier ganz einfach fest, daß die am weitesten auf dem Weg der liebevollen Hingabe fortgeschrittenen Bhaktiyogīs *ekāntinah* sind, daß sie »nur ein (*eka*) Ziel (*anta*) haben«. Diese Einstellung ist notwendig, wenn ein Aspirant den hohen Grad von emotionalem Vertieftsein erreichen will, der notwendig ist, um Gott auf dem Weg der liebevollen Hingabe zu verwirklichen.

Es ist unerläßlich, nur ein Ziel zu haben, wenn man in einem spirituellen System zu den Höhen geistiger Errungenschaften aufsteigen möchte. Im Rājayoga führt das dazu, daß man *samprajñātā-samādhi* erreicht, den Zustand des »Samādhi mit Erkenntnis«, eine ganz hohe Stufe meditativer Versenkung. Auch in den tantrischen Traditionen darf ein Aspirant nur ein Ziel haben, will er die Kundalinī-Energie in seiner Wirbelsäule hochziehen und sie die verschiedenen Knoten durchbohren lassen, die ihren Aufstieg blockieren. Im Jñānayoga benötigt man, um erfolgreich sein zu können, ebenfalls eine derart konzentrierte Entschlossenheit, um die falschen geistigen Zustände zerschlagen zu können. Im Bhaktiyoga, wie wir im nächsten Vers sehen werden, hat dies eine emotionalere Färbung. Das paßt dazu, daß Bhakti sich an dem Ānanda-Aspekt Gottes orientiert.

68. ***kantha~avarodha-romāñcha~ashrubhih parasparam lapamānāh pāvayanti kulāni prithivīm cha /***
Sie sprechen in erstickten Stimmen miteinander, ihre Haare sträuben sich, und sie haben Tränen in den Augen; sie reinigen ihre Gemeinschaften und die Erde.

Dieser Vers liefert ein Bild der emotionalen Natur eines hochentwickelten Bhaktiyogī. Der Hinweis darauf, daß sich ihre Haare sträuben und daß sie Tränen in den Augen haben, beschreibt Menschen, die von tiefen Emotionen überwältigt sind. Außerdem sprechen die Verehrer mit erstickten Stimmen miteinander. Sie teilen ihren ekstatischen Rausch miteinander im *satsang* (spirituelle Gemeinschaft). Die Implikation hier ist, daß diese Menschen die höchsten Höhen emotionaler Erfahrung erreicht haben, die sie in der Gemeinschaft miteinander teilen. Es gibt keine Zurückhaltung bei Menschen, die sich die Erfahrung liebevoller Hingabe wünschen.

Die Emotionen, die Bhaktiyogīs spüren, sind allerdings anders als die, an die man normalerweise denkt. Weltliche, persönlichkeitsbezogene Emotionen sind das Ergebnis von Erlebnissen, die auf den Gegensatzpaaren beruhen. Weltliche Emotionen steigen innerhalb eines Spektrums auf, das an seinen Rändern von Freude beziehungsweise Schmerz begrenzt wird. Diese Emotionen werden als Ergebnis äußerer Reize wachgerufen, über die der Betreffende keine vollkommene Kontrolle hat. Die emotionalen Erlebnisse von Bhakti transzendieren die Gegensatzpaare und die drei Gunas. Zustände liebevoller Hingabe können unabhängig von Freude und

Schmerz, Ehre und Unehre oder von anderen Gegensatzpaaren erlebt werden, weil sie das Ergebnis einer inneren Empfänglichkeit sind.

Ein Bhaktiyogī ist ein Wellenreiter auf den Wellen der Liebe Gottes. Äußere Reize wie Musik oder Kunst können Zustände von Hingabe auslösen, aber nur das gereinigte Nervensystem eines Yogī kann Sinnesdaten an den inneren Altar weiterleiten, an dem Gefühle Gott geopfert und in spirituelle Zustände umgewandelt werden. Selbst wenn Emotionen aufgrund von äußeren Reizen ausgelöst werden, behält ein Yogī die Kontrolle darüber, welchen Einfluß sie auf ihn ausüben, und er benutzt diese Macht, um Gott näherzukommen.

Nārada erklärt, daß fortgeschrittene Yogīs auch ihre Gesellschaft und den gesamten Planeten reinigen. Wir mögen diese Aussage nur zögernd akzeptieren, doch sollten wir versuchen zu verstehen, wie Yogīs ihre Umgebung reinigen. Dieser Vers ist ein Gleichnis. Wer Gottes Energie in sich trägt, ist eine reinigende Kraft in der Welt und wirkt den negativen Gedankenformen entgegen, die die Masse der Menschheit gegenwärtig produziert.

Im 50. Vers beschrieb Nārada die Vorstellung, daß ein hochentwickelter Yogī durch seine Einheit mit allen Seelen anderen hilft. Hier führt Nārada das weiter aus und erklärt, daß der Einfluß eines Yogī sich auch in gesellschaftliche Bereiche hinein erstreckt. Ein Yogī reinigt seine Gemeinschaft, weil er einen subtilen Einfluß auf alle, mit denen er in Kontakt kommt, ausübt. Jeder wird von ihm in irgendeiner Weise berührt, und sie alle tragen, ob sie es nun wahrhaben wollen oder nicht, den Nutzen seines Segens in sich. Dieser Segen wird zwar noch verstärkt, wenn man ihn bewußt empfängt, doch ist er in jedem Fall wirksam, auch unabhängig von dem Bewußtsein des Empfängers. Die den Segen eines Yogī empfangen haben, gehen ihren normalen Beschäftigungen nach und tragen dabei eine gewisse Menge spiritueller Energie mit sich, die sie in ihren Familien und Gemeinschaften verbreiten. Ein Mensch, der eine duftende Blume am Kragen trägt, verbreitet ihren Duft überall, wohin er geht.

Da ein Yogī Siddhis entwickelt, muß er seinen Segen nicht persönlich überbringen. Die positiven Gedankenschwingungen, die er ausstrahlt, erreichen jeden empfänglichen Geist. Wie starke Radiowellen reisen die Gedankenströme eines Yogī durch riesige Räume und können von jedem »gehört« werden, der beschließt, sich darauf einzustellen. So dient ein Yogī auf der irdischen Ebene gewissermaßen als Verstärker für die subtilen Energien aus den inneren Bereichen, und damit erweist er dem gesamten Planeten einen großen Dienst. Er manifestiert Energien, die andernfalls unzugänglich wären.

69. *tīrthī-kurvanti tīrthāni su-karmī-kurvanti karmāni sac-chāstrī-kurvanti shāstrāni /*
Ihre Heiligkeit begründet heilige Orte, sie machen aus gewöhnlichen Handlungen wohltätige, und ihre Autorität ist die Basis für heilige Schriften.

Gott und der Teufel gingen einmal gemeinsam spazieren. Da bückte sich Gott und hob einen wunderschönen, strahlenden Edelstein auf.

»Was ist das?« fragte der Teufel.

»Das«, antwortete Gott, »ist die Wahrheit.«

»Gib sie mir«, sagte der Teufel, »ich werde sie für dich organisieren.«

Jede organisierte Religion versucht, die spirituelle Realität zu ritualisieren und zu kodifizieren. Religiöse Institutionen legen fest, daß bestimmte Orte, Verhaltensweisen, Schriften und Personen Gott repräsentieren. Das ist an sich nicht böswillig gemeint. Es ist sogar ein vollkommen geeignetes Sicherheitsnetz für die Unreifen. Aber Probleme treten unweigerlich dann auf, wenn das Dogma einer Religion mit dem einer anderen in Konflikt gerät. So wurden im Namen Gottes durch die Jahrhunderte hindurch immer wieder heilige Kriege geführt, Kreuzzüge unternommen, Inquisitionen durchgeführt und andere furchtbare Dinge.

Es gibt keine Spiritualität ohne die Heiligen. Sie sind es, die die Fackel des spirituellen Bewußtseins tragen. Pilgerorte, heilige

Schriften, Riten und Rituale und alles andere religiöse Brimborium deuten einfach auf die entsprechende Bewußtseinsebene. Werden diese Dinge nun aber bedeutsamer als das Erreichen des Gottesbewußtseins, dann verliert eine Religion ihre Vitalität und wird im besten Fall zu einer wohltätigen sozialen Institution oder, im schlimmsten Falle, zu einer Kraft der Vorurteile und Grausamkeit. Das Bewußtsein eines Erleuchteten ist die Basis für Heiligkeit im Bereich der Menschen.

70. *tan-mayāh* / Denen gehört die Fülle Gottes.

In der Blütezeit des Buddhismus in China erlangten viele Frauen die Erleuchtung. Unglücklicherweise konnten diese Frauen aber wegen der bestehenden Sozialstruktur der damaligen Gesellschaft ihren rechtmäßigen Platz als spirituelle Lehrerinnen nicht einnehmen. Viele von ihnen sind als »Tee-Damen« bekannt geworden. Zu jener Zeit gab es bestimmte Pilgerrouten, auf denen die Mönche reisten, um verschiedene Tempel, Klöster und Lehrmeister zu besuchen. Am Wegesrand dieser Pilgerstraßen bauten die Tee-Damen ihre kleinen Teeläden auf, in denen sie den reisenden Pilgern Tee, Essen und manchmal auch unerwarteten Segen reichten.

Es gibt viele Geschichten von Mönchen, die bei einem solchen Teelädchen anhielten, um sich zu erfrischen, und die Besitzerin arrogant behandelten. Nach einem kurzen Wortwechsel brachten die Tee-Damen das Gespräch auf etwas Tiefgründiges, was einem sensiblen Mönch den erleuchteten Zustand der vor ihm stehenden Frau zeigte. Geschichten erzählen, wie einige Mönche durch diese demütigen und namenlosen Bodhisattvas die Erleuchtung erlangten.

Denen, die so sind wie beispielsweise diese Tee-Damen Chinas, gehört die Fülle Gottes. Die Geschichte wird ihre Namen wahrscheinlich nicht aufschreiben, und es ist ebenso unwahrscheinlich, daß sie in ihrer Zeit erkannt und gewürdigt werden. Aber ihnen gehört die unschätzbar wertvolle Perle; nichts in der Welt könnte ihnen mehr geben. Sie haben ihre eigene Seele gewonnen, und so macht es ihnen nichts aus, wenn sie dafür die ganze Welt verlieren. Ein weiser Aspirant läßt sich nicht von Status oder Rang täuschen. Er bleibt wachsam und empfänglich für die Lehrer, die vielleicht vor ihm in Kostümen erscheinen, die all jenen unerkennbar bleiben, die aufgrund weltlicher Oberflächlichkeiten erblindet sind.

71. ***modante pitaro nrityanti devatāh sa-nāthā cha~iyam bhūr-bhavati /***
Ihre Vorfahren sind hocherfreut, Gottheiten tanzen, und die Welt bekommt einen Meister.

Die Verwirklichung derer, die die Fülle Gottes erreicht haben, wirkt sich in dreierlei Hinsicht positiv auf alle Lebewesen aus. Erstens erreichen zusammen mit seinem Bewußtsein auch sämtliche Vorfahren eines liebenden Gottesverehrers ihren Höhepunkt. Wie ein Baum, der über Jahrtausende hin kultiviert wurde, erreicht die Kraft der biologischen Evolution ihren Abschluß. Der Familienstammbaum trägt seine Frucht in Gestalt eines liebevollen Verehrers Gottes.

Zweitens dienen die *devas*, die strahlenden Wesen der Astralwelten (die »Engel«, wie man sie in der jüdisch-christlichen Tradition nennt), dem sich entwickelnden Ego während seiner gesamten Evolutionsreise. Ihre Werke kommen zum Abschluß, wenn das Ego schließlich seine Reife der Seelenverwirklichung erlangt hat. Die Devas spüren große Freude und Genugtuung, wenn sie den Höhepunkt ihrer Bemühungen im Namen des göttlichen Willens sehen. Die Feierlichkeiten der Devas zu dieser Zeit gleichen kosmischen Geburtstagspartys – mit himmlischer Musik und Ausgelassenheit.

Drittens – die irdische Sphäre. Sie hat die physischen Materialien beigetragen, die das Ego benötigt, um seine Knechtschaft zu erleben und schließlich von ihr befreit zu werden. Wie eine Mutter hat die Welt den ringenden Aspiranten versorgt und ihn oft durch das Gesetz des Karmas diszipliniert. Trotzdem befindet sich das Bewußtsein der Natur im Einklang mit Gottes Wohlwollen, und die Natur fühlt sich gesegnet wie eine stolze Mutter, wenn einer ihrer »Sprößlinge« die Erleuchtung erreicht.

72. *na~asti teshu jāti-vidyā-rūpa-kula-dhana-kriyā~ādi-bhedah /*
Unter ihnen sind Unterschiede von Herkunft, Intellekt, Aussehen, Klasse, Vermögen, Beruf und andere gesellschaftliche Gegebenheiten unwichtig,

Unter Bhaktiyogīs gibt es keine Vorurteile. Vorstellungen von Getrenntsein, Beurteilung und Haß, die weltliche Denker kennen, sind im Geist führender Verehrer nicht vorhanden. Es gibt keinen Rassismus, keinen Sexismus, keine Frömmelei, Intoleranz oder Voreingenommenheit. Weltlicher Status bedeutet nichts. Jeder ist willkommen und eingeladen, dem Kreis der liebevollen Hingabe beizutreten. Je mehr teilnehmen, um so reichhaltiger wird der Kreis. Das Strahlen des Herzens führt einen Bhaktiyogī zu anderen Sinnesgenossen, und gemeinsam strahlen sie hinaus in die Welt, wie ein Leuchtfeuer, das alle, die sich in der Dunkelheit getrennt fühlen, in den Kreis der Liebe ruft.

73. *yatas-tadīyāh /*
weil sie zu Gott gehören.

Damit endet die Versgruppe, die mit dem 67. Vers begann und von führenden liebevollen Verehrern handelt. In Weiterführung des Themas des vorigen Verses erklärt Nārada, daß die Verehrer deswegen keine Intoleranz empfinden, weil sie sich als Kinder Gottes mit ihrer wahren Wirklichkeit identifizieren. Eine weltliche Person richtet sich dagegen nach einer physischen und sozialen Identität und kommt zu dem Glauben, das sei die Wirklichkeit.

Das Ego ist seiner Natur nach ein aggressives Biest. Es lebt von Trennung und vergleicht sich ständig mit anderen. Es ist stolz vor denen, die seiner Beurteilung nach weniger haben, und es ist eifersüchtig auf die, die seiner Beurteilung nach mehr haben. Das Ego ist entschlossen, alle zu unterdrücken, die weniger haben, weil es spürt, daß sie eifersüchtig auf es sind. Es hat Angst, daß jene, die es als minderwertig ansieht, gegen es revoltieren und ihm irgendwie das wegnehmen, was ihm das Gefühl der Überlegenheit gibt. Unterdrückung ist das hauptsächliche Mittel, mit dem das Ego sich erhält.

In ähnlicher Weise ist das Ego entschlossen, denen, die es als überlegen einschätzt, die Schätze oder Qualitäten zu entreißen, die ihm seiner Ansicht nach fehlen. Wenn es erkennt, daß Aggression möglicherweise dazu führt, daß es unterdrückt wird (es ist sich bewußt, daß es so behandelt wird, wie es andere behandeln will), dann ist es häufig passiv aggressiv und benutzt als Tarnung Schmeichelei und andere gesellschaftliche Tricks, um die mächtigeren Opfer dazu zu verführen, ihm das auszuliefern, wonach es verlangt. Eifersucht und Aggression sind zusätzliche Mittel, mit denen das Ego sich bewahrt.

Schließlich vergleicht sich das Ego in seiner Arroganz mit Gott, und da es nun feststellt, daß ihm etwas fehlt, versucht es, Gott das zu entreißen, was er hat und was dem Ego fehlt – die Stellung als Schöpfer des Lebens. Diese psychische Dynamik egoistischer Intoleranz und Konkurrenz ist die Kraft hinter den verschiedenen Mythen des Luzifer, des gefallenen Engels, der von Gott aus dem Himmel hinausgeworfen wurde, weil er lieber der Beherrscher der Hölle sein wollte als Diener im Himmel. Wir können verstehen, daß diese Mythen keine ontologischen Wirklichkeiten sind, sondern Projektionen eines inneren, psychischen Prozesses, der im Ego eines Menschen stattfindet. Schwelgt ein Mensch in Unterdrückung, Eifersucht oder Aggression, dann begibt er sich in den Geisteszustand des Luzifer. Entledigt er sich dieser negativen Gedanken, erlangt er das Göttliche, einen göttlichen Zustand, und der Himmel seines Bewußtseins bleibt frei von diesen unerwünschten Rebellen.

74. ***vādo na~avalambyah /***
Man sollte sich nicht auf intellektuelle Erklärungen verlassen.

Man kann sagen, die spirituelle Reise ist eine Pilgerfahrt, die im Geist anfängt und zum Herzen führt. Das bedeutet, ein Aspirant muß lernen, die Streifzüge des dualistischen Geistes zu beenden, um intuitiv in die einheitliche Quelle des Bewußtseins zu gelangen, die im Yoga das *hridayam* genannt wird, das »spirituelle Herz«. Dieses Herz ist nicht das Zentrum der alltäglichen, emotionalen Zustände. Es ist vielmehr die Wurzel des Bewußtseins selbst. Bewußtsein von Gott bedarf eines Wechsels von einer begrifflich geistigen Wahrnehmung zu einer unmittelbaren spirituellen Vision.

Die Lösung des Problems des Leidens findet man nicht in Gedanken, Theorien und Konzepte sind nutzlos. Nur die verwirklichende Erkenntnis der eigenen wahren Identität kann den Schmerz egoistischer Illusion beseitigen. Man kann noch soviel über die Eigenschaften des Feuers wissen, man kann anderen noch so intelligente Vorträge über die Nützlichkeit von Hitze halten, man wird so lange kalt bleiben, bis man ein Streichholz anzündet und die Flamme selbst spürt.

Der berühmte Heilige Rāmana Mahārshi sagte einmal: »Jede metaphysische Diskussion ist nutzlos, wenn sie uns nicht dazu veranlaßt, im eigenen Selbst nach der wahren Wirklichkeit zu suchen. Alle Streitgespräche über die Schöpfung, über die Natur des Universums, über Evolution, den Sinn Gottes und so weiter sind nutzlos. Sie fördern unser wahres Glück nicht. Die Menschen versuchen, etwas über Dinge herauszufinden, die außerhalb von ihnen liegen, ehe sie den Versuch machen, herauszufinden ›Wer bin ich?‹. Nur dadurch kann man Glück erlangen.«*

75. ***bāhulya~avakāshatvād-aniyatatvāc-cha /***
Sie können unendlich weitermachen, ohne jemals Gewißheit zu erlangen.

Wäre es nicht vom Ergebnis her so traurig, wäre das Phänomen eines Aspiranten geradezu lustig, der versucht, die Realität *jenseits* des Geistes zu finden, indem er Mittel *ebendieses* Geistes benutzt. Das Ego versucht ständig, Erfahrungen zu analysieren, zu definieren und sie begrifflich zu erfassen. Will ein Aspirant sich Kopf-

* Ramana Maharshi, *Be As You Are: The Teachings of Ramana Maharshi*, hg. v. David Godman, Middlesex, England: Arkana, 1985, S. 179.

schmerzen bereiten und ein Magengeschwür zuziehen, dann soll er versuchen, mit den Techniken des Ego das zu erreichen, was die egoistische Erfahrung transzendiert.

Spirituelle Realität ist nichts Irrationales, aber sie ist transrational. Der erhabenste Gedanke, dessen der Verstand fähig ist, ist der, daß es etwas gibt, das größer ist als er selbst. Doch das, was jenseits seines Zugriffs liegt, kann er niemals begreifen. Der begrenzte Geist kann das Unbegrenzte nicht erfassen, denn dort herrscht der Frieden, der sein Verständnis übersteigt. Die Gott kennen, haben ihn jenseits des geistigen Bereiches gefunden, und sie kennen ihn mit einer Gewißheit, die ein theoretisches Verständnis niemals verleihen kann.

76. *bhakti-shāstrāni mananīyāni tad-udbodha-karmāni karanīyāni* / Man sollte über Bhakti-Schriften nachsinnen und die darin enthaltenen Übungen ausführen, weil sie liebevolle Hingabe erwecken.

Die Stellung dieses Verses hier ist bemerkenswert, weil er auf zwei Verse folgt, in denen gesagt wird, daß das Lernen von theoretischen Materialien für das Ziel eines strebenden Yogīs nicht förderlich ist. Er benötigt die Erfahrung, keine Ideologie. In diesem Vers werden nun jedoch die Kontemplation von Bhakti-Schriften und die Durchführung darin enthaltener Übungen empfohlen. Den Grund für diese scheinbare Richtungsänderung findet man in der Verwendung des Wortes *mananīyāni*, diese Schriften sind »zu überdenkende«. Die Lehren aus solchen Schriften muß man in seinen Geist aufnehmen und dort ruhen lassen, bis sie absorbiert und integriert sind. Nahrung wird gegessen und im Magen verdaut, damit ihre Energie sich im übrigen Körper verbreiten kann. So werden auch die Lehren zur liebevollen Hingabe durch Lesen ins Bewußtsein aufgenommen. Wenn sie dann angemessen »verdaut« wurden, kann sich die in ihnen enthaltene Energie im gesamten Bewußtsein des Aspiranten verbreiten.

Ich habe formal unter dem Dharma-Erben des Zen-Lehrers Phillip Kapleau studiert. Man erzählte mir, daß Kapleau gern sagte, der Sinn spiritueller Lehren sei es, den Schüler zu spirituellen Übungen zu inspirieren. Hat die Lektüre einmal diese Inspiration geliefert, hat sie ihren Zweck erfüllt.

Spirituelle Literatur kann für einen Aspiranten eine große Hilfe sein oder ein schreckliches Hindernis. Wird sie als Inspiration für spirituelle Übungen genutzt, als Motivation für Mitgefühl und als spirituelle Nahrung, dann dient sie einem sehr wertvollen Zweck. Wird das Studium der Schriften jedoch nur für ein intellektuelles Verständnis benutzt, um stolz auf die Errungenschaft sein zu können, oder als Ersatz für tatsächliche Übungen, dann nimmt man zu viel geistige Nahrung auf, was ganz sicher zu intellektuellen Verdauungsstörungen führt.

77. ***sukha-duhkha~icchā-lābha~ādi-tyakte kāle pratīkshamāne kshana~ardham-api vy-artham na neyam /***
Ein Bhakta sollte Freude, Traurigkeit, egoistischen Willen, weltliche Vorteile und andere persönliche Belange aufgeben, in jedem Moment enthusiastisch sein und nicht einmal einen halben Augenblick nutzlos verstreichen lassen.

Dieser Vers und die folgenden enthalten eine spezifische Darstellung von Verhaltensweisen und Einstellungen, die man aufgeben, und solchen, die man kultivieren sollte. Ähnlich der Liste des Patañjali mit den fünf *yamas* und den fünf *niyamas* (Disziplinen bezüglich der Handlungen uns selbst und anderen gegenüber), gibt Nārada hier dem strebenden Bhaktiyogī eine Liste von sechs Charaktereigenschaften, die er aufgeben, und fünf, die er kultivieren muß. Wir wollen zunächst kurz auf die in diesem Vers genannten sechs Charakterzüge eingehen, die man aufgeben muß.

1 und 2) Freude und Traurigkeit. Sie sind die beiden Pole egoistischer Erfahrung. Freud hat darauf hingewiesen, daß eine selbstsüchtige Person nur zwei Antriebe kennt: Sie strebt nach dem, was sie will, was sie Glück oder Freude nennt, und vermeidet Erfahrungen, die sie nicht will und die sie Traurigkeit oder Schmerz

nennt. Ein Yogī sieht alle Erfahrungen als eins an, als Mittel, das ihm bei der Entwicklung liebevoller Hingabe behilflich ist. Alle Erfahrungen haben dieselbe Bedeutung und denselben Wert.

3) Egoistischer Wille. Dabei handelt es sich um einen Geisteszustand, der auf der Dualität basiert. Man erlebt das eigene Bewußtsein als von den anderen und von Gott getrennt, und das führt zu dem falschen Gefühl von Konflikt und Wettkampf. Eine egoistische Person erlebt ihren Willen im Wettkampf mit anderen um jene Dinge, die ihr ihrer Ansicht nach Freude bereiten. Der letzte Wettbewerb scheint mit Gott stattzufinden, da sie glaubt, Gott wird ihr vielleicht nicht die Freude geben, die sie möchte; sie muß sich also allein durchschlagen. Anstatt mit dem zufrieden zu sein, was sie hat, hat sie das Gefühl, sie müsse für das, was sie möchte, kämpfen.
4) Weltlicher Gewinn. Die Objekte der Welt bringen einem Menschen deswegen Freude, weil er nicht erkennt, was er wahrnimmt. Er sieht nicht die objektive Wirklichkeit eines Objektes, weil er seine Wünsche und all das auf das projiziert hat, woran er hängt – im positiven wie im negativen Sinne. Er erkennt Objekte nur symbolisch und gibt ihnen einen Wert, den sie gar nicht besitzen. Alle Objekte der Welt sind zweischneidig: eine weltliche Person kann sie benutzen, um sich in Knechtschaft zu begeben, und ein Yogī kann sie dazu verwenden, Gottes Liebe zu offenbaren.
5) Andere persönliche Belange. Sich um spezifische Dinge dieser Welt Sorgen zu machen bedeutet, Form und Inhalt zu verwechseln. Allen Objekten und Ereignissen in der Welt wird von dem, der sie wahrnimmt, ein Sinn und ein Wert gegeben. Erkennt der Wahrnehmende, daß er in sich den Frieden Gottes besitzt, wird er nicht mehr nach diesem Frieden suchen, den er fälschlicherweise in der äußeren Welt vermutete.
6) In jedem Moment enthusiastisch. Einer der auffälligsten Charakterzüge vollendeter Yogīs besteht darin, daß sie offenbar immer aktiv sind, ohne ein Gefühl von Belastung. Da ihr Geist auf Gott konzentriert ist, werden sie nicht von belanglosen Sorgen oder Ängsten abgelenkt, und so können sie dem Fließen der Energie

Gottes in ihrem Leben folgen. Kenneth Wapnick begründete ein Zentrum zur Verbreitung der Lehren des christlichen mystischen Weges auf der Grundlage des Buches *Ein Kurs in Wundern.* Ken zufolge sind alle seine Errungenschaften ein Ergebnis davon, daß er sich für die Energie Christi geöffnet habe. Er erlebt sich nur als ein Instrument – so, wie sich eine Violine vielleicht in den Händen eines meisterhaften Musikers fühlt.

78. ***ahimsā-satya-shaucha-dayā~āstikya~ādi-chāritryāni pari-pālanīyāni /***
Gewaltlosigkeit, Aufrichtigkeit, Reinheit, Mitgefühl, Vertrauen in die Überlieferung und so weiter müssen kultiviert werden.

Nach Nārada sind folgende fünf Charakterzüge es wert, kultiviert zu werden:

1) Gewaltlosigkeit. Dabei handelt es sich um eine wohlwollende Einstellung gegenüber allen Lebewesen. Aspiranten mißverstehen die Lehre der Gewaltlosigkeit häufig, weil sie glauben, sie bedeute, man solle sich im Angesicht einer Übeltat irgendwie passiv und unaufdringlich verhalten. Das ist aber ganz und gar nicht der Fall. Gewaltlosigkeit muß man ausüben, indem man andere mitfühlend in seinem Herzen behält, dann aber in einer Art handelt, die dem Dharma einer gegebenen Situation am meisten entspricht. Deswegen lehrte Krishna, der große Avatāra selbst, den Arjuna in der *Bhagavadgītā*, daß es seine Pflicht als Krieger sei zu kämpfen. Ein Soldat oder Polizist, der sich aus einem Konflikt heraushält, weil er an einer dogmatischen Ideologie festhält, praktiziert keine Gewaltlosigkeit, sondern Vermeidung. Neem Karoli Baba sagte gern: »Tu, was du mit anderen machen mußt, aber wirf sie nie aus deinem Herzen.«

Ein weiser Yogī kann, wenn er einer Situation gegenübersteht, die eine Konfrontation verlangt, normalerweise ein Mittel finden, um einen tatsächlichen körperlichen Zusammenprall zu vermeiden, wie es die folgende Parabel erzählt.

Eine hinterlistige Schlange terrorisierte einmal ein kleines Dorf auf dem Lande. Die Schlange lebte in der Nähe des Dorfbrunnens, und immer, wenn sich jemand zum Wasserholen näherte, griff die Schlange ihn an. Ein umherwandernder Yogī hörte von dieser Situation, sprach mit der Schlange und verlangte, daß sie keinen mehr angreife.

Auf seiner nächsten Reise durch das Dorf stellte der Yogī fest, daß die Schlange verprügelt und schwer verletzt worden war. Die Schlange erzählte dem Yogī, daß die Dorfjungen, als sie merkten, daß sie nicht mehr angriff, sie am Schwanz packten und auf den Boden schlugen. Der Yogī schüttelte bestürzt seinen Kopf, weil die Schlange seine Worte bis zu diesem Extrem befolgt und nicht mehr ihrer eigenen Natur vertraut hatte. »Sicher«, sagte der Yogī, »habe ich dir gesagt, du sollest nicht mehr angreifen. Aber ich habe dir nicht gesagt, daß du nicht mehr zischen sollst!«

2) Aufrichtigkeit. Sie ist ein Mittel, mit dem ein Yogī erkennt, daß sein eigenes Bewußtsein mit dem der anderen eins ist, und dadurch erlebt er eine vertraute Gemeinsamkeit mit ihnen. Jemanden anzulügen, offen oder versteckt, auch wenn man nur etwas ausläßt, bedeutet, eine Grenze zwischen dem einen und dem anderen Geist zu ziehen. Lügen ist eine Technik, mit der das Ego versucht, seine scheinbare Getrenntheit zu etablieren, denn Lügen ist ein Mittel, um zu vermeiden, einander zu respektieren und zu lieben.

Die Wahrheit hingegen befreit uns wirklich. Wer immer die Wahrheit sagt, braucht in seinem Geist keine Gedanken zu halten, die er nicht mit anderen teilen könnte. Er achtet nämlich alle, mit denen er spricht, und er weiß, daß sie es wert sind, daß man ihnen die Wahrheit sagt. Mahātmā Gandhi nannte Geheimnisse eine Art von Gewalttätigkeit. Er erkannte, daß ein Mangel an Offenheit und Aufrichtigkeit ein Mittel ist, andere nicht zu respektieren, sie zu entwürdigen.

Eine Übung, die ich all denen empfehle, die sagen, sie wollten eine vertrauliche Beziehung zu ihrem Ehepartner oder Freund, ist etwas, das Ram Dass einmal »*guts ball*« (Mut-Ball) genannt hat. Dabei sitzen sich die Partner gegenüber, schauen sich in die Augen und offenbaren alles, was sie im Geist haben. Egal, wie wohlwollend, übelwollend, beschämend oder unangemessen – alle Gedanken werden ans Licht gebracht. Viele Menschen sagen, sie wollen eine vertraute Gemeinsamkeit, aber sie sind nicht gewillt, zu tun, was notwendig ist, um das auch zu erfahren. »Mut-Ball« ist ein kraftvoller *upāya*.

3) Reinheit. Reinheit ist Sauberkeit und Ordnung von Körper und äußerer Umgebung. Alles ist an seinem Platz. Reinheit verlangt, daß sich ein Yogī um seinen Körper und um seinen Besitz kümmert. Dies ist besonders heutzutage ein charakteristisches Merkmal, denn allzu viele Menschen verhalten sich der Natur gegenüber respektlos.

Die Natur ehren bedeutet, für den Tempel unseres individuellen Körpers Sorge zu tragen, aber auch für den Tempel unseres kollektiven Körpers, für die Erde. Der makrokosmischen Umwelt sollte man mit Respekt begegnen. Ein Yogī sollte die Erde und ihre Schätze mit Dankbarkeit behandeln und sie nicht verschwenden. In ähnlicher Weise sollte er seine mikrokosmische Umgebung angemessen behandeln. Für einen Bhaktiyogī bedeutet das Leben in der Welt, daß sein Körper und seine Kleidung nicht luxuriös, aber dem Sattva entsprechend sein müssen. Auch sein Wohnbereich sollte die Reinheit seines Geistes reflektieren; er sollte einfach, ordentlich und komfortabel sein. Alan Cohen sagt seinen Schülern, sie sollten, wenn sie geistige Klarheit erlangen wollten, damit anfangen, ihr Schlafzimmer aufzuräumen.

4) Mitgefühl. Echtes Mitgefühl ist eine Erweiterung der Liebe durch einen Geist, der nicht getrübt ist von einer Illusion über die Natur des Leidens. Ein Yogī sieht, wie Leiden selbst erzeugt wird. Deshalb eilt er nicht herbei, um in Situationen Probleme zu beseitigen, in denen die beteiligten Parteien die Lösung nicht akzeptieren.

Man kann das Ego nur selten unmittelbar ansprechen, da es seiner Natur nach Verantwortung leugnet. Ein Heiliger kann anderen oft nur schwer helfen, weil seine Botschaft von der eigenen Verantwortung und der Identität mit Gott als Bedrohung empfunden wird. Die Verfolgung vieler großer Heiliger zeigt deutlich, daß die meisten Menschen reaktionär sind. Trotzdem fordert Nārada die Bhaktiyogīs auf, Mitgefühl für alle Leidenden zu kultivieren. Damit meint er auch, daß ein Yogī darauf vorbereitet sein muß, liebevoll seine Dienste zu erweisen, wenn es hilfreich ist.

5) Vertrauen in die Überlieferung. Es ist einfach, wenn alles gutgeht, ein Lippenbekenntnis zu Ehren Gottes abzugeben. Aber in Zeiten von Prüfung und Drangsal bieten die spirituellen Lehren ihre größten Segnungen. Leider geben Aspiranten oft gerade in solchen Zeiten ihren Glauben auf und suchen Trost in sozialen und psychologischen Systemen der Hilfestellung. Aspiranten bekommen aber gerade in schwierigen Zeiten die Gelegenheit, mit den Flügeln des Vertrauens über die Kante des Bekannten hinauszuspringen. Zu meinem Freundeskreis gehört eine Sufi-Lehrerin für die Tänze des universalen Friedens. Als man bei ihr Krebs diagnostizierte, sagte sie, sie könne jetzt verstehen, warum Sādhana eine spirituelle »Übung« genannt wird. Sie sah in ihrer Krebserkrankung ein Ereignis, auf das ihre Übung sie vorbereitet hatte und das sie nun tragen konnte, ohne ihren Glauben zu verlieren.

79. ***sarvadā sarva-bhāvena nishchintair-bhagavān-eva bhajanīyah /***
Immer und auf jede Weise verehre nur Gott. Sei frei von Angst.

Dieser kurze, aber schöne Vers gibt dem strebenden Yogī einen direkten Ratschlag. Man sollte sich nur auf Gott konzentrieren, nur die Liebe sollte einem als Polarstern dienen, überall und zu jeder Zeit. In Ruhe und Bewegung, in den Tiefen meditativer Versenkung und mitten im weltlichen Getümmel: Entledige dich der Angst und Sorgen. Sei im Frieden.

Es kommt ein Punkt, an dem ich nur an die Leser appellieren kann, sich ganz aufrichtig um die Erkenntnis zu bemühen, wie tiefgründig diese Aussage Nāradas ist. Geben Sie sich Gott hin, und lassen Sie alles Elend, alle Sorgen, Depression, Angst und Schuldgefühle los. Das alles hält Gott von Ihrem Bewußtsein fern. Stellen Sie keine Idole der Angst auf den Altar Ihres Herzens. Geben Sie Gott Ihre Liebe, so daß Sie seine Liebe für Sie spüren können.

80. *sa kīrtyamānah shīghram-eva~āvirbhavaty-anubhāvayati bhaktān /*
Durch aufrichtige Verehrung zeigt sich Gott sehr schnell im Bewußtsein der Verehrer.

Wir kommen allmählich zum Ende dieses Textes und erreichen eine einfache Zusammenfassung all dessen, was voranging. Durch das Verehren Gottes, durch aufrichtige Liebe und Respekt, erscheint Gott im Bewußtsein des Verehrers. Dies ist keine sinnlose Aussage. Gott ist eine Wirklichkeit, und Tausende von Verehrern in aller Welt haben durch die Geschichte hindurch Zeugnis für diese Realität abgelegt. Sie, liebe Leser, liebe Aspiranten, die Sie den Wunsch hegen, das Geheimnis der Schöpfung zu lüften, die Ursache des Leidens zu finden und zu beseitigen, Sie, die Sie danach suchen, in Liebe, in Freude, in Frieden zu leben, an Sie alle ist dieser Vers gerichtet. Haben Sie Vertrauen. Suchen Sie den Gott, der in diesem Moment versucht, in Ihr Bewußtsein zu leuchten.

Nennen Sie ihn Vater, Mutter, Bruder, Freund – geben Sie ihm irgendeinen oder keinen Namen. Verlassen Sie sich einfach auf die Liebe. In jedem Menschen gibt es eine Sehnsucht nach Liebe, die eines Tages gestillt sein wird. Gehen Sie auf Gott zu. Geben Sie Ihre egoistischen Abwehrmechanismen auf. Heißen Sie seine Liebe in Ihrem Herzen willkommen. Er sehnt sich danach, daß Sie ihn erkennen.

81. *tri-satyasya bhaktir-eva garīyasī bhaktir-eva garīyasī /*
In der gesamten dreifältigen Wirklichkeit ist allein die liebevolle Hingabe von größter Bedeutung; allein liebevolle Hingabe ist von größter Bedeutung.

Die *dreifältige Wirklichkeit* bezieht sich auf die drei Bereiche des Daseins – den physischen, astralen und kausalen. Für uns ist hier die genaue Natur der verschiedenen Bereiche nicht so wichtig, sondern die darunterliegende Wahrheit, die uns überall dienen kann. Es spielt keine Rolle, wohin unser Karma uns trägt, in was für einer Inkarnation wir uns befinden oder was in unserer Umgebung passiert – liebevolle Hingabe bringt die Liebe zum Vorschein, die als Möglichkeit in jeder Raum/Zeit-Matrix vorhanden ist.

Durch liebevolle Hingabe werden unsere Schwingungen gereinigt und erhoben. Durch Hingabe heilen wir und werden wir geheilt. Durch Hingabe segnen wir die, die unsere gegenwärtige Bewußtseinsebene mit uns teilen, und dadurch steigen wir höher zu immer subtileren Ebenen auf. Nur die Liebe gibt uns einen Kontext, innerhalb dessen Gott wirklich ist.

82. ***guna-mahātmya~āsakti-rūpa~āsakti-pūjā~āsakti-smarana~āsakti-dāsyā~āsakti-sakhya~āsakti-vātsyalya~āsakti-kānta~āsakty-ātma-nivedana~āsakti-tan-mayatā~āsakti-parama-viraha~āsakti-rūpā ekadhā~apy-ekādashadhā bhavati* /**
Liebevolle Hingabe gibt es nur eine, aber sie zeigt sich in elf Formen: Vorliebe für die glorreichen Eigenschaften Gottes, Vorliebe für die spirituellen Formen, Vorliebe für rituelle Verehrung, Vorliebe für ständiges Erinnern, Vorliebe für Dienen, Vorliebe für Gott als einen lieben Freund, Vorliebe für Gott mit der Zuneigung von Eltern, Vorliebe für Gott mit der Liebe einer liebenden Frau, Vorliebe für das Wissen um das Selbst, Vorliebe für die Einheit mit Gott, Vorliebe für die höchste Form von Trennung.

Dieser Vers beschreibt die traditionellen elf Arten, in denen Bhakti ausgedrückt werden kann. Ein Yogī kann eine Beziehung zu seinem Geliebten in Gestalt einer persönlichen Beziehung haben – als Freund, als Kind, als Ehepartner. Er kann Gott mit traditionellen religiösen Handlungen ehren, indem er heilige Menschen, heilige Orte und heilige Schriften verehrt. Er kann Gott lieben in Form von Einheit – als sein eigenes Selbst oder in Samādhi. Alle Gestalten Gottes sind gleichermaßen für die Liebe geeignet, und für einen Yogī ist die Form am geeignetsten, die ihn am meisten inspiriert. Wie schon zuvor gesagt wurde: Kostbar ist der Grad der liebevollen Hingabe, die eine spirituelle Übung erzeugen kann; die praktischen Einzelheiten der Übung sind weniger bedeutsam. Jede Beziehung, die Liebe wachsen läßt, ist auf dem Weg der Bhakti akzeptabel.

Als letzte Form von Bhakti wird die Vorliebe für die höchste Trennung erwähnt. Dies ist der Höhepunkt der Liebe zu Gott, denn dazu bedarf es der vollkommenen Hingabe. Der Yogī muß gewillt sein, all seine Ansichten, Urteile, Wünsche und Werte beiseite zu lassen, selbst die, die er für spirituell oder rechtens hält. Er muß sich Gott fügen und alle Aspekte seines Lebens akzeptieren, vom erhabensten zum furchtbarsten. Bei dieser Art von Bhakti strebt ein Yogī danach, den Nektar der Liebe selbst in den Tiefen des Bewußtseins der Trennung zu schmecken. Das bedeutet, er muß gewillt sein selbst dann zu lieben, wenn er im Feuer der Verzweiflung brennt oder im Eis der Einsamkeit friert. So jemand erzeugt in seinem Herzen den größten Mut, das stärkste Mitgefühl und vollkommene Hingabe. So jemand ist lieb und sanft, er liebt sogar all das, was man als nicht liebenswert einstufen könnte. Er ist stark und weise, vergibt den Selbstsüchtigen, die anscheinend so viel Leiden, Schmerz und Tod verursachen. So jemand segnet alle.

Sieht man deutlich den Alptraum vor sich, den *samsāra* (ein Leben, das auf dem Bewußtsein von Getrenntheit basiert) hervorruft, dann erkennt man wie Buddha die Unermeßlichkeit des Leidens. Man erkennt, daß die ungeheuer weiten Räume des Universums der Illusion nichts weiter enthalten als endlose Qual, Frustration und Kampf. Man sieht, daß die Lebewesen in den Fesseln selbsterzeugten Leidens gefangen sind und ihr Leben voller sinnloser und nichtiger Ego-Wettkämpfe ist. Die Welt erscheint, wie Shakespeare sie durch Macbeth beschreibt, lediglich als »eine Geschichte, die ein Idiot erzählt, voller Lärm und Raserei, ohne jegliche Bedeutung«.*

* William Shakespeare. *Macbeth*, 5. Akt, 5. Szene. Das vollständige Zitat lautet: »Leben ist nichts als ein wandelnder Schatten, ein schlechter Schauspieler, der seine Stunde auf der Bühne herumstolziert und sich grämt, und von dem man dann nichts mehr hört. Es ist eine Geschichte, die ein Idiot erzählt, voller Lärm und Raserei, ohne jegliche Bedeutung.«

Zahn und Kralle scheinen das Gesetz zu sein. Je größer und gemeiner die Ratte, um so mehr erreicht sie in dem Rattenkampf.

Solch eine mächtige und beunruhigende Vision kann nicht nur eine Prüfung für unseren Glauben sein, sondern auch für unsere geistige Gesundheit. In diesem Stadium kann ein aufrichtiger Aspirant durchaus ernsthaft mit dem Problem des Selbstmords ringen. Aber dies ist nur das Vorspiel, die dunkle Stunde, ehe die Sonne des großen Glaubens aufgeht, *para-bhakti*, die »höchste liebevolle Hingabe«.

Das Licht dieses Glaubens ist mitten in der Finsternis der kalten Nacht der Triumph der Wirklichkeit Gottes über die Illusion der Trennung, Triumph der Liebe über die Angst. Das war Buddhas Sieg unter dem Bodhi-Baum und Christi Sieg am Kreuz. Dies ist der Sieg aller, die aufrichtig den Weg der liebevollen Hingabe gehen. Alle, die lieben können, auch wenn man unmöglich einen Grund oder Anlaß dafür finden kann, haben die ewige Quelle des Amrita erreicht, den Nektar der tiefsten Liebe.

Hören Sie auf Hafiz, den ekstatischen Sufi-Dichter des vierzehnten Jahrhunderts, der uns ruft:

Komm' in den Kreis der Mutigen,
die keine andere Wahl haben,
als ihre ganze Welt darauf zu verwetten,
daß Gott tatsächlich,
tatsächlich, wirklich ist.
Er dreht sich und wirbelt wie ein goldener Kompaß,
jenseits alles Rationalen,
um der lieben Welt zu zeigen,
daß alles,
alles, was es gibt,
*auf Gott hinweist.**

* Hafiz, Auszüge aus »A Golden Compass« in *I Heard God Laughing – Renderings of Hafiz*, übs. v. Daniel Ladinsky, Walnut Creek, Kalifornien: Sufism Reoriented, 1996, 45, 47.

83. ***ity-evam vadanti jana-jalpa-nirbhayā eka-matāh kumāra-vyāsa-shuka-shāndilya-garga-vishnu-kaundinya-shesha~uddhava~āruni-bali-hanumad-vibhīshana~ādayo bhakty-āchāryāh /***

In ähnlicher Weise haben es andere bedeutende Lehrer der Bhakti einmütig und ohne Angst vor der öffentlichen Meinung verkündet. Zu ihnen gehören Kumāra, Vyāsa, Shuka, Shāndilya, Garga, Vishnu, Kaundinya, Shesha, Uddhava, Āruni, Bali, Hanumān, Vibhīshana und andere.

Nārada zählt hier dreizehn Personen auf, die er als *āchāryas*, »bedeutende Lehrer« des Bhakti-Weges, anerkennt. Dies sind unsere spirituellen Ahnen, die den Yoga-Weg der liebevollen Hingabe begründet haben. Die Schwingungen ihrer Bemühungen im Namen unserer Welt bestehen bis heute fort, und ein Aspirant weiß, daß man sie immer noch um Unterstützung bitten kann. Sie stimmen mit Christus in dieser Aussage überein: »Ich werde immer bei euch sein.« Es folgen einige Angaben zu den einzelnen Lehrern:

1. Sanatkumāra, Nāradas Guru und einer der »geistgeborenen« (siehe 30. Vers) Söhne Gottes.
2. Vyāsa (16. Vers), der die Veden und zahlreiche andere Werke zusammengestellt hat. Nach einigen Quellen war er ein Schüler des Nārada.
3. Shuka, Sohn und Schüler des Vyāsa. Er erzählte die bedeutsame Bhakti-Schrift *Bhāgavata-purāna*.
4. Shāndilya (18. Vers), der Autor der *Shāndilya-bhakti-sūtras*.
5. Garga (17. Vers), ein berühmter Astrologe und der Autor der *Garga-samhitā*.
6. Vishnu, Gott in Gestalt des Erhalters, der in seinen Inkarnationen als Rāma, Krishna und andere zur Erhebung der Menschheit erschien.
7. Kaundinya, Sohn des Shāndilya und ein großer Bhaktiyogī.
8. Shesha, die mythische, tausendköpfige Schlange, die angeblich die vierzehn Welten stützt. Patañjali wird als eine Inkarnation von Shesha angesehen.

9. Uddhava, ein Vertrauter von Krishna. Ihr Dialog ist in der *Uddhava-gītā* aufgezeichnet.
10. Āruni, ein bedeutender Heiliger und Sohn eines ebenfalls sehr berühmten Heiligen.
11. Bali, ursprünglich ein Dämonenkönig, der durch seine Interaktionen mit Vishnu zu einem großen Bhaktiyogī heranwuchs.
12. Hanumān, als Inkarnation von Shiva angesehen, war ein mächtiger Affenkönig und Verehrer des Rāma, wie im *Rāmāyana* beschrieben.
13. Vibhīshana, Bruder des bösen Rāvana (42. Vers). Das *Rāmāyana* beschreibt, wie er eine Verwandlung seines Herzens erlebte und sowohl ein bedeutender Verehrer Rāmas wurde als auch ein rechtschaffener König.

84. ***ya idam nārada-proktam shiva~anushāsanam vishvasiti shraddhate sa bhaktimān bhavati sah preshtham labhate sah preshtham labhate iti /***
Wer volles Vertrauen auf diese göttlichen und glückverheißenden Lehren des Nārada hat, wird liebevolle Hingabe bekommen. Er erreicht den Allerliebsten. Er erreicht den Allerliebsten. Hier enden die *Bhaktisūtras*.

Wir kommen nun zum Abschluß des glorreichen Werkes von Nārada und werden hoffentlich feststellen, daß wir dem Zustand, den er beschreibt, ein wenig näher gekommen sind – durchdrungen von liebevoller Hingabe, dem Geliebten nahe. Unsere Geschichte ist die Geschichte aller Seelen: ein Regentropfen Shivas fällt auf die Erde und wird zu einem Jīva. Er landet auf einem Blatt, tröpfelt durch den Wald und erreicht schließlich einen Bach. Mit dem Bach fließt er in einen Fluß. Der Fluß mündet ins Meer, und dort erlebt er die Seligkeit der Vereinigung mit den anderen Regentropfen in ihrer großartigen Bestimmung.

Aber selbst dies ist nicht seine letzte Erfüllung, denn die Kraft der Verdunstung zieht ihn aus dem Meer wieder heraus und erhebt ihn in den Himmel. Dort wohnt er in den Wolken und ruht in Frieden, bis ihn die überfließende Ānanda Shivas in einem Regenguß wieder auf die Erde bringt.

So dreht sich das Rad der Liebe für immer weiter.

Wir wollen diese Betrachtung der *Bhaktisūtras* mit inspirierter Dichtung von Papa Rāmdās abschließen, einem der größten Bhaktiyogīs dieses Jahrhunderts:

Wiederkehrende Frühlinge der Liebe sprudeln überall.
Unablässige Ströme der Freude blühen überall.
Ungebrochene Wellen des Lichts rollen überall weiter.
Die große Wahrheit selbst feiert überall. *

* Swami Ramdas, *At the Feet of God,* Kerala, Indien: Anandashram, 1986, S. 3.

Bibliographie

Für diese Übertragung habe ich folgende Übersetzungen und Kommentare zu Nāradas *Bhaktisūtras* konsultiert. Ich möchte hier all denen meinen Respekt aussprechen, die zuvor über dieses bedeutende Werk von Nārada nachgesonnen haben.

DE BARY, WM. THEODORE, *Narada, Aphorisms on Devotion*, Band 1, Sources of Indian Tradition, ohne Datum.

CHINMAYANANDA, SWAMI, *Narada Bhakti Sutras,* Bombay: Central Chinmaya Mission Trust, 1990.

JYOTIR MAYA NANDA, Swami, *The Yoga of Divine Love,* Miami: Yoga Research Foundation, 1982.

PRABHAVANANDA, SWAMI, *Narada's Way of Divine Love,* Madras: Sri Ramakrishna Math, ohne Datum.

SHASTRI, HARI PRASAD, *The Narada Sutras; The Philosophy of Love,* keine Verlagsangabe, 1947.

SINHA, NANDLAL (Übs.), *The Bhakti Sutras of Narada*, Band 7, *The Sacred Books of the Hindus,* New York: AMS Press, 1911.

SIVANANDA, SWAMI, *Narada Bhakti Sutras*, Tehri-Garhwal, Indien: Divine Life Society, 1988.

TAIMNI, I. K, *Self-Realization Through Love,* Adyar, Indien: Theosophical Publishing, 1975.

TYAGISANANDA, SWAMI, *Narada Bhakti Sutras,* Madras: Sri Ramakrishna Math, 1955.

Sie können Prem Prakash unter folgender Adresse erreichen:

PREM PRAKASH
GREEN MOUNTAIN SCHOOL OF YOGA
40 COURT ST., UNIT 3
SUITE 216
MIDDLEBURY VERMONT 05753
USA

Yoga – Disziplin der Freiheit

Die dem Patañjali zugeschriebenen Yogasūtras, übersetzt und kommentiert von Barbara Stoler Miller

Vorwort

Im Zentrum aller Meditationsübungen Asiens liegt etwas, das die Inder *yoga* nennen, das System, das wie ein »Joch« unser Bewußtsein mit einer spirituell befreienden Disziplin verbindet. Mit seinen *Yogasūtras* bietet uns Patañjali, ein Philosoph des antiken Indien, die Möglichkeit, uns durch die Disziplin des Yoga psychisch vollständig zu verwandeln. Jeder der 195 Aphorismen oder *sūtras* ist Teil von Patañjalis Entwurf für eine radikale Veränderung unserer Vorstellung von der Welt sowie unserer Gedankenstruktur, durch die wir mit dieser Welt in Beziehung treten. Der Text ist weder eine heilige Schrift noch ein historisches Artefakt, sondern enthält eine Serie philosophischer Analysen, die den zeitlosen Dilemmas der Erkenntnis und den Hindernissen auf dem Weg zur spirituellen Stille gewidmet sind. Patañjali sucht nicht nach neuem Wissen. Er sucht vielmehr danach, die Natur des Wissens aus einer neuen Perspektive heraus zu sehen und einen Weg zu finden, unseren Geist von den angesammelten Erfahrungen und Erinnerungen zu befreien, die uns mit einer Welt des Leidens verketten.

Die Übung des Yoga findet ihren Höhepunkt in einem Zustand spiritueller Freiheit, einer absoluten Ruhe jenseits des Bereichs der Sprache, jenseits der alltäglichen Erfahrungen. Obwohl man die Freiheit des Yoga mit gewöhnlichem Wissen nicht begreifen kann, wird sie doch auch nicht durch eine mystische Erfahrung erkannt, sondern durch eine logische Serie von Meditationsübungen und überbewußten Gedankenexperimenten. Patañjalis Methode, Einsicht zu gewinnen, ist weit entfernt von der mystischen Ekstase eines Dichters wie dem heiligen Johannes vom Kreuz, weit entfernt auch von der rituellen Ekstase eines Schamanen im Zustand der Trance. Es handelt sich vielmehr um eine kontemplative Intensität, mit der die alltäglichen Erfahrungen aus ihrer Zwanghaftigkeit gelöst werden.

Yoga war zwar schon in der Antike im Abendland bekannt, doch fand er in Europa und den Vereinigten Staaten erst im neunzehnten Jahrhundert allgemeine Beachtung, zuerst durch die *Bhagavadgītā* und später durch Patañjalis *Yogasūtras*. In Europa wurde Wilhelm Friedrich Hegel durch die philologischen Studien des Wilhelm von Humboldt in den Yoga eingeführt. Er betrachtete Yoga als die zentrale Lehre der *Bhagavadgītā* und glaubte daher, Yoga repräsentiere den Kern indischer Religion und Philosophie. In den Vereinigten Staaten waren es Ralph Waldo Emerson und Henry David Thoreau, die ebenfalls ein tiefes Interesse am Yoga und an der *Bhagavadgītā* zeigten. 1849 schrieb Thoreau in einem Brief an einen Freund, daß er auf seine Art danach strebe, »den Yoga« gewissenhaft zu praktizieren, und er kam zu dem Schluß: »In seltenen Intervallen bin selbst ich ein Yogī.« Thoreaus praktisches Interesse am Yoga paßte zu seinen eigenen asketischen und kontemplativen Experimenten, doch viele weniger engagierte Menschen des Abendlandes wurden durch die Strenge der Yoga-Übungen entmutigt.

Vor einem Jahrhundert drang der Yoga in Gestalt eines indischen Yogī in das Bewußtsein der amerikanischen Öffentlichkeit – Swāmi Vivekānanda. Dieser hochgebildete Abkömmling einer angesehenen bengalischen Familie wurde in seiner Jugend Schüler des hinduistischen Mystikers Rāmakrishna, der in ganz Indien als heiliger Yogī anerkannt war. Ehe er 1886 starb, wies Rāmakrishna seinen jungen Schüler an, seine Lehren in die Welt hinauszutragen. 1893 begeisterte Vivekānanda das *World Parliament of Religions* bei dessen Versammlung in Chicago mit seiner Rede über etwas, das er *Rājayoga* nannte, den »königlichen Yoga«. Dieser Vortrag basierte auf Rāmakrishnas Interpretation der *Yogasūtras* des Patañjali. 1894 begann Vivekānanda in New York mit dem Unterricht in Yoga und Vedānta, der vorherrschenden hinduistischen monistischen Philosophie, deren Wurzeln bis in die Lehren der uralten Veden zurückreichen. Während eines zweiten Besuches in den Vereinigten Staaten im Jahre 1899 gründete er die *New York Vedanta Society* und hielt Vorträge über den Rājayoga, die von dieser Gesellschaft in einer Serie über Vivekānandas Lehren veröffentlicht wurden. Der Band über den Rājayoga besteht aus einer Übersetzung von Patañjalis Werk und Vivekānandas Kommentar. Innerhalb Vivekānandas umfangreicher Lehren über Yoga und Vedānta bildet sein Kommentar zu zwei Aspekten des Yoga – liebevolle Hingabe und selbstloses Dienen – eine gute Ergänzung, da Patañjali vor allem Philosophie und Meditation hervorgehoben hat. Viele moderne Übersetzungen und Kommentare zu den *Yogasūtras* reflektieren Vivekānandas Vorstellungen vom Vedānta, so etwa die bekannte Version von Christopher Isherwood und Swami Prabhavananda mit dem Titel *How to Know God*. Isherwood, ein englischer Schriftsteller, bewunderte Vivekānanda sehr und unterstützte die *Vedānta Society* in Kalifornien. Prabhavānanda war ein Mönch in der Vedānta-Tradition des Vivekānanda.

Dem Ausführen von Stellungen, bekannt als *Hathayoga*, schenkte Vivekānanda als dem unwichtigsten Bestandteil der Yoga-Übungen nur geringe Aufmerksamkeit. Trotzdem wurde gerade dieser körperliche Aspekt im Westen besonders populär, und er wird weithin zur Förderung von Gesundheit und geistiger Ruhe praktiziert. Nur wenige dieser Yoga-Schüler wagen sich in die philosophische Landschaft des Patañjali, und doch bildet seine Analyse des menschlichen Denkprozesses die Grundlage für die Lehren der meisten aus Indien stammenden Yoga-Gurus.

Mein eigenes Interesse an Patañjalis Text reicht mehr als fünfundzwanzig Jahre zurück. Damals las ich, daß dies einer der grundlegenden Texte der indischen Philosophie sei. Als Studentin der Philosophie war ich fasziniert davon, wie Patañjali erkenntnistheoretische Probleme analysierte und welche erstaunlich praktischen Methoden er anbot, um tief in diese Probleme einzudringen. Seitdem habe ich versucht, Yoga zu praktizieren. Unlängst hat meine Arbeit über die *Bhagavadgītā* meine Aufmerksamkeit erneut auf die Theorie des Yoga gelenkt und mich zu Patañjali zurückgebracht. Ein Versuch, die *Yogasūtras* mit Hilfe der bestehenden Übersetzungen zu lehren, überzeugte mich davon, daß es notwendig sei, eine westlichen Lesern gemäße Fassung des Textes vor allzu vielen Fachausdrücken und gelehrten Debatten zu bewahren. Denn diese verdunkeln lediglich Patañjalis brillante Analyse dessen, was unser Denken in die Falle falscher Vorstellungen von uns selbst und von der Welt lockt. Ich erkannte auch, daß man einheitliche Übersetzungen für Patañjalis zentrale Begriffe finden müsse, anstatt das lockere Aufgebot unverständlicher Worterfindungen zu vermehren, auf das sich die Übersetzer nur allzu häufig verlassen. Außerdem blieben umstrittene Bedeutungen in den Kommentaren zu den Übersetzungen oft nebulös. Ein Beispiel ist der Schlüsselbegriff *chitta*, den die meisten englischen Übersetzungen und Kommentare mit »*mind*« (Geist) wiedergeben – eine Quelle großer Verwirrung. Nach Patañjali ist »*mind*« lediglich einer der Bestandteile der mentalen Struktur, und deshalb übersetze ich *chitta* mit »*thought*« (Gedanke, Denken) und behalte diese spezifische Bedeutung – wie auch viele andere – in Übereinstimmung mit Patañjalis Präzision durchgehend bei. Als eine weitere Hilfe zum Verständnis der *Yogasūtras* habe ich die Aphorismen in logisch zusammengehörende Gruppen zusammengefaßt und jede Gruppe kommentiert.

Mein Kommentar schöpft aus traditionellen indischen Kommentaren. Mir lag weniger an spitzfindigen Argumenten als daran, die Bedeutung jedes einzelnen Aphorismus aus dem Text heraus zu erklären. Die Bedeutungen, die hinter und in den Fachausdrücken und Argumenten liegen, sind sehr umstritten und werden in den traditionellen Kommentaren diskutiert. Um diese Debatten verstehen zu können, muß man in den meisten Fällen eine vorzügliche Kenntnis des Sanskrit besitzen und zugleich alle Quellen in der vedischen, buddhistischen, jainistischen und epischen Literatur kennen, auf denen Patañjalis Vorstellungen beruhen. Glücklicherweise sind die grundlegenden Einsichten der *Yogasūtras* in sich eindeutig und klar verständlich, das heißt, sie bedürfen keiner Kenntnisse außerhalb dieses Textes.

Der Text verwendet bisweilen viele Fachausdrücke und ist deshalb sehr schwierig; aber das ist längst nicht durchweg der Fall. Nicht alle Sūtras sind gleichermaßen wichtig, nicht alle sind gleich komplex aufgrund fachspezifischer Verweise und implizierter Argumente. Ich versuche mit meiner Übersetzung, Patañjalis tiefgründige Einsichten in die Möglichkeit menschlicher spiritueller Freiheit jedem zugänglich zu machen, der gewillt ist, über die Vorstellungen dieser uralten Lehre nachzudenken.

Ich danke dem unlängst verstorbenen Royal Weiler, in dessen Sanskritunterricht ich zum erstenmal die *Yogasūtras* las. Sie wurden nicht nur auf der Basis der traditionellen Kommentare behandelt, sondern auch im Zusammenhang mit buddhistischer Psychologie. Mein Herausgeber und Freund Toni Burbank drängte mich dazu, diesen grundlegenden Text indischer Philosophie den gebildeten westlichen Lesern zugänglich zu machen. Für ihre Einsichten und kritischen Anmerkungen zu den verschiedenen Versionen meiner Übersetzung und meines Kommentars danke ich Collett Cox, Madeleine Gins, Orrin Hein, Eric Huberman, Matthew Kapstein, Fred Smith und meinem Ehemann Maxwell Greenwood. Die letzte Fassung des Textes wurde durch die Fragen von Studenten vertieft, die mit mir gemeinsam darum rangen, die Bedeutung dieser komprimierten Sanskrit-Aphorismen des Patañjali zu entschlüsseln.

Barbara Stoler Miller

Einleitung

Das Ziel von Yoga ist es, die Herrschaft der materiellen Natur über den menschlichen Geist zu beseitigen und durch Übungen der Selbstbeobachtung von neuem zu entdecken, was der Dichter T. S. Eliot den »Ruhepunkt der kreisenden Welt« nannte. Das ist ein Zustand vollendeten Gleichgewichts und vollkommener spiritueller Ruhe, eine innere Zuflucht in dem Chaos weltlichen Daseins. Aus Patañjalis Sicht können Yoga-Übungen gewohnte Denk- und Handlungsmuster zerstören, die nur an die Verfehlungen des alltäglichen Lebens fesseln. Obgleich Yoga schon lange vor dem Entstehen der *Yogasūtras* praktiziert wurde, stellt, soweit wir wissen, dieser kurze Text die früheste systematische Aussage zu den philosophischen Einsichten und zu der praktischen Psychologie dar, die den Yoga ausmachen. Seit seiner Abfassung wurde dieses Werk immer wieder neu interpretiert, um es den Ansprüchen der äußerst unterschiedlichen Schulen des indischen Yoga anzupassen, und es ist bis heute eine ganz wesentliche und grundlegende Schrift geblieben.

Allgemein gesagt bezieht sich der Begriff Yoga auf das komplexe System physischer und spiritueller Disziplinen, die Grundlage für die buddhistischen, jainistischen und hinduistischen religiösen Praktiken ganz Asiens. Die meditierenden Figuren des Buddha und des hinduistischen Gottes Shiva sind vertraute Bildnisse in der asiatischen Religion. Statuen zeigen Buddha in einer ruhigen und gelassenen Sitzhaltung, wie er seine Lehre vom universalen Mitgefühl verkündet, und den asketischen Gott Shiva in einer Stellung vollendeter Selbstbeherrschung. Hinduistische Poeten beschwören Shiva in seiner zurückgezogenen Wohnstätte im Himālaya, wo er mit verschränkten Beinen vollkommen reglos in reine Kontemplation versunken dasitzt, wie ein Meer ohne Wellen. Die Tore seines

Geistes sind für Eindringlinge von außen geschlossen; er meditiert in sich über sein Selbst.[1]

Diese Beschreibungen deuten auf den physischen und psychischen Zustand eines Adepten hin, der dem in den *Yogasūtras* des Patañjali beschriebenen Weg folgt. Für Patañjali ist die Beherrschung des Körpers lediglich eine Voraussetzung für innere spirituelle Vollendung, die man dadurch kultiviert, daß man der paradoxen Natur von Erinnerung und Gedanken unmittelbar ins Auge sieht. Seine Analyse entblößt den Mechanismus, aufgrund dessen wir falsche Identitäten aufbauen und uns in die Knechtschaft einer Welt aus Schmerz begeben.

In unserer heutigen Zeit mit ihrer verwirrenden Vielfalt und verführerischen materiellen Kultur bietet Patañjalis Yoga-System eine Reihe kraftvoller Techniken, mit denen wir gegen die Diktatur unseres privaten geistigen Chaos und gegen unsere moralische Verwirrung angehen können. Die meisten glauben, persönliche Freiheit gehöre in die Privatsphäre und Moral in den öffentlichen Bereich. Doch sind beide untrennbar miteinander verknüpft. In der antiken indischen Werteskala ist zwar die Sorge um die letzte spirituelle Freiheit vorrangig, doch wurzelt nach Patañjali die Disziplin, die nötig ist, um diese Freiheit zu erlangen, in einem moralisch einwandfreien Verhalten.[2] Auch wenn ein moralisch angemessenes Handeln in der Welt nicht das Ziel des Yoga ist, so wird doch als Voraussetzung für die Förderung der Yoga-Übungen ein Leben nach den allgemeingültigen Prinzipien der Gewaltlosigkeit, Aufrichtigkeit, Vermeidung von Diebstahl, sexueller Enthaltsamkeit und Armut vorgeschrieben (2.30–31). Das Kultivieren von Freundschaft, Mitgefühl, Freude und Unparteilichkeit gegenüber allen Lebewesen, der Kern der buddhistischen Ethik, gilt ebenfalls als wirksames Mittel, um die absolute Ruhe des Yoga zu erreichen (1.33). Die weltabgewandte Isolation, eine Vorschrift für gewisse Stadien des Yoga, ist keineswegs der Endzustand des Yoga. Zeiten der Einsamkeit sind notwendig, aber man muß der Welt nicht für immer entsagen, um Yoga praktizieren zu können. Indische, chinesische und japanische Philosophen haben über die Jahrhunderte hinweg betont, daß eine spirituell befreite Person eine starke moralische Kraft in der Welt sein kann. Zeitgenössische Persönlichkeiten wie der Dalai Lama von Tibet und die burmesische Politikerin Aung San Suu Kyi sind lebendige Beispiele für diese Möglichkeit.

Aus indischer Sicht ist jemand, der Yoga praktiziert, nicht passiv, sondern ein aktiver und mächtiger spiritueller Held. Ein Gefühl dafür, was es bedeutet, ein echter Yoga-Meister zu sein, kann man durch die Parabel von der Prinzessin Chūdālā bekommen. Sie war außergewöhnlich schön und wurde in ihrer Jugend mit einem Prinzen eines benachbarten Königreiches verheiratet, dessen spirituelle Lehrmeisterin sie später werden sollte. In der indischen Kultur ist es keineswegs ungewöhnlich, daß sich verliebte Paare der Spiritualität zuwenden, wenn die fleischliche Lust nachläßt. Es ist ebenfalls nicht selten, daß eine Frau spirituelle Vollkommenheit erreicht. Und so war es auch bei Chūdālā und ihrem Mann.[3] Chūdālā verbrachte ihre ganze Zeit damit, zu studieren und zu meditieren, und erlangte eine tiefe Ruhe und Einsicht, die ihren Mann verwirrte. Gegen den Rat seiner weisen Ehefrau, daß man spirituellen Frieden nicht in äußeren Umständen finden könne, entschloß er sich, auf sein Königreich zu verzichten und sich in einen entlegenen Wald zurückzuziehen. In seiner Abwesenheit regierte seine Frau das Land.

Aufgrund ihrer Yoga-Übungen hatte Chūdālā gewaltige psychische und physische Kräfte erlangt und konnte mit Hilfe ihrer Gedanken jede beliebige Gestalt projizieren. So nahm sie die Gestalt eines jungen Asketen an, erschien ihrem Mann auf seiner Wanderung durch den Wald und bot sich ihm als Lehrer an. Sie lehrte ihn, zu meditieren und seinen Geist zu beherrschen. Dann zog sie sich zurück und ließ ihn üben. Er erlangte einen Zustand reiner Kontemplation (*samādhi*) und vernichtete den wilden Vogel seines Geistes. Doch als Ergebnis davon zog er sich nur noch weiter vor der Welt zurück.

Chūdālā aber blieb beharrlich und benutzte ihre Kräfte des Yoga, um in den Körper ihres Gatten einzudringen, ihn von innen zu erwecken und in die alltägliche Welt zurückzulocken. Um ihn weiter unterweisen zu können, tarnte sie sich auf verschiedene Art und prüfte die Tiefe seines spirituellen Erfolges. Überzeugt davon, daß sein Gleichmut nun unerschütterlich war, führte sie ihn zurück, und er erfüllte seine königlichen Pflichten mit einer spirituellen Gelöstheit, die der Welt großen Nutzen brachte. Genaugenommen ist Yoga tatsächlich die vollkommene Gelöstheit des Geistes von der Verdorbenheit der materiellen Welt, eine innere Freiheit von den wahnsinnigen Zyklen aus Begierde, Wut und Verblendung.

Diese Parabel paßt gut zu der Weise, wie Patañjali die vielfältigen Paradoxa in der menschlichen Suche nach spiritueller Freiheit aufdeckt. Auf niedrigem Niveau verleiht der Wunsch nach Freiheit die Motivation, die schwierige Disziplin des Yoga auf sich zu nehmen. Doch ist dieser Wunsch selbst ein potentielles Hindernis auf dem Weg zur Freiheit. Man muß diesen Wunsch transzendieren. Die Suche nach absoluter Vollkommenheit wird von zeitgebundenen Konventionen behindert, die unsere Vorstellungen von der Conditio humana bestimmen.[4] Um das Paradox des begrenzten Geistes zu begreifen, müssen wir viele Schichten des Mißverstehens wegschälen und das Denken benutzen, um die Begrenzungen ebendieses Denkens zu erfahren und zu überwinden. Die Erkenntnis der paradoxen Natur der Dinge bildet die Grundlage dafür, daß wir die Verbindungen zwischen einzelnen Erfahrungsfragmenten zerstören und die Gebilde der Erinnerung auslöschen können, die den »Individuen« und »Ereignissen« die Illusion einer dauerhaften Identität verleihen.

Aus Patañjalis Sicht ist es unmöglich, die letzte Wahrheit der menschlichen Kondition rational zu erkennen, weil diese Wahrheit flüchtig und kaum faßbar ist und uns jeder Versuch, sie zu objektivieren, täuschen kann. Beim Ausüben von Yoga ist rationales Wissen allerdings nötig, um Fortschritte machen zu können, doch handelt es sich dabei nur um ein bedingtes und experimentelles Wissen. Selbst Meditation und bestimmte Ebenen reiner Kontemplation beruhen auf Erfahrungen der Vergangenheit, die Spuren hinterlassen haben. Patañjali nennt sie »Samen« (*bīja*; 1.41–46). Kontemplation ohne Samen (*nir-bīja-samādhi*) ist ein überbewußter Zustand, in dem das Denken ruht und vollkommen integriert ist, so daß keine Samen bleiben, die zu weiteren Gedanken heranreifen könnten. Bei einer Kontemplation, die Samen trägt, erlangt man mit rationalen und intuitiven, von Erinnerungen abhängigen Mitteln das Wissen, daß sich Geist und materielle Natur grundlegend voneinander unterscheiden. Erkennt man dieses Wissen aber unmittelbar, ohne jegliche intellektuelle Aktivität, ist das Ergebnis die Kontemplation, die keine Samen trägt. Vergangene, im Gedächtnis aufgezeichnete Erfahrungen haben bei dieser Art von Kontemplation keine Relevanz. Denn hier hören alle Gedanken auf, und der Geist ist von der materiellen Welt vollkommen befreit (1.47–51).

Patañjalis Vorstellung von Freiheit steht in Beziehung zu der antiken buddhistischen Ansicht, daß die Quelle des Leidens die Sehnsucht nach Beständigkeit in einem Universum der Unbeständigkeit ist, was den falschen Glauben an ein dauerhaftes Ich anregt.[5] Am Leben zu hängen ist etwas so Mächtiges, daß es sogar diejenigen heimsucht, die intellektuell die Vergänglichkeit aller Dinge verstehen – es sei denn, sie leben nach der Disziplin des Yoga. Patañjalis Weltanschauung unterscheidet sich jedoch ganz wesentlich von der buddhistischen. Er glaubt nämlich an einen Idealzustand undifferenzierten kosmischen Gleichgewichts zwischen zwei dauerhaften Urprinzipien, dem geistigen Prinzip (*purusha*) und der materiellen Natur (*prakriti*). In diesem Zustand ist das Geistige vollkommen von der materiellen Natur getrennt, und es ist in sich frei. Die Buddhisten dagegen bestehen darauf, daß es nichts Dauerhaftes gibt, weder auf spiritueller noch auf materieller Ebene.

Das Mysterium der spirituellen Freiheit ist im Wort *yoga* selbst enthalten. *Yoga* ist ein Sanskritwort, verwandt mit dem deutschen Wort Joch, mit dem es auch alle grundlegenden Bedeutungen teilt. Yoga bedeutet »das Anjochen, Anschirren« im Sinne einer spirituellen Disziplin, die vorbereitende Übungen verlangt, um Kontrolle über den Körper, die Sinne und den Geist zu gewinnen. Yoga kann auch »Integration« bedeuten, und das bezieht sich auf die spirituelle Einbindung des einzelnen in den Kosmos. In den *Yogasūtras* bezeichnet Yoga sowohl den Prozeß der Disziplin als auch das Ziel.

Der gesamte Prozeß ermöglicht es uns, einen Zustand vollkommener spiritueller Integrität zu verwirklichen. Dieser Zustand ist die Freiheit. Freiheit ist also das Ergebnis einer Erfahrung und nicht bloß ein Wissen. Sie ist eine erleuchtende Erkenntnis, nicht ein getrenntes Phänomen, das Wissen erzeugt.

Den Yoga-Übungen liegt die wesentliche Annahme zugrunde, daß der wahre Zustand des menschlichen Geistes die Freiheit ist, die verlorenging, weil man die eigene Stellung in einer sich unaufhörlich verändernden Welt der Phänomene falsch bestimmt hatte. Das ist die Wurzel des menschlichen Leidens. Paradoxerweise erscheint beim Yoga die Freiheit der spirituellen Integrität im Akt der Disziplin selbst, der sich dann letztlich aufgrund der Wirklichkeit, die diese Disziplin offenbart, als überflüssig erweist.

Die Komposition und der Kontext der Yogasūtras

Es mangelt uns an historischen Daten über den Autor und die Zeit der Abfassung der *Yogasūtras*. Die verschiedenen Datierungen des Textes gehen um Jahrhunderte auseinander, doch nimmt die Mehrheit der Gelehrten an, daß er um das dritte vorchristliche Jahrhundert verfaßt wurde. Dieser Schluß basiert auf der Textanalyse von Vorstellungen, die die *Yogasūtras* mit anderen hinduistischen, jainistischen und buddhistischen Werken einschließlich der *Bhagavadgītā* gemein haben. Die meisten stimmen auch zu, daß es sich hier um die früheste noch vorhandene Kodifizierung von Analyse und Praxis des Yoga handelt und daß der ursprüngliche Text erheblich früher verfaßt wurde als der philosophische Kommentar dazu, den Vyāsa im achten Jahrhundert schrieb.

Einige Forscher datieren die *Yogasūtras* auf das zweite vorchristliche Jahrhundert und begründen das mit dem Versuch, ihren Autor mit dem Patañjali zu identifizieren, der im zweiten Jahrhundert v. Chr. einen wichtigen Text zur Sanskritgrammatik, das *Mahābhāshya*, geschrieben hat.[6] Hier und da gibt es auch noch Verweise auf andere Werke, die einem Autor namens Patañjali zugeschrieben werden. Zusammengehalten wird das Ganze durch eine Legende, nach der Patañjali (wie Charaka, der Autor des ältesten Systems der klassischen hinduistischen Medizin) als Inkarnation der mythischen Schlange Ananta oder Shesha gilt, auf der Gott Vishnu sich ausruht, ehe ein neuer Schöpfungszyklus beginnt. Diese Schlange nahm Menschengestalt an, um unter dem Namen Patañjali zum Wohle der Menschheit zu schreiben.[7]

Die Legende wird hier ausführlicher behandelt, um den Namen Patañjali zu erklären. Der Autor soll geboren worden sein, indem er in Gestalt einer neugeborenen Schlange seiner Mutter in die Hände fiel, als sie bei ihrer rituellen Verehrung der Sonne gerade Wasser opferte. Sie nannte ihn Patañjali, von *pata*, was sowohl »Schlange« als auch »gefallen« bedeutet, und *añjali*, was sich auf die Stellung der zusammengelegten Hände der Mutter bei der rituellen Verehrung bezieht.[8] Diese Geschichte, wie auch die von Chūdālā, zeigt eine Frau, die eine spirituelle Meisterin ist, und beide Geschichten verweisen auf die tantrischen Dimensionen des Yoga. Bei tantrischen Praktiken wie auch beim Yoga werden die gesellschaftlichen Normen absichtlich außer Kraft gesetzt, um die Praktizierenden von ihren weltlichen Zwängen zu befreien und eine Explosion von Energie auszulösen, die den Eingeweihten außergewöhnliche Kräfte verleiht.

Patañjali hat den Yoga nicht erfunden. Sein Ursprung verliert sich vielmehr in den Tiefen indischer Vergangenheit. Die einzelnen Aphorismen oder Sūtras enthalten Material aus verschiedenen uralten Yoga-Traditionen. Dem Text einverleibt sind außerdem direkte Anspielungen auf wichtige philosophische und psychologische Vorstellungen des antiken Indien, gegenüber denen sich Patañjali mit seinen Analysen leicht durchsetzen kann.

Gelehrte haben die Hypothese aufgestellt, daß irgendeine Form von Yoga möglicherweise schon in der frühesten Periode der Zivilisation auf dem indischen Kontinent vorhanden war. Beweise dafür bilden archäologische Fundstücke, die man im Industal ausgrub und die sich auf das dritte vorchristliche Jahrtausend datieren lassen. Die immer noch nicht entschlüsselten schriftlichen Aufzeichnungen befinden sich auf Siegeln, die Menschen und Tiergestalten darstellen. Eines von ihnen zeigt eine gehörnte anthropomorphe Gestalt, die von Tieren umgeben ist und mit gekreuzten Beinen sitzt – eine grundlegende Yoga-Stellung.

Einen weiteren Hinweis, der einen an Yoga denken läßt, findet man später im *Rigveda*, der antiken Hymnensammlung, die mit dem indoeuropäischen Opferkult verknüpft ist und auf das Jahr 1000 v. Chr. zurückgeht.[9] Eine Hymne beschreibt Asketen mit langen, fließenden Haaren, die die Grenzen des Körpers überwinden (RV 10 136).[10] Wie die in den *Yogasūtras* diskutierten Meister erlangen auch sie beträchtliche magische Kräfte wie die Fähigkeit, durch die Luft zu reisen und die Gedanken anderer zu lesen.

In der Mitte des ersten vorchristlichen Jahrtausends hat die politische und religiöse Gärung in Indien zwei sehr umfangreiche mündliche Literaturmassen hervorgebracht, in denen verschiedene Arten des Yoga vorherrschen: die Lehren des Buddha und die beiden epischen Dichtungen der Hindus, das *Rāmāyana* und das *Mahābhārata*. In beiden wird Yoga als das Disziplinieren der Sinne und des Geistes definiert, dem sich die Adepten unterziehen, um Zugang zu den tieferen Schichten spiritueller Einsichten und Macht zu bekommen.

Den ältesten noch erhaltenen Ausdruck von Yoga-Vorstellungen findet man in den frühen Predigten des Buddha, der in der zweiten Hälfte des sechsten vorchristlichen Jahrhunderts gelebt hat. Seine Predigten sind uns in der ältesten Sammlung buddhistischer Texte erhalten geblieben, dem sogenannten Pali-Kanon. Sowohl die »Vier Edlen Wahrheiten« als auch der »Achtgliedrige Weg«, die in den ersten Predigten des Buddha im Rehpark formuliert wurden, enthalten Elemente, die auch dem Yoga-System zugrunde liegen.[11] Die *Yogasūtras* wurden sicherlich sehr viel später verfaßt, aber die Elemente, die sie mit dem Buddhismus gemein haben, stammen möglicherweise aus einem gemeinsamen Vorrat kontemplativer Übungen, die in den Buddhismus aufgenommen und dort entwickelt wurden.[12] Die wichtige Rolle, die buddhistische Fachausdrücke und Vorstellungen in den *Yogasūtras* spielen, legt es nahe, daß Patañjali die buddhistischen Lehren kannte und sie in sein System einarbeitete.[13] Zwei auffällige Beispiele dafür sind die Verwendung des Begriffes *nirodha* in der einleitenden Definition von Yoga als *chitta-vritti-nirodha*, »das Aufhören des Kreisens der Gedanken« (1.2), und die Aussage »für den Weisen ist alles Leiden (*duhkha*)« (2.15). *Duhkha* und *nirodha* sind entscheidende Begriffe für die buddhistische Lehre von den Vier Edlen Wahrheiten. Dort beziehen sie sich auf die Tatsache des universalen Leidens beziehungsweise auf die Mittel zur Aufhebung des Leidens.[14]

Die Lehre vom Leiden ist dem Glauben der Buddhisten nach der Kern der ersten Lehrrede des Buddha nach seiner Erleuchtung. In der langen Meditation, die zu seiner Erleuchtung führte, erkannte der Buddha, daß die Vergänglichkeit der Freude und des Lebens selbst eine ständige Quelle des Leidens darstellt, die noch durch das menschliche Verlangen nach Beständigkeit in einer sich unaufhörlich verändernden Welt vertieft wird. Er erkannte, daß Leiden nur durch das vollständige Aufhören von Sehnsucht aufgehoben werden kann. Aus der Sicht sowohl des Buddha als auch des Patañjali ist das Leiden, das ein grundlegendes Element der menschlichen Bedingung darstellt, eine Verunreinigung, die durch religiöse und meditative Praktiken beseitigt werden kann.

Die Psychologie sowohl des Yoga als auch des Buddhismus konzentriert sich auf die Freiheit von weltlichem Leiden durch befreiende Übungen. Meditation und geistige Disziplin in verschiedenen Formen sind grundlegend für die Praxis des Buddhismus. Das praktische Mittel zur Freiheit hat in beiden Systemen acht »Glieder«, von denen sechs in beiden Systemen identisch sind. Buddha und Patañjali schreiben eine moralische Verhaltensweise vor, die Beherrschung des Atems und der Sinne, sexuelle Enthaltsamkeit, Meditation und reine Kontemplation (*samādhi*), die eine befreiende Einsicht in die wahre Natur der Dinge bringen.[15]

In der gleichen Zeitperiode, in der sich der Buddhismus entwickelte, wurde in der frühen epischen Literatur Indiens die Beschäftigung mit Yoga zum Ausdruck gebracht.[16] Im *Mahābhārata*, dem umfangreichen indischen Epos vom Krieg zwischen verfeindeten Vettern – ein Krieg, der mit der Vernichtung beider Armeen endet –, erlangen die Krieger ihre übernatürlichen Kräfte und Waffen durch körperliche Disziplin und meditative Praktiken, die den später von Patañjali kodifizierten Übungen ähnlich sind.

Im *Mahābhārata* ist Arjuna derjenige, der den Yoga am geschicktesten ausübt. Er ist ein beispielhafter Krieger und Schüler des Gottes Krishna. In mehr als einer Episode vollbringt Arjuna außergewöhnliche Leistungen yogischer Askese, um seine geistigen und körperlichen Kräfte zu verstärken. In der berühmtesten Episode spielt allerdings keine physische Handlung eine Rolle, sondern dort wird Arjuna in einen mystischen Dialog mit Krishna verwickelt. In diesem Dialog, der als *Bhagavadgītā* bekannt wurde, bringt Krishna dem Arjuna die verschiedenen Formen der Yoga-Disziplin bei.[17] Das Schlachtfeld, auf dem die *Gīta* stattfindet, ist nicht nur ein physischer Ort, sondern auch ein Geisteszustand. Als der Krieg gerade anzufangen droht, versagen Arjunas Nerven bei dem Gedanken, daß er jetzt gegen seine Vettern und andere Familienmitglieder in die Schlacht ziehen soll. Krishna erklärt ihm, daß es die Pflicht eines Kriegers sei zu töten. Anstatt vor seiner Pflicht zurückzuschrecken, muß Arjuna lernen, nicht mehr auf die übliche egoistische Art an den Früchten seiner Handlungen zu hängen. Krishna lehrt ihn, seine Gedanken und Emotionen zu beherrschen, so daß er die notwendigen Handlungen ausführen kann, ohne blutrünstig zu sein und ohne Schmerzen zu empfinden. Der Weg zu diesem Ziel führt durch physische und psychische Disziplin, Konzentration, Meditation und kontemplative Bewußtheit.

Krishnas Lehre stimmt zwar mit der des Patañjali darin überein, daß es von vorrangiger Bedeutung ist, sich zu lösen und seinen Geist zu disziplinieren, will man spirituelle Befreiung erlangen, doch gibt es auch grundlegende Unterschiede. In der *Gītā* macht es die Befreiung möglich, den Lebenskrieg zu führen, während sie in den *Yogasūtras* eine absolute Isolation des Geistes von allen weltlichen Sorgen mit sich bringt. Diese Befreiung ist jedoch unmöglich, wenn man sich nicht gegenüber Moralprinzipien (*yama*) und Vorschriften (*niyama*) verpflichtet. Die Lehre der *Gītā* ist durchdrungen von Bildnissen mystischer Freundschaft, geistiger Einstellungen, die durch liebevolle Hingabe verwandelt werden, und Handlungen, die mit spirituellem Geschick und im Sinne eines Opfers ausgeführt werden. Im Gegensatz dazu liegen im Kern des Yoga des Patañjali ein vollkommenes Aufhören jeder geistigen Aktivität sowie das Aussetzen jeder körperlichen Tätigkeit. Liebevolle Hingabe an den Herrn (*īshvara*) wird zwar in den *Yogasūtras* erwähnt (1.24), doch ist Īshvara hier nicht ein Schöpfergott. Patañjali liefert keine Einzelheiten, aber der Zusammenhang legt nahe, daß er sich diesen Herrn als einen ewigen, archetypischen Yogī vorstellte. Er wird zum Gegenstand der Konzentration für jemanden, der auf der Suche nach spiritueller Ruhe Yoga praktiziert. Nirgendwo in den *Yogasūtras* wird Īshvara definiert als ein allwissender Gott wie Krishna in der *Gītā*, der sich als Herr über Leben und Tod manifestiert.

In der *Gītā* wird Yoga auf verschiedene Art definiert. Im zweiten Kapitel wird er als »Gleichmut« (2.48) und »Geschicktheit beim Handeln« (2.50) charakterisiert, eine Geschicktheit, die man nur dann erreicht, wenn das eigene Verständnis die Verblendung durchbricht und bewegungslos in reiner Kontemplation (*samādhi*) verweilt. Wer Yoga praktiziert, wird gewarnt: Wenn der Geist am Spiel der Sinne hängt, kann das die Einsicht vertreiben wie der Wind ein Schiff auf dem Wasser (2.67). Statt dessen muß man seine Sinne zurückziehen wie eine Schildkröte ihre Gliedmaßen (2.58).

Später in seinen Lehren beschreibt Krishna die Disziplin eines Yogī mit Worten, die der in den *Yogasūtras* dargelegten Lehre sogar noch näher kommen. Im sechsten Kapitel der *Gītā* reagiert Arjuna auf Krishnas Definition von Yoga als Gleichmut (*shyāma*) mit Protest. Solch ein Zustand sei eine Unmöglichkeit angesichts des Zustandes des Geistes – zögernd, gewalttätig, eigensinnig und so schwierig festzuhalten wie der Wind (6.34). Im folgenden Vers antwortet Krishna mit Worten, die in den *Yogasūtras* widerhallen: Übung und Gelassenheit können den Geist zurückhalten.

Im ganzen *Mahābhārata* wird das Ausüben geistiger und körperlicher Disziplin Yoga genannt und mit einer dualistischen Theorie kosmischer Evolution in Verbindung gebracht, die *sānkhya* heißt.

Diese praktischen und theoretischen Vorstellungen entwickeln sich getrennt voneinander außerhalb des epischen Kontextes und werden zu eigenen hinduistischen philosophischen Systemen, die jeweils ihren eigenen grundlegenden Text und ihre eigene Tradition der Auslegung haben.[18] Beide Systeme entwickelten sich weiter. Die Yoga-Philosophie wurde zu einem Feld praktischer philosophischer Analyse und meditativer Experimente, während das Sānkhya-System die theoretische Analyse der kosmischen Evolution in den Vordergrund stellte.[19]

Die scholastische Kultur der Hindus klassifiziert die orthodoxe Philosophie in sechs Systeme – Yoga und Sānkhya sind zwei davon. In dieser Klassifizierung wird die Philosophie und spirituelle Praxis der Yoga-Schule, deren grundlegender Text die *Yogasūtras* des Patañjali sind, als Ergänzung zur theoretischen Kosmogonie des Sānkhya betrachtet.[20] Der den *Yogasūtras* entsprechende Text der Sānkhya-Schule ist die dem Īshvara Krishna zugeschriebene *Sānkhya-kārikā*. Diese Schrift präsentiert eine abstrakte Analyse der Bestandteile des phänomenalen Daseins und beschreibt die Evolution des Universums aus voranfänglicher Urmaterie.[21] Yoga als Synonym für praktische Disziplin wird von dem Sānkhya-Modell der kosmischen Evolution verstärkt, wobei die psychologische Lage eines Individuums die Kosmogonie der Sānkhya-Philosophie im mikrokosmischen Bereich spiegelt. Die Grundlage spiritueller Befreiung in der Yoga-Schule ist eine tiefgründige Erfahrung des Prozesses, durch den sich der Geist im Verlauf der Evolution in die materielle Natur verstrickt.

Beiden Systemen gemeinsam ist ein Universum, das in zwei Urprinzipien strukturiert ist – Geist (*purusha*) und materielle Natur (*prakriti*). Beide sind äußerste Abstraktionen, ähnlich den *Superstrings* der modernen Kosmologie. In seinem undifferenzierten Zustand ist der Geist für immer untätig, während sich die materielle Natur aus sich selbst heraus zur gesamten Welt von Schöpfung und Zerstörung entwickelt. Die Analyse setzt einen Idealzustand einer kosmischen Ausgewogenheit voraus, in dem der Geist im Gleichgewicht mit, aber isoliert von der materiellen Natur existiert. Nur wenn dieses Gleichgewicht gestört wird, ereignet sich die Schöpfung.

Geist (*purusha*) ist eine Abstraktion der erkennbaren Welt. Wie einem Punkt in der euklidischen Geometrie, so kommt dem Geist keine materielle Identität zu außer in Beziehung zur Welt der Phänomene. Nach Patañjali liegt es an der Unwissenheit, daß der Geist mit dieser Welt verknüpft wird. Für sich allein ist Geist reines Bewußtsein, die Basis für spirituelles Wissen, das keine begriffliche Entsprechung kennt.

Nach dem Sānkhya-System besteht die ganze materielle Natur (*prakriti*) aus drei verschiedenen Qualitäten (*guna*), die wie Aspekte von Energie in potentieller Form existieren und sich in unzähligen Kombinationen in der gesamten materiellen Welt verwirklichen.[22] Diese Qualitäten sind Klarheit (*sattva*), die reine, klare Eigenschaft der Vollkommenheit der Natur; Leidenschaft (*rajas*), die Eigenschaft von Energie und Motivation; und finstere Trägheit (*tamas*), die die anderen beiden niederdrückt. Nach einer Aufzählung der Sānkhya-Theorie entstehen durch Evolution aus der Urmaterie heraus vierundzwanzig Dinge. Die Lehren des Patañjali konzentrieren sich auf jene, die man verstehen muß, um die groben und subtilen Fesseln des Denkens zu zerreißen. Die Beziehung, die den Geist an die materielle Welt bindet, ist schwer zu verstehen, weil die Fähigkeiten des Verstehens als solche ebenfalls materieller Natur sind – Gedanke (*chitta*), Geist (*manas*), Intelligenz (*buddhi*) und Ego (*ahankāra*).[23]

Der Denkprozeß (*chitta*) ist eine Kombination der drei anderen, aus der Materie entstandenen psychomentalen Dinge. Zusammen mit den fünf Sinnesorganen (*indriya*) ist dieser Denkprozeß das Mittel, mit dessen Hilfe Erkenntnisse und Emotionen bei den einzelnen Menschen auftreten. Anders als beim Manas, dem Denkorgan, mit dem Chitta oft fälschlicherweise identifiziert wird, umfaßt Chitta, das Denken, sämtliche mentalen Fähigkeiten. Als Teil der materiellen Welt ist das Denken plastisch und verschiedenen Modifikationen unterworfen, was Patañjali als ein »Kreisen der Gedanken« (*chitta-vritti*) charakterisiert. Dieses Kreisen umfaßt alle Bewußtseinszustände. Patañjali betrachtet das Denken in der Welt der

Phänomene als etwas, das ständig in Bewegung ist und nur in seinen Modifikationen existiert. Das Ziel des Yoga ist es, diese Bewegung aufhören zu lassen und damit das Subjekt von der Diktatur unkontrollierbarer Gedanken zu befreien.

Da der Geist oder der mentale Bereich ein Aspekt der materiellen Natur ist, reicht eine geistige Ruhe allein nicht aus, um die letzte Freiheit zu garantieren. Allerdings kann man seine wahre Menschlichkeit nur dann allmählich erkennen, wenn der Geist ruhig ist. Doch solange der Geist aufgrund der umherschweifenden Gedanken verwirrt ist, ist es unmöglich, zwischen dem, was wesentlich ist, und dem, was vorteilhaft ist, zu unterscheiden.[24]

Aus Patañjalis Sicht sind Körper und Geist physische und geistige Dimensionen ein und derselben materiellen Natur (*prakriti*). Aber die innere Natur – bestehend aus Denkprozeß, Geist, Intelligenz und Ego – ist sehr viel schwieriger zu beherrschen als die äußere Natur. Physikalische Kräfte sind nur grobe Manifestationen subtiler geistiger Kräfte. Beherrscht man die subtilen inneren Aspekte der materiellen Natur, dann kann man relativ leicht auch die groben Aspekte unter Kontrolle bringen, was sich daran zeigt, daß einem Yogī außergewöhnliche Kräfte zur Verfügung stehen.

Um die Logik der Methode des Patañjali zu durchschauen, muß man unbedingt seine Analyse verstehen, wie der Geist (*purusha*) durch die Wirkungsweise der Gedanken (*chitta*) und durch die Ansammlung unterschwelliger Gedächtnis-»Spuren« oder »Eindrücke« (*samskāra, vāsanā, āshaya*) an die materielle Natur (*prakriti*) gebunden wird.

Die zentrale Vorstellung besteht hier darin, daß jeder mentale oder physische Akt Gedächtnis-»Eindrücke« oder »Spuren« hinterläßt, die auf subtile Weise die Gedanken, den Charakter und das moralische Verhalten eines Menschen beeinflussen können. Der Vorrat von Erinnerungen besteht aus unterschwelligen Eindrücken (*samskāra*) und Gedächtnisspuren (*vāsanā*), Überbleibsel von Erfahrungen, die einem Individuum während seines gesamten Lebens anhaften und – nach indischer Auffassung – sogar über den Tod hinaus ins nächste Leben mitgenommen werden. Die Beziehung zwischen dem »Kreisen der Gedanken« (*chitta-vritti*) und dem Gedächtnis ist etwas ganz Wesentliches für die Erkenntnistheorie des Patañjali. Geht das Denken von einer Modifikation in eine andere über, geht der vorherige Zustand nicht verloren, sondern er wird als unterschwelliger Eindruck oder Erinnerungsspur im Gedächtnis aufgehoben. So erzeugen Gedanken immer Erinnerungen, und diese bilden einen Vorrat potentieller Gedanken, die darauf warten, erneut als Kreisen von Gedanken verwirklicht zu werden. Die Gewohnheit des Denkens erzeugt also nicht nur Erinnerungen, sondern bewahrt sie auch auf, wie die Wurzeln einer Kartoffel, die sich unterirdisch ausbreiten und weitere Kartoffeln erzeugen, die dann in der entsprechenden Jahreszeit blühen.

In der gesamten Sanskrit-Literatur gilt das Gedächtnis als etwas ganz Entscheidendes für das Erzeugen religiöser und ästhetischer Erfahrungen. In religiösen und literarischen Texten wird immer wieder das Gedächtnis mit der Bindung der Liebe in Zusammenhang gebracht.[25] Die Dichter gründen ihre Vorstellung von Gedächtnis auf die etablierten philosophischen Ansichten. Indische Erkenntnistheoretiker sind der Auffassung, daß alles, was wir mittels der Sinne wahrnehmen, einen Eindruck in unserem Geist hinterläßt. Erinnerung tritt dann auf, wenn ein latenter Eindruck erweckt wird. Die indische Literaturtheorie definiert Gedächtnis daher als Erinnerung an einen Zustand von Glück oder Unglück. Dabei spielt es keine Rolle, ob es sich um einen nur ausgedachten oder um einen tatsächlich eingetretenen Zustand handelte.

In einer der wichtigsten Passagen zur Sanskrit-Ästhetik kommentiert Abhinavagupta, ein Philosoph, der im zehnten Jahrhundert in Kaschmir lebte, das, was Kālidāsa in seinem berühmten Drama *Shakuntalā* unter »Gedächtnis« versteht.[26] Um Kālidāsas Ansicht zu illustrieren, zitiert Abhinavagupta den letzten Vers der einleitenden Szene des fünften Aktes der *Shakuntalā*, in dem der Dichter eine komprimierte Version seiner Ästhetik des Gedächtnisses präsentiert. Der König und der Narr des Königshauses hören einem Lied zu, das die Edelfrau Hamsapādikā singt, die der König einst liebte, aber seither vergessen hat. Der König sinnt für sich darüber nach: »Warum haben mich diese Worte mit solch starkem Verlangen erfüllt? Ich bin doch von niemandem, den ich liebe, getrennt.« In der Szene geht es dann mit folgenden Worten weiter:

Sieht er seltene Schönheit,
hört er liebliche Klänge,
wird
selbst ein glücklicher Mann
seltsam rastlos . . .
vielleicht erinnert er sich,
ohne zu wissen, warum,
an Lieben im anderen Leben –
begraben tief in seinem Sein.

Gedächtnis ist also kein diskursives Erinnern an vergangene Ereignisse, sondern vielmehr eine intuitive Einsicht in die Vergangenheit, die persönliche Erfahrung transzendiert; eine Einsicht in ein phantastisches Universum, das Schönheit heraufbeschwört.

Nach Patañjalis Analyse ist das Gefüge aus Eindrücken, das in Gedanken (*chitta*) und Handlungen (*karma*) zum Ausdruck kommt, auch für die unterbewußten Neigungen verantwortlich, die den Charakter und das Verhalten eines Menschen durch viele Reinkarnationen hindurch bestimmen. Denken und Handeln verstricken sich so in einen endlosen Kreislauf gegenseitiger Kausalität. Handlungen erzeugen Gedächtnisspuren, die die geistigen Prozesse mit Brennstoff versorgen und im Gedächtnis aufgehoben werden, das über viele Geburten hinweg andauert. Der Vorrat unterschwelliger Eindrücke wird nur ausgelöscht, wenn die Ketten kausaler Beziehungen zerbrechen. Doch Gedächtnis, Vernunft und sogar Intuition haben keine Relevanz für das Erreichen spiritueller Vollkommenheit und Freiheit. Befreiung des Geistes ist nur möglich, wenn die unterbewußten unterschwelligen Eindrücke aufgebraucht sind und jegliches Kreisen der Gedanken aufgehört hat. Mit anderen Worten, das Problem der Freiheit hängt mit der Loslösung von der erkennbaren Welt körperlicher und geistiger Aktivitäten zusammen. Solches Loslösen lockert die Bande des Gedächtnisses, die einen an das phänomenale Dasein binden, und erlaubt es einem, die Möglichkeit spiritueller Freiheit zu verwirklichen.

Das Kultivieren geistiger Ruhe ist wesentlich notwendig, um die Ansammlung psychischer Fesseln rückgängig zu machen. Denn nur wenn das Denken ruhig ist, kann man seine spirituelle Natur erkennen. Ein Mensch, dessen Geist durch das Umherschweifen der Gedanken verwirrt ist, verfängt sich im Netz dieser Gedanken. Da das Denken grundlegend für die Verstrickung des Geistes in die materielle Natur ist, besteht der Weg, auf dem der Geist sich aus der Verstrickung lösen kann, darin, daß man sein Denken dem Chaos der geistigen und körperlichen Reize gegenüber unempfindlich macht. Um einen solchen Zustand zu erreichen, muß man seinen Körper und seinen Geist vervollkommnen, indem man das leidenschaftliche Anhaften mit Disziplin bei den Übungen überwindet, die Patañjali vorschreibt.

Patañjalis Text

Die 195 Yoga-Aphorismen oder Yogasūtras (*sūtra* heißt wörtlich »Faden, Schnur«) beschreiben praktische Mittel zur Verwirklichung spiritueller Vollkommenheit durch bestimmte Arten von Disziplin. In den Aphorismen verdichtet Patañjali eine Reihe wesentlicher Konzepte, die aus einem großen Fundus verschiedener Materialien zur geistigen Disziplinierung und der Verwirklichung spiritueller Freiheit stammen. Jeder Aphorismus liefert in einem konzentrierten sprachlichen Ausdruck ein Element der komplexen »Methodologie« für ein radikales Umdenken hinsichtlich unserer Beziehung zur Welt und erneuert unsere Wahrnehmung der gesamten Gedankenstruktur.

Die *Yogasūtras* sind in vier Abschnitte unterteilt. Der erste behandelt das Aufhören der Gedanken und das Kultivieren reiner Kontemplation. Der zweite erklärt die acht Glieder der Yoga-Übungen und die systematischen Mittel, die zu einem Erfolg bei diesen Übungen führen. Der dritte Abschnitt ist den letzten drei dieser acht Glieder der Übung gewidmet, einer integrierten Disziplin, die dem Yogī besonderes Wissen und außergewöhnliche Kräfte verleiht. Der vierte Abschnitt schließlich erforscht die Natur der absoluten spirituellen Freiheit, die das letzte Ziel des Yoga darstellt.[27]

Der erste Abschnitt des Textes gibt eine Reihe von Definitionen und zeigt die Beziehungen zwischen den verschiedenen Arten, auf die man geistige Ruhe und spirituelle Befreiung erlangen kann. Der gesamte Text wird geprägt durch die einleitende Definition von Yoga als das »Aufhören des Kreisens der Gedanken«, woraufhin »der Geist in seiner wahren Identität als Betrachter der Welt dasteht«. Patañjali erklärt dann die grundlegenden Methoden, um die Gedanken zur Ruhe zu bringen, ein Prozeß, der es dem Selbst erlaubt, in bezug auf die Welt phänomenaler Erfahrung ein reiner Betrachter (*drashtri*) zu sein, ohne an ihr teilzunehmen. Dieser Abschnitt stellt auch zwei wichtige Komponenten der Yoga-Übungen vor – das Kultivieren von Gelassenheit und die Hingabe an den Herrn (*īshvara*), den höchsten Geist des Yoga. Das hauptsächliche Thema dieses Abschnitts ist jedoch die reine Kontemplation (*samādhi*), eine spirituelle Integration, die zur vollkommenen Unabhängigkeit des Geistes von einer Beteiligung an der materiellen Welt führt. Diese Unabhängigkeit ist ebenso schwierig zu beschreiben wie zu erlangen, und die wenigen, die sie anscheinend erfahren haben, bezeugen, daß die spirituelle Freiheit jenseits von Zeit und Raum liegt.

Der zweite Abschnitt enthält praktisch den Korpus der Lehren des Patañjali, dessen Kern die achtgliedrige Disziplin des Yoga (*ashtānga-yoga*) bildet. Ehe er mit weiteren Einzelheiten zum achtgliedrigen Weg fortfährt, analysiert Patañjali die Ursachen des Irrtums und des Leidens, die Hindernisse für die spirituelle Befreiung darstellen. Die Kräfte der Verdorbenheit werden identifiziert als Unwissenheit, Egoismus, Leidenschaft, Haß und Lebenswille. Unwissenheit, die Wurzel der anderen Verdorbenheiten, ist ein Mißverständnis bezüglich der Wechselwirkungen zwischen dem beobachtenden Geist (*purusha*) und der Welt der Phänomene (*prakriti*).

Es verleitet uns zu dem egozentrischen Glauben an ein einheitliches Ich und identifiziert fälschlicherweise den Geist mit Materie.

Glücklicherweise kann man diese Unwissenheit beseitigen, indem man sich ernsthaft verpflichtet, das disziplinierte Leben eines Yogī zu führen. Die Übungen eines hingebungsvollen Yogī bestehen aus acht miteinander verknüpften Disziplinen spiritueller Entwicklung, die ihren Höhepunkt in der reinen Kontemplation der eigenen inneren Wahrheit findet. Ist die Unwissenheit beseitigt, existiert der Geist als Betrachter der Welt und hängt nicht mehr an der schmerzhaften Vergänglichkeit der Welt.

Der dritte Abschnitt ist zum größten Teil der detaillierten Darstellung der Macht gewidmet, die man durch die Vollendung der Übungen des Yoga bekommt. Die konzentrierte Energie, die sich durch Kontemplation und spirituelle Beherrschung ansammelt, gibt dem Yogī eine Flexibilität des Denkens, aufgrund deren er die Zwänge des gewöhnlichen Wissens transzendieren und unbegrenzte Kräfte erlangen kann. Diese Kräfte manifestieren sich für den Yogi in dem überbewußten Zustand vollkommener Beherrschtheit (*samyama*). Durch Konzentration, Meditation und reine Kontemplation – die letzten drei Glieder der Yoga-Übungen, die eine vollendete Beherrschtheit ausmachen – wird das Denken in einer Weise transformiert, daß eine Unterscheidung zwischen materieller Natur und dem beobachtenden Geist möglich wird. Das öffnet den Yogī für die außergewöhnlichen Kräfte des Denkens, wie die Kenntnis früherer Leben und der Gedanken anderer, übernatürliches Hören und Sehen, die Fähigkeit, in andere Körper einzudringen, unsichtbar zu werden und die unterschiedlichen Sprachen der Menschen, Tiere und Vögel zu verstehen. Bei der Aufzählung und Beschreibung dieser Kräfte gibt Patañjali uns Bilder von der Möglichkeit des Geistes, die anscheinend unmögliche innere Reise durchzuführen, die uns zur spirituellen Freiheit, zu einem Zustand jenseits aller Grenzen und Beschränkungen führt. Auch wenn die Erfahrung dieser Kräfte einen ganz bestimmten Zweck auf dem Weg des Yoga erfüllt, muß ein Yogī der Versuchung widerstehen, sich ihrer magischen Potenz hinzugeben, will er zum

Ziel des Weges, zur Freiheit gelangen. Es ist beinahe so, als müsse ein Yogī das volle Ausmaß der Macht der Gedanken erleben, ehe er ihr vollkommenes Aufhören erreicht, den Höhepunkt der Yoga-Übungen.

Dieser Abschnitt der *Yogasūtras* spiegelt in gewissem Sinne Übungen der Schamanen. Doch ist es nicht das letzte Ziel der Yoga-Übungen, magische Kräfte zu erlangen und ekstatische Zustände zu erleben, sondern spirituelle Freiheit zu verwirklichen. Bei den Schamanen hat die instinktive Fähigkeit, die unsichtbare Welt der Götter, Dämonen und der Geister der Vorfahren heraufzubeschwören, eine besondere Bedeutung. Im Yoga werden solche Fähigkeiten eher als unbedeutend eingestuft. Ein Yogī ist zwar auch zu den Wunderkräften eines Schamanen fähig, doch werden sie als gefährlich angesehen, da sie vom Ziel der spirituellen Freiheit ablenken können.[28]

Nur wenige indische Philosophen verstehen die übertriebenen Beschreibungen dieser Kräfte wörtlich. Dagegen ist die indische Mythologie und Literatur voller Geschichten von Yogīs, deren Kräfte es ihnen ermöglichen, die Naturgesetze zu überwinden. Ihre Kräfte bedrohen sogar die Götter, die verschiedene Mittel der Verführung anwenden, um die Yogīs unter Kontrolle zu halten. Ein eindrucksvolles Beispiel dafür kommt in der Geschichte von Rishyashringa vor, einem jungen Asketen, der von einer Rehgeiß im Wald geboren wurde und von seinem Vater vollkommen isoliert von der menschlichen Gesellschaft, einschließlich der Vergnügungen der Frauen, im Yoga geschult wurde.[29] Als das Land in der Nähe des Waldes, in dem Rishyashringa lebt, durch eine Dürre verwüstet wird, raten die Priester dem König, listige Kurtisanen auszusenden und den Jungen in die Hauptstadt zu locken, in der Hoffnung, seine yogischen Kräfte benutzen zu können, um die Dürrezeit zu beenden. Seine Unschuld macht ihn für die Verführungskünste empfänglich, und er erliegt schließlich der Schönheit der heiratsfähigen Königstochter. Seine Yoga-Energie wird auf diese Weise freigesetzt, und es regnet. Rishyashringa lebt zwar weiter als bedeutender Weiser in der Welt, doch vom Standpunkt der *Yogasūtras* aus illustriert seine Geschichte, wie verwundbar selbst ein fortgeschrittener Yogī den Ablenkungen der Welt gegenüber ist, die durch seine eigenen wachsenden Kräfte bloßgestellt werden.

Die Warnung vor den Kräften des Yoga ist der Auftakt zum vierten Abschnitt der *Yogasūtras*. Patañjali untersucht hier jene Aspekte des Denkens und Handelns, die letzte Hindernisse für die absolute spirituelle Freiheit (*kaivalya*) darstellen. Dieser Abschnitt rekapituliert Vorstellungen, die in früheren Abschnitten des Textes schon dargestellt worden waren, hier allerdings aus der Perspektive eines allwissenden Betrachters, der imstande ist, die Unabhängigkeit des Geistes von jeglicher Verstrickung in die materielle Natur zu verwirklichen. Für einen unabhängigen Geist ist die Befreiung nicht die Auslöschung des persönlichen Daseins, sondern ein großartiger Zustand der Ruhe. Im Verlaufe seiner Analyse der Beziehungen zwischen Handlung, Gedanke, Gedächtnis und befreiendem Wissen spielt Patañjali auf die verschiedenen Vorstellungen von Kausalität an, die hauptsächlich aus den detaillierteren Theorien von Ursache und Wirkung der Sānkhya-Philosophie stammen.[30]

In ihren Kommentaren zu diesem Abschnitt zitieren indische Autoren Variationen des Gleichnisses vom verlorenen Sohn, um zu erklären, wie ein Yogī dazu kommt, die wahre Natur des Geistes zu verwirklichen. Der Sohn eines Königs wird aufgrund von Intrigen am Königshof in seiner Kindheit verbannt und von Kastenlosen aufgezogen, mit denen er sich identifiziert. Durch die Dienste eines betagten Ministers wird er jedoch gefunden, und man sagt ihm, daß er ein König sei und keineswegs ein Kastenloser. Zuerst kann er das nicht verstehen, aber aufgrund der sorgfältigen Schulung durch den Minister verändert sich die Art, wie er sich wahrnimmt, und ganz allmählich versteht er, was es bedeutet, ein König zu sein. In ähnlicher Weise kann auch ein Yogī zur Erkenntnis des wahren Zustandes seines Geistes gelangen, indem er das Urteilsvermögen entwickelt, aufgrund dessen er zwischen dem Geist als dem wissenden Betrachter und der materiellen Welt der Phänomene unterscheiden kann.

Der Stil des Textes

Die *Yogasūtras* sind in einem einfachen, aphoristischen Stil geschrieben, im krassen Gegensatz zur rhetorischen Komplexität der Kommentare. Die Sprache ist direkt und häufig voller schwieriger Fachausdrücke. Es gibt so gut wie keine Metaphern, und selbst Vergleiche bleiben auf ein Minimum beschränkt. In den *Yogasūtras* ist es nicht das Ziel, Verbindungen zu knüpfen, sondern die trügerische Verbindung zwischen Geist und Natur aufzulösen. Die sprachlich äußerst reduzierte Form der Aphorismen sowie das Fehlen von Metaphern unterstreichen Patañjalis zentralen Punkt, daß man alles relationale Denken transzendieren muß, will man die Isolation der absoluten Freiheit erkennend verwirklichen.

Obwohl die Kommentare das nicht genügend herausstellen, besitzt der Text doch eine innere Struktur und Kohärenz, und Querverweise sind reichlich vorhanden. Jeder Aphorismus leistet seinen Beitrag zum Ganzen, auch wenn die Interpretation eines einzelnen Aphorismus häufig von dem spezifischen philosophischen Kontext abhängt, innerhalb dessen Patañjali seine Argumente formuliert.

Die knappe, elliptische Natur der Aphorismen hat zu verschiedenen Interpretationen der einzelnen Verse, aber auch des gesamten Textes geführt. Der älteste noch vorhandene Kommentar ist die *Yoga-bhāshyā* des Vyāsa (achtes Jahrhundert n. Chr.). Dieser Kommentar wurde selbst zum Gegenstand einer Untersuchung mit dem Titel *Tattva-vaishāradī* von Vāchaspati Mishra (neuntes Jahrhundert). Beide Kommentare wurden ins Englische übersetzt, und eine der verläßlichsten Übersetzungen ist immer noch die von J. H. Woods aus dem Jahre 1914.[31] Der Kommentar des Vyāsa gehört in die frühe scholastische Periode Indiens und beschäftigt sich mit der philosophischen Bedeutung der Aphorismen. Vyāsa etablierte die vorherrschende Tradition der Interpretation des Textes, der die meisten indischen und westlichen Übersetzer und Interpreten immer noch folgen. Spätere Kommentare klären bestimmte Details der Yoga-Übungen, auf die Patañjali nur angespielt hat. Wie auch im Falle anderer grundlegender Texte in Form von Aphorismen erlangten die *Yogasūtras* ihre Autorität innerhalb der Tradition hinduistischer Philosophie vor allem durch das Gewicht der vielen Kommentare, und diese Vielzahl von Interpretationen hilft uns unleugbar dabei, die in diesen Text eingebetteten Bedeutungsschichten zu durchdringen. Zugleich verdunkeln sie aber auch häufig die elegante Kritik Patañjalis an den geistigen Einstellungen, die uns an das Leiden des launischen materiellen Daseins binden.

Ein unlängst entdeckter, aber umstrittener Unterkommentar zu Vyāsas Kommentar wird dem Shankara, dem berühmten Philosophen der monistischen Vedānta-Schule, zugeschrieben, der im neunten Jahrhundert lebte. Selbst wenn dieser Kommentar nicht von Shankara stammen sollte, beweist er doch das Interesse der Vedānta-Gelehrten an den philosophischen Implikationen der Vorstellungen des Patañjali. Wie bei späteren Interpretationen des Vedānta steht hier eine transzendente Dimension des Yoga im Vordergrund, die in Patañjalis Philosophie des Aufhörens und der spirituellen Befreiung fehlt. Tatsächlich ist es sogar äußerst schwierig, die antimetaphorische Einstellung der *Yogasūtras* mit der antiken Vorstellung des Vedānta in Einklang zu bringen, die in den späten vedischen Hymnen und den Upanischaden vorherrscht und die besagt, daß man das Wesen des Kosmos verstehen kann, wenn man Entsprechungen zwischen anscheinend unähnlichen Dingen entdeckt. Patañjali präsentiert eine scharfsinnige und radikale philosophische Analyse jener geistigen Disziplin, die von den genannten Vorstellungen des Vedānta eher entschärft wird.

Tatsächlich ist es gerade diese Radikalität der Analyse des Patañjali, die die *Yogasūtras* so unwiderstehlich macht. Auch wenn man dem System, das Patañjali darstellt, nicht ganz folgen und auch die Disziplin nicht bis zu ihrer letzten Erfüllung durchhalten kann, vermitteln meiner Ansicht nach der Stil und die Struktur des Textes seine Strategie mit einer solchen Unmittelbarkeit, daß sie einem ernsthaften Leser verständlich wird. In einem sehr wichtigen Sinne bildet die Bewußtmachung dieser Punkte einen Schritt auf dem Weg.

Zugegebenermaßen ist es unwahrscheinlich, daß ein nicht eingeweihter Leser einen Text vollkommen verstehen kann, dessen Interpretation seit Jahrhunderten sowohl in Indien als auch im Abendland zu Diskussionen unter Gelehrten und Yoga-Praktizierenden geführt hat. Innerhalb der indischen Tradition bilden die *Yogasūtras* sprachlich äußerst reduzierte Aussagen, die als Gedächtnisstütze auf dem schwierigen Weg zur spirituellen Freiheit dienen sollen. Es handelt sich um einen Text, den man auswendig lernen soll und dessen Inhalt dann unter Anleitung eines Lehrers verdeutlicht wird. Letztlich wird man ihn aber nur durch langes, ununterbrochenes Praktizieren als eine eigene Erfahrung vollkommen begreifen. Betrachtet man die Lektüre dieser Aphorismen aber als eine Art Experiment, kann man trotzdem viel dadurch erreichen. Auch wenn nicht alle Einzelheiten der Analyse verständlich werden, ist es doch möglich, Patañjalis philosophisches und psychologisches Gelände zu erforschen. Denn ein Reisender in einem fremden Land kann ja beispielsweise auch eine neue Landschaft erkunden und ihre Konturen bereits in sich aufnehmen, noch ehe er ihre Einzelheiten erkennt. Man kann den Text auf verschiedenen intellektuellen Niveaus verstehen, doch der Kern der Weltanschauung des Patañjali wird jedem Leser deutlich und klar, der sich darum bemüht.

Das Ziel der Transformation durch Yoga wird mit kontemplativen Übungen verwirklicht. Der Weg zur Freiheit besteht in einem allmählichen Ent-wickeln von falschen Vorstellungen, was eine ganz neue, frische Perspektive zuläßt. Es ist so, als ginge man aufmerksam durch einen Wald, in dem man nicht genau jedes Tier, jeden Vogel, jede Blume und jeden Baum identifizieren kann. Trotzdem bringen einen die Laute der verschiedenen Kreaturen, die Gerüche der Blumen und Farnkräuter und die Form der Bäume zu einem intensiveren Bewußtsein von der Umgebung, und in diesem Prozeß der Neuorientierung verändern sich die Konturen der Landschaft. Der Weg des Yoga ist nicht einfach und gerade. Es handelt sich vielmehr um eine komplexe Methode, zu der eine radikale Veränderung der Art gehört, wie wir die Welt erleben und den Prozeß der Selbsterkenntnis verstehen. Wir bekommen Techniken an die Hand, mit denen wir unseren eigenen Denkprozeß analysieren und schließlich unsere wahre menschliche Identität bloßlegen können.

Patañjalis Yogasūtras

ERSTER ABSCHNITT

Das Aufhören der Gedanken und kontemplative Stille

DIE NATUR DES YOGA

1. *atha yoga~anushāsanam /*
   Dies ist die Lehre vom Yoga.
2. *yogash-chitta-vritti-nirodha /*
   Yoga ist das Aufhören des Kreisens der Gedanken.
3. *tadā drashtuh sva-rūpe 'vasthānam /*
   Wenn die Gedanken aufhören, steht der Geist in seiner wahren Identität als Betrachter der Welt da.
4. *vritti-sārūpyam-itaratra /*
   Andernfalls identifiziert sich der Betrachter mit dem Kreisen der Gedanken.

Die ersten vier Aphorismen definieren einmal die Natur des Yoga als einen Zustand geistiger Ruhe und spiritueller Freiheit und zum anderen die Mittel, um diesen Zustand zu erreichen. Diese Aphorismen stellen außerdem Fachausdrücke vor, die im Verlaufe des Textes immer wieder auftauchen und die Patañjali bei der Erklärung seiner Auffassung von der menschlichen Psyche weiter ausarbeiten wird. Die *Yogasūtras* enthalten in dem für indische philosophische Texte typischen, auf sich selbst bezogenen Stil verschiedene einander ergänzende Definitionen von Yoga. Die erste Definition legt den Brennpunkt der Lehre fest.

Yoga wird definiert als *chitta-vritti-nirodha*, »Aufhören des Kreisens der Gedanken«. Der gesamte Text wird sich immer wieder mit *chitta* beschäftigen, das man mit »Gedanken, Denken« übersetzen kann – der sensible, subtile Aspekt geistiger, mentaler Fähigkeiten.[1] Gedanken existieren in Form ihrer Aktivität oder ihres »Kreisens« (*vritti*). »Das Kreisen der Gedanken« (*chitta-vritti*) bezieht sich auf die Gesamtheit aller geistigen Prozesse, der bewußten, unbewußten und überbewußten, und nicht nur auf die Fähigkeiten des Intellektes, der Erinnerungen oder der Emotionen. Chitta wird zwar häufig mit »Geist« (*mind*) übersetzt, doch wird dadurch der Unterschied zu *manas* verwischt. Manas ist das Erkenntnisorgan, Chitta bezeichnet den gesamten Denkprozeß. Dieser Denkprozeß ist ein Produkt von Geist (*manas*), Intelligenz (*buddhi*) und Ego (*ahankāra*), den drei *mentalen* Dingen, die durch Evolution aus der materiellen Natur (*prakriti*) heraus entstehen.

Nach Patañjalis Auffassung ist also das Denken grundlegend für die Verwicklung des Geistes in die materielle Natur. Der Weg, seinen Geist aus dieser Lage zu befreien, besteht darin, daß man sein Denken den Anregungen der Welt der Erfahrungen gegenüber unempfindlich macht. »Aufhören« (*nirodha*) bedeutet, daß das Kreisen der Gedanken zum Stillstand gekommen ist. Soweit die subtilen geistigen Prozesse aktiv sind, ist das Subjekt oder Selbst notwendigerweise instabil und erregt. Das Ziel des Yoga ist es, die Denkprozesse anzuhalten, damit der Geist frei sein kann, isoliert von dem Tumult der Gedanken, von denen er fälschlicherweise seine Identität ableitet. Diese Vorstellung findet sich auch in der *Bhagavadgītā*, in der Krishna über einen Yogī folgendes sagt: »Er sollte allmählich zur Ruhe kommen und sein Verständnis ganz fest beherrschen. Er sollte seinen Geist auf das Selbst konzentrieren und nichts denken.« (6.25)

Der Betrachter (*drashtri*) ist das Subjekt, das der sichtbaren Welt der phänomenalen Erfahrungen zuschaut, jedoch keinen Anteil an ihnen nimmt. Ein solcher Betrachter schaut einfach nur allem, was sich außerhalb seiner selbst befindet, sogar den Feinheiten des Denkens, gelassen zu, anstatt es selber zu erleben. »Betrachter« bezeichnet also den Geist (*purusha*) in seinem bewußten Aspekt (vgl. 2.12,20).

5. ***vrittayah pañchatayah klishta~aklishtāh /***
Es gibt fünf Arten des Kreisens der Gedanken, seien sie nun gegen die Kräfte der Verdorbenheit immun oder von diesen verdorben.

6. ***pramāna-viparyaya-vikalpa-nidrā-smritayah /***
Diese sind: gültige Beurteilung, Irrtum, begriffliche Vorstellung, Schlaf und Gedächtnis.

7. ***pratyaksha~anumāna~āgamāh pramānāni /***
Die gültigen Mittel zur Beurteilung sind unmittelbare Wahrnehmung, Schlußfolgerung und verbales Zeugnis.

8. ***viparyayo mithyā-jñānam-a-tad-rūpa-pratishtham /***
Irrtum ist falsches Wissen, dem keine objektive Basis zugrunde liegt.

9. ***shabda-jñāna~anupātī vastu-shūnyo vikalpah /***
Begriffliche Vorstellung beruht auf Worten, denen jegliche Substanz fehlt.

10 ***abhāva-pratyaya~ālambanā vrittir-nidrā /***
Schlaf ist ein vom Dasein abstrahiertes Kreisen der Gedanken.

11. ***anubhūta-vishaya~asampramoshah smritih /***
Gedächtnis ist die Erinnerung an Objekte, die man erfahren hat.

Patañjali beschreibt hier fünf Arten des Denkens, von denen jede einzelne verdorben oder gegenüber Verdorbenheit immun sein kann. Die Natur der »Verdorbenheit« wird ausführlicher im zweiten Abschnitt behandelt (siehe 2.4–9).

Es ist hier jedoch wichtig anzumerken, daß selbst die subtilsten und mildesten Gedankenprozesse Hindernisse für die Freiheit des Geistes darstellen.

Gültige Beurteilung beruht auf einer der drei legitimen Methoden zur präzisen Erfassung der materiellen Wirklichkeit (7). Irrtum ist falsches Wissen, das auf keiner Tatsache basiert. Begriffliche Vorstellung ist die Tendenz des Denkens, ein Bild der Wirklichkeit zu entwerfen, das außerhalb der individuellen Subjektivität keine Grundlage hat. Wir können also ein verbales Wissen haben, bei dem sich Worte und ihre Bedeutung nicht mit einem objektiven Gegenstand decken.

Schlaf umfaßt das Träumen und den traumlosen Zustand. »Vom Dasein abstrahiertes Denken« ist eine freizügige Auslegung von *abhāva-pratyaya~ālambanā*, was wörtlicher übersetzt »gegründet auf dem Bewußtsein des Nichtseins« bedeutet.[2]

Gedächtnis ist die Grundlage für Patañjalis Erkenntnistheorie. Kein Gedanke geht jemals verloren. Jeder Gedanke wird als unterschwelliger Eindruck oder Erinnerungsspur aufbewahrt. Diese Spuren erlauben es einem nicht nur, sich an vergangene Ereignisse und Wahrnehmungen zu erinnern, sondern sie gestalten auch in einem nie endenden Prozeß aktiv alle zukünftigen Erfahrungen.

ÜBUNG UND GELASSENHEIT

12. ***abhyāsa-vairāgyābhyām tan-nirodhah /***
Das Aufhören des Kreisens der Gedanken kommt durch Übung und Gelassenheit.
13. ***tatra sthitau yatno 'bhyāsah /***
Übung ist die Bemühung, das Aufhören des Denkens zu bewahren.
14. ***sa tu dīrgha-kāla-nairantarya-satkāra~āsevito dridha-bhūmih /***
Diese Übung ist fest gegründet, wenn sie über einen langen Zeitraum hinweg ohne Unterbrechung und mit Eifer ausgeführt wird.
15. ***drishta~ānushravika-vishaya-vitrishnasya vashīkāra-samjñā vairāgyam /***
Gelassenheit ist das Anzeichen von Meisterschaft über das Verlangen nach sinnlichen Dingen.
16. ***tat-param purusha-khyāter-guna-vaitrishnyam /***
Höhere Gelassenheit ist das vollkommene Fehlen eines

Verlangens nach Materiellem, und dazu kommt es, wenn man zwischen dem Geist und der materiellen Natur unterscheiden kann.

Patañjali wendet sich nun der Frage zu, wie man das Denken zum Stillstand bringen kann. Die Aphorismen 12 bis 40 beschreiben viele Wege zu diesem einen Ziel, und zu allen gehört eine Form von Übung, die zur Gelassenheit führt.

Die Yoga-Übungen sind das Bindeglied zwischen dem gewöhnlichen Selbst und der letzten Freiheit des Geistes. In Patañjalis Philosophie sind wir nicht von irgendwelchen äußeren Vermittlern abhängig, die uns diese Freiheit gewähren. Sie wird vielmehr mit der Zeit durch unsere eigenen Bemühungen und durch Disziplin erlangt. Wer Yoga praktiziert, kann langsam oder schnell Fortschritte machen, und viele erreichen unterschiedliche Grade der Gelöstheit und Gelassenheit. Diese Unterschiede werden in späteren Aphorismen diskutiert.

Die Erkenntnis, daß der Geist von der materiellen Natur verschieden ist, führt – auch wenn sie noch so vorläufig ist – dazu, daß man an materiellen Dingen kein Interesse mehr hat, selbst an denen nicht, die erstrebenswert oder gut zu sein scheinen. Diese Losgelöstheit von materiellen Wünschen ist ein wichtiger Schritt zur spirituellen Freiheit hin und findet ihren Höhepunkt in Patañjalis »höherer Gelassenheit« – eine vollkommene Losgelöstheit von der Welt der Erfahrungen, in der wir aufhören, uns mit der materiellen Welt zu identifizieren.

WEGE ZUM AUFHÖREN DES DENKENS

17. ***vitarka-vichāra~ānanda~asmitā-rūpa~anugamāt samprajñātah /***
Bewußtes Aufhören der Gedanken kann aus verschiedenen Formen von Vermutung, Überlegung, Genuß und Egoismus heraus entstehen.

18. *virāma-pratyaya~abhyāsa-pūrvah samskāra-shesho 'nyah /*
Jenseits davon gibt es einen Zustand, in dem aufgrund der Übungen zum Aufhören des Denkens nur unterschwellige Eindrücke bleiben.

19. *bhava-pratyayo videha-prakriti-layānām /*
Für Götter und Menschen, die nicht die Bürde eines physischen Körpers tragen, die aber dennoch in die materielle Natur verstrickt sind, ist das Aufhören des Denkens durch ihr Vertrauen auf die Welt der Phänomene begrenzt.

20. *shraddhā-vīrya-smriti-samādhi-prajñā-pūrvaka itareshām /*
Für andere erfolgt das Aufhören des Denkens durch Glauben, heldenhafte Energie, Achtsamkeit, kontemplative Ruhe und Weisheit.

21. *tīvra-samvegānām-āsannah /*
Für alle, die eine scharfe Intensität besitzen, ist es unverzüglich.

22. *mridu-madhya~adhimātratvāt-tato 'pi visheshah /*
Höher als dies ist das Aufhören jenseits der Unterscheidungen von mild, gemäßigt oder extrem.

Die Bedeutung dieses entscheidenden Abschnitts ist seit uralten Zeiten umstritten. Die meisten Kommentare erklären, daß diese Aphorismen sich auf die Ebenen kontemplativer Ruhe (*samādhi*) beziehen. Andere behaupten dagegen, daß sie sich auf das Aufhören des Denkens (*nirodha*) beziehen, und ich entwickle hier diese Interpretation. Der gesamte erste Abschnitt der *Yogasūtras* erforscht offenbar, was es bedeutet, das Denken zur Ruhe zu bringen, und mit welchen Mitteln es zur Ruhe gebracht werden kann. Beschauliche Ruhe wird nur als einer der Zustände angeführt, die zu einem Aufhören des Denkens führen können (20).

Nach Patañjali kommt das Aufhören des Kreisens der Gedanken auf verschiedene Weise zustande. Auf der ersten Ebene werden gewöhnliche bewußte Prozesse darauf gerichtet, die Aktivität der Gedanken zum Stillstand zu bringen (17). Auf den folgenden Ebenen spielen überbewußte Prozesse eine Rolle. Dabei wird jegliche Form des Denkens beseitigt, und nur die unterschwelligen Eindrücke vergangener Erfahrungen bleiben. Das bewußte Zügeln von Gedanken steht in Beziehung zu der Kontemplation, die Samen trägt (1.46).

Die unterschwelligen Eindrücke (*samskāra*) sind die Rückstände im Geist, die von vergangenen Gedanken, Handlungen und Reaktionen auf Sinnesreize stammen. Diese werden vergessen und bleiben latent im unterbewußten Geist, um schließlich einmal zu reifen und einen neuen geistigen Prozeß in Gang zu setzen – und das kann sogar von einer Inkarnation auf die nächste übergreifen. Um diese Denkprozesse vollkommen abzuschalten, müßte man den Geist von allen Eindrücken säubern. Aber das ist äußerst schwierig. Patañjali zeigt uns daher verschiedene Arten, um die Bildung von Eindrücken zu unterbinden und dazu deren Kraft zu verwenden.[3]

Hier wird die Unterscheidung zwischen bewußten und überbewußten Arten der Unterbindung durch Hinweise auf andere Arten ergänzt. Diese stammen wahrscheinlich aus verschiedenen zeitgenössischen Theorien darüber, wie man spirituelle Freiheit erlangen kann. Der 19. Aphorismus bespricht Figuren aus indischen Mythen, Götter und Helden, die zwar von den gewöhnlichen Zwängen physischer Körper frei sind, deren geistige Bedingungen und Vorräte an Eindrücken aus früheren Leben sie jedoch weiterhin an die materielle Natur gefesselt halten.

Die fünffältige Kraft – Glauben, heldenhafte Energie, Achtsamkeit, kontemplative Ruhe und Weisheit – findet ihre Parallele in identischen Aspekten der frühen buddhistischen Praxis.[4] Patañjali teilt ganz deutlich die buddhistische Auffassung, daß ein rechtes Leben und ein langer Prozeß spirituellen Kultivierens die Kraft haben, außerordentliche geistige Verwandlungen zu bewirken. Diese Übungen werden dann höheren Formen der geistigen Übung gegenübergestellt, die Patañjali gleich darstellen wird, aufgrund deren die unterschwelligen Eindrücke augenblicklich verschwinden und alle Gedanken aufhören.

23. *īshvara-pranidhānād-vā /*
Das Aufhören der Gedanken kann auch aufgrund von Hingabe an den Herrn des Yoga geschehen.
24. *klesha-karma-vipāka~āshayair-aparāmrishtah purusha-vishesha īshvarah /*
Der Herr des Yoga ist eine bestimmte Form des Geistigen, die unberührt ist von den Kräften der Verdorbenheit, von Handlungen, von den Früchten der Handlungen oder von unterschwelligen Absichten.
25. *tatra nir-atishayam sarva-jña-bījam /*
Im Herrn des Yoga ruht der unvergleichliche Same der Allwissenheit.
26. *pūrveshām-api guruh kālena~anavacchedāt /*
Da er nicht an Zeit gebunden ist, ist er der Lehrmeister selbst der Lehrer der antiken Vergangenheit.
27. *tasya vāchakah pranavah /*
Sein Klang ist die widerhallende Silbe *AUM*.
28. *taj-japas-tad-artha-bhāvanam /*
Die Wiederholung dieser Silbe offenbart ihre Bedeutung.

Die Identifikation der Rolle des Herrn (*īshvara*) im Yoga hängt von den verschiedenen Schulen der Yoga-Praxis und von der jeweiligen philosophischen Interpretation ab. Für Patañjali ist der Herr kein Schöpfergott, der Gnade schenkt. Er ist vielmehr als der archetypische Yogī (*yogeshvara*) eine Repräsentation des allwissenden Geistes (*purusha*). Die Definition von Īshvara als »eine bestimmte Form des Geistigen« (*purusha*) (24) identifiziert ihn mit dem primären spirituellen Prinzip der Sānkhya-Philosophie.

»Herr des Yoga« ist ein allgemein gebräuchlicher Beiname des hinduistischen Asketengottes Shiva. In der *Bhagavadgītā* wird auch der Kriegergott Krishna Yogeshvara genannt, die Verkörperung der Yoga-Praxis, die er seinen Schüler Arjuna lehrt. In seinen Lehren spricht Krishna von sich selbst als »dem zeitlosen Samen einer jeden Kreatur«.[5] Patañjali sagt hier anscheinend, daß der Same der Erkenntnis im Herrn des Yoga nicht keimt, weil er selbst in sich abgeschlossen und allwissend ist. Das wäre auch bei einem Yogī der Fall, der die wahre Natur seines Geistes verwirklicht hat.

Patañjalis Verwendung des Begriffs Hingabe (*pranidhāna*) (23) steht wahrscheinlich in Beziehung zu dem buddhistischen *bodhisattva pranidhāna*. Dabei handelt es sich um ein Gelübde, der letzten Befreiung (*nirvāna*) zu entsagen, um anderen Lebewesen dabei zu helfen, die Erleuchtung zu erlangen. Das deutet darauf hin, daß Patañjalis Ansicht von Hingabe in erster Linie nicht eine Hingabe im Sinne von Verehrung ist, sondern vielmehr im Sinne einer Verpflichtung gegenüber der Disziplin, die der Herr des Yoga repräsentiert. Trotzdem öffnet dies auch den Weg zu einer Synthese zwischen der Ausübung von Yoga und anderen religiösen und moralischen Bräuchen.

AUM ist der voranfängliche Klang (*pranava*), die kosmische Schwingung. Menschen können diesen Klang reproduzieren, indem sie den offenen zusammengesetzten Vokallaut *AU* mit dem Nasal *M* erweitern und kräftigen. Das *AU* wird tief innen im Körper erzeugt und durch den Nasal *M* hervorgebracht, der dann im Kopf schwingt. Nach der uralten indischen Tradition, die in den Upanischaden bewahrt wurde, sind alle Worte und alle Gedanken von dieser einen Tonsilbe *AUM* abgeleitet. Sie drückt die letzte Wirklichkeit aus – im Kosmos, im Herrn des Yoga und im Individuum.[6]

HINDERNISSE UND ABLENKUNGEN ÜBERWINDEN

29. ***tatah pratyak-chetanā~adhigamo 'py-antarāya~abhāvash-cha /***
Wenn *AUM* sich selbst offenbart, hat man wahre Einsicht erlangt, und Hindernisse fallen weg.

30. ***vyādhi-styāna-samshaya-pramāda~ālasya~avirati-bhrānti-darshana~alabdha-bhūmikatva~anavasthitatvāni chitta-vikshepās-te 'ntarāyāh /***
Die Hindernisse, die das Denken ablenken, sind Krank-

heit, Teilnahmslosigkeit, Zweifel, Nachlässigkeit, Faulheit, Verschwendung, falsche Sichtweise, Versagen beim Erreichen einer festen Grundlage im Yoga und Rastlosigkeit.

31. ***duhkha-daurmanasya~angam-ejayatva-shvāsa-prashvāsā vikshepa-sahabhuvah /***
Diese Ablenkungen sind begleitet von Leiden, Frustration, körperlichem Zittern und unregelmäßigem Atmen.

32. ***tat-pratishedha~artham-eka-tattva~abhyāsah /***
Die Übung, sich auf eine einzige Wahrheit zu konzentrieren, ist das Mittel, diese Ablenkungen zu verhindern.

Patañjali unterbricht hier seine Erforschung der Wege zum Aufhören der Gedanken, um auf die Hindernisse einzugehen, die auf diesem Weg liegen. Ehe das Denken vollkommen aufhören kann, muß sich ein Yoga-Schüler von der Welt der Phänomene zurückziehen und sich nach innen wenden, die wahre Einsicht erlangen. Eine ganze Heerschar von körperlichen und geistigen Ablenkungen kann aber auftauchen, um ihn in der inneren Ruhe zu stören. Das Singen der vibrierenden Silbe *AUM* beseitigt die Hindernisse. Diese Übung konzentriert den Geist auf »die einzige Wahrheit«, die Natur der einen Realität (*tattva*).

GEDANKENSTILLE

33. ***maitrī-karunā-muditā~upekshānām sukha-duhkha-punya~apunya-vishayānām-bhāvanātash-chitta-prasādanam /***
Gedankenstille kommt durch das Kultivieren von Freundschaft, Mitgefühl, Freude und Unparteilichkeit in den Bereichen von Freude oder Schmerz, Tugend oder Untugend,

34. ***pracchardana-vidhāranābhyām vā prānasya /***
oder durch maßvolles Ausatmen und Anhalten des Atems,

35. *vishaya-vatī vā pravrittir-utpannā manasah sthiti-nibandhanī* /
oder wenn die geistige Aktivität, die in der Welt der Sinne entsteht, stillgehalten wird,

36. *vishokā vā jyotishmatī* /
oder wenn das Denken leuchtend ist, frei von Sorgen,

37. *vīta-rāga-vishayam vā chittam* /
oder wenn das Denken im Bereich der Sinne leidenschaftslos ist,

38. *svapna-nidrā-jñāna~ālambanam vā* /
oder wenn das Wissen von Träumen und vom Schlaf die Grundlage des Denkens ist,

39. *yathā~abhimata-dhyānād-vā* /
oder durch Meditation über einen angemessenen Gegenstand,

40. *parama~anu-parama-mahattva~anto 'sya vashīkārah* /
denn für jemanden mit Gedankenstille erstreckt sich die Meisterschaft von dem kleinsten Teilchen bis zur weiten Ausdehnung.

In diesen Aphorismen gibt Patañjali eine ganze Anzahl von Übungen, die zu dem vorläufigen Ziel der Beruhigung der Denkprozesse führen.

Das Kultivieren von Freundschaft, Mitgefühl, Freude und Unparteilichkeit spiegelt uralte Praktiken buddhistischer Mönche, die dazu gedacht waren, eine radikale Veränderung der Beziehung zu den anderen Kreaturen auf der Erde herbeizuführen. Diese Übungen wirken dadurch, daß sie die Grenzen zwischen einem selbst und den anderen zerstören und die Barrieren durchbrechen, die die Menschen im Egoismus gefangenhalten. In buddhistischen Begriffen bewirken diese Übungen eine Transformation persönlicher Emotionen in unermeßliche Tugenden. Durch Unparteilichkeit gegenüber allen Lebewesen – man selbst, Freunde, Fremde, Feinde – werden die Emotionen von Liebe, Mitgefühl und Freude so gestärkt und verallgemeinert, daß sie unter allen Umständen andauern.[7]

Die übrigen Aphorismen rekapitulieren die Übungen, die Patañjali bereits beschrieben hat, und stellen andere vor, die im zweiten Abschnitt weiter behandelt werden, einschließlich der yogischen Kontrolle der Atmung (*prānāyāma*) (34). Das Denken wird leuchtend, wenn es von Sorge und Leidenschaft befreit ist, die als schwer, dunkel und undurchsichtig angesehen werden.

Das Denken kann auch durch das Wissen zum Stillstand gebracht werden, das man in tieferen Bewußtseinszuständen erlangt – in Träumen und im traumlosen Schlaf. Diese Zustände betrachtet man als getrennt von der Realität des Wachbewußtseins, aber nicht minderwertiger als diese. In Patañjalis Worten: Sie sind »vom Dasein abstrahiert« (1.10).

Der 40. Aphorismus enthält eine erste Beschreibung der Kräfte, die aus den Yoga-Übungen entstehen, und das wird eingehender im dritten Abschnitt behandelt. Hier wird einfach nur erklärt, daß sie die gesamte Wirklichkeit umfassen, vom Mikrokosmos bis zum Makrokosmos.

KONTEMPLATION, DIE SAMEN TRÄGT

41. ***kshīna-vritter-abhijātasya~iva maner-grahītri-grahana-grāhyeshu tat-stha-tad-añjanatā samāpattih /***
Wenn das Kreisen der Gedanken aufhört, tritt ein kontemplatives Gleichgewicht auf, bei dem Gedanken wie bei einem polierten Kristall von dem, was in ihrer Nähe ist, gefärbt werden – ob es sich nun um den Wahrnehmenden handelt, um den Prozeß der Wahrnehmung oder um die Objekte der Wahrnehmung.
42. ***shabda~artha-jñāna-vikalpaih sankīrnā sa-vitarkā samāpattih /***
Wird das Denken von Konzepten gefärbt, die von einem Wissen herrühren, welches auf Worten und deren Bedeutungen basiert, dann wird das kontemplative Gleichgewicht durch Vermutungen zerstört.
43. ***smriti-parishuddhau sva-rūpa-shūnya~iva~artha-mātra-nirbhāsā nir-vitarkā /***

Ist das Gedächtnis gereinigt, dann ist das kontemplative Gleichgewicht frei von Vermutungen, leer von seiner eigenen Identität, und das Objekt allein strahlt.

44. *etayā~eva sa-vichārā nir-vichārā cha sūkshma-vishayā vyākhyātā /*
Damit wurde das kontemplative Gleichgewicht erklärt, das zugleich reflektierend und intuitiv ist und subtile Elemente zum Gegenstand hat.

45. *sūkshma-vishayatvam cha~alinga-paryavasānam /*
Die Subtilität der Gegenstände führt dazu, daß sie frei sind von Definitionsmerkmalen.

46. *tā eva sa-bījah samādhih /*
Diese Arten des kontemplativen Gleichgewichts sind die Kontemplation, die Samen trägt.

Dieser Abschnitt behandelt einen fachspezifischen Aspekt des Meditationsprozesses genannt »kontemplatives Gleichgewicht« (*samāpatti*).[8] Hier benutzt Patañjali eine seiner seltenen Redewendungen, um anzudeuten, wie das Denken mit dem Gegenstand des Denkens eins werden kann. Ein Yogī, bei dem das Kreisen der Gedanken aufgehört hat, erkennt, daß das so gereinigte Denken wirklich farblos ist. Doch reflektiert es wie ein makelloser Kristall ohne jegliche Entstellung die Farbe eines jeden Gegenstandes, der ihm präsentiert wird. Dieses kristallartige Denken ermöglicht es, die Natur des Wissens zu erkennen. Es kann jede der drei Komponenten des Wissens einzeln oder gemeinsam zu seinem Gegenstand machen: den Wissenden beziehungsweise das Subjekt, den Vorgang des Erkennens oder das Objekt der Wahrnehmung.

Die Arten von Samāpatti resultieren aus den verschiedenen Wegen, auf denen Gedanken sich in die Form der Objekte umwandeln. Im Modus des Vermutens (42) konzentriert sich das Denken auf den Namen und die Bedeutung eines Gegenstandes, der ihm präsentiert wird. Im Modus des Nicht-Vermutens (43) werden während der Reinigung des Gedächtnisses die vorgefaßten Namen und Identitäten des Gegenstandes beseitigt. Die Unterscheidung zwischen Wissendem, dem Prozeß der Wahrnehmung und dem Objekt löst sich auf.

Beschauliches Gleichgewicht ist dann rein, wenn die Erfindungen verbaler Konventionen und das Wissen aufgrund von Schlußfolgerungen wegfallen. Dann wird das Denken, ohne eine bewußte Bemühung um Wissen, von der Natur des Meditationsgegenstandes durchdrungen.

Die beiden Modi kontemplativen Gleichgewichts – mit und ohne Vermutungen – arbeiten im Bereich der Sinne und ihrer Objekte. Zu einer weiteren Verfeinerung des Prozesses gehört das, was Patañjali »subtile Elemente« nennt (44). Diese haben keinen erkennbaren Namen und keine erkennbare Gestalt. Sie geben dem Denken also nichts, auf das es sich richten könnte. Damit wird das Denken noch weiter aus seiner Anteilnahme an der Welt der Phänomene gelöst.

Diese Analyse reflektiert die Ansichten der Sānkhya-Philosophie, nach denen sich die materielle Natur durch Evolution zu groben und subtilen Elementen entwickelt. Die groben Elemente sind Erde, Luft, Feuer, Wasser und Raum. Zu den Elementen der subtilen Ebene gehören das Ego, die Intelligenz, der Geist und die subtilen Wahrnehmungsorgane für Töne, Berührung, Form, Geschmack und Geruch. Jedes der groben Elemente ist mit einem Sinnesorgan verknüpft. So steht die Luft in Verbindung mit dem Klang und dem Ohr, Feuer mit dem Sehen und dem Auge und so weiter.[9] Der Unterschied zwischen groben und subtilen Elementen besteht darin, daß subtile Elemente unspezifisch und universal sind (»frei von Definitionsmerkmalen«), wohingegen grobe Elemente spezifisch und besonders sind.

Intuitive Wahrnehmung (*nir-vichāra*) (44) beruht auf der Erkenntnis, daß die subjektive Welt des Geistes sich irrtümlicherweise mit den charakteristischen Merkmalen der materiellen Natur identifiziert. Diese Erkenntnis ist überrational, weil die rationalen Fähigkeiten der Intelligenz (*buddhi*) und des Geistes (*manas*) zur materiellen Natur dazugehören.

Doch soweit das Denken abhängig ist – sei es von einem Gegenstand, wie subtil er auch sein mag, oder auch nur von einer einzigen Vorstellung –, ist es begrenzt (46). In Patañjalis Worten: es hat »Samen«. Samen (*bīja*) tragende Kontemplation (*sa-bīja-samādhi*) steht in Beziehung zum bewußten Aufhören des Spuren hinterlassenden Denkens (1.17) und beruht damit auf unterschwelligen Eindrücken. Erkenntnisprozesse wie Vermuten, Nachdenken, Genuß und egozentrische Wahrnehmung basieren auf Erfahrungen der Vergangenheit. Will man die reine Stille des Yoga erreichen, müssen diese Erfahrungen aufhören, sich zu neuen Erfahrungen zu entwickeln.

ZUR KONTEMPLATION OHNE SAMEN

47. ***nir-vichāra-vaishāradye 'dhyātma-prasādah /***
Die tiefgründige Klarheit intuitiver Wahrnehmung bringt innere Stille.

48. ***ritam-bharā tatra prajñā /***
Hier ist die Weisheit das Mittel der Wahrheit.

49. ***shruta~anumāna-prajñābhyām-anya-vishayā vishesha~arthatvāt /***
Es erfaßt einen anderen Bereich als das Wissen aus den Schriften und aus Schlußfolgerungen, da sein Gegenstand etwas einzelnes ist.

50. ***taj-jah samskāro 'nya-samskāra-prati-bandhī /***
Ein von Weisheit erzeugter unterschwelliger Eindruck verhindert die Bildung anderer Eindrücke.

51. ***tasya~api nirodhe sarva-nirodhān-nir-bījah samādhih /***
Hat das Kreisen der Gedanken vollständig aufgehört, existiert auch Weisheit nicht mehr, und die Kontemplation trägt keine Samen.

Bei der Samen tragenden Kontemplation erlangt man durch rationale und intuitive Mittel, die vom Gedächtnis abhängen, das Wissen, daß sich Geist und materielle Natur grundsätzlich voneinander unterscheiden. Kontemplation ohne Samen (*nir-bīja-samādhi*) ist ein überbewußter Zustand, in dem das Denken still und vollkommen integriert ist, so daß es keine Samen (*bīja*) übrigläßt, die zu weiteren Gedanken heranreifen könnten. Dieser Bewußtseinszustand ist eine Weisheit, die ohne Einschaltung des Intellekts verwirklicht wird.

Patañjali stellt hier der Weisheit die Lehren der heiligen Schriften und das auf Erfahrung gegründete Wissen gegenüber, die grundsätzlich diskursiv sind und weitere Gedanken erzeugen. Die außergewöhnliche Natur dieser Weisheit läßt die Gedanken fließen, während sie die Bildung neuer Eindrücke blockiert und sich schließlich in einem vollkommenen Aufhören des Denkens selbst überflüssig macht. Vergangene Erlebnisse, die im Gedächtnis aufgezeichnet wurden, die Vernunft und sogar die Intuition haben keine Bedeutung für die Verwirklichung des Zustandes reiner Kontemplation. Selbst die unterschwelligen Eindrücke, die verbleiben, werden verbraucht, und jegliches Kreisen der Gedanken hört auf.

ZWEITER ABSCHNITT

Die Praxis des Yoga

DER ZWECK VON YOGA

1. ***tapah sva~adhyāya~īshvara-pranidhānāni kriyā-yogah /***
Zur aktiven Ausführung von Yoga gehören asketisches Üben, das Studium der heiligen Überlieferung und Hingabe an den Herrn des Yoga.
2. ***samādhi-bhāvana~arthah klesha-tanū-karana~arthash-cha /***
Sein Zweck ist es, reine Kontemplation zu kultivieren und die Kräfte der Verdorbenheit zu schwächen.
3. ***avidyā~asmitā-rāga-dvesha~abhiniveshāh pañcha-kleshāh /***
Die Kräfte der Verdorbenheit sind Unwissenheit, Egoismus, Leidenschaft, Haß und der Lebenswille.

Patañjali wendet sich nun von der Definition der Natur des Yoga zum praktischen Kern seiner Lehren. Die aktive Ausführung von Yoga heißt *kriyā-yoga* und ist eine dreifältige Disziplin, zu der asketische Übungen, das Studium und Singen heiliger Hymnen und Silben sowie die Hingabe an den Herrn des Yoga gehören. Diese drei Elemente zusammen werden »Vorschriften« (*niyama*) genannt und bilden eine Unterabteilung des zweiten Gliedes des achtgliedrigen Yoga des Patañjali, des Weges zur spirituellen Befreiung, der weiter unten in allen Einzelheiten beschrieben wird. Auch wenn einige Kommentatoren der Ansicht sind, die aktive Durchführung des Yoga (*kriyā-yoga*) beziehe sich auf die ersten fünf Glieder der Yoga-Übungen und nicht nur auf die Vorschriften, so macht doch Patañjali selbst diese drei Elemente des Kriyā-Yoga ganz eindeutig zu einer Unterabteilung der Vorschriften (siehe 2.32). Diese drei Übungen werden hier hervorgehoben, um zu betonen, daß sie besonders wirksam sind, um Neulinge des Yoga auf die schwierige Disziplin vorzubereiten, die zur reinen Kontemplation führt. Diese drei Übungen schwächen die Kräfte, die den Weg behindern.

Die Kräfte der Verdorbenheit (*klesha*), die Patañjali in den folgenden Aphorismen (2.4–9) ausführlich behandelt, entstehen aus unserem Kontakt mit dem Chaos des phänomenalen Daseins, und sie motivieren unsere Handlungen in der Welt. Nur dadurch, daß wir uns mit Hilfe der Übungen des Kriyā-Yoga von diesem geistigen und physischen Chaos distanzieren, kann die Kraft der Verdorbenheit vermindert werden.

Patañjali hat bereits den Herrn des Yoga als eine Form des Geistigen definiert. Er ist der allwissende Lehrmeister auch der Lehrer der antiken Vergangenheit, der von der Verdorbenheit unberührt ist (1.24–26). Dieser göttliche Yogī ist ein Vorbild für alle, die Yoga praktizieren und danach streben, die Kräfte der Verdorbenheit, die das Leben zur Qual machen, auszuschalten.

DEFINITION DER KRÄFTE DER VERDORBENHEIT

4. ***avidyā kshetram-uttareshām prasupta-tanu-vicchinna~udārānām /***
Unwissenheit bildet das Feld, auf dem sich die anderen Kräfte der Verdorbenheit entwickeln, ob ruhend, gedämpft, periodisch auftretend oder aktiv.
5. ***anitya~ashuchi-duhkha~anātmasu nitya-shuchi-sukha~ātma-khyātir-avidyā /***
Unwissenheit bedeutet, fälschlicherweise das Dauerhafte im Vergänglichen zu erkennen, Reinheit im Unreinen, Freude im Leiden, ein wesentliches Selbst da, wo es kein Selbst gibt.
6. ***drig-darshana-shaktyor-eka~ātmatā~iva~asmitā /***
Egoismus bedeutet, den Organen und den Kräften der Wahrnehmung ein einheitliches Selbst zuzuschreiben, wie dem Auge und der Sehkraft.
7. ***sukha~anushayī rāgah /***
Leidenschaft folgt daraus, daß man an der Freude hängt.
8. ***duhkha~anushayī dveshah /***
Haß folgt daraus, daß man am Leiden hängt.

9. ***sva-rasa-vāhī vidusho 'pi tathā rūdho 'bhiniveshah /***
Der Lebenswille ist selbst für einen gelehrten Weisen instinktiv und überwältigend.

Patañjalis Vorstellung von Unwissenheit (*avidyā*) als der grundlegenden Kraft der Verdorbenheit spiegelt die alten indischen Vorstellungen von der Grundursache des Leidens in den endlosen Zyklen von Tod und Geburt, die das Dasein der Phänomene ausmachen. In den Upanischaden wird die Unwissenheit mit einem Schleier der Illusion verglichen, der die Wahrheit verhüllt und den Geist verwirrt, so daß er nicht zwischen Schein und Wirklichkeit unterscheiden kann. In der buddhistischen Analyse ist die Unwissenheit eines der zwölf Glieder in der Kausalkette des Daseins (*pratītya-samutpāda*).[10] Buddhisten betrachten als Grundursache des Leidens den falschen Glauben an ein dauerhaftes individuelles Selbst und das starke Verlangen nach Dauer in einem Universum der Vergänglichkeit.

Für Patañjali bildet Unwissenheit die Grundlage für die anderen Kräfte der Verdorbenheit: Egoismus (*asmitā*), Leidenschaft (*rāga*), Haß (*dvesha*) und Lebenswille (*abhinivesha*). Egoismus ist das irrige Gefühl eines Ich, das dann entsteht, wenn wir unsere wesentliche Natur fälschlicherweise mit der materiellen Welt identifizieren. Leidenschaft und Haß blühen, wenn wir uns irrtümlicherweise in Begriffen von vergangenem Vergnügen und Elend definieren. Wir hängen an unseren Erinnerungen dieser Erlebnisse, und diese Erinnerungen erzeugen in uns ganz starke Gefühle von Verlangen oder Bosheit. Der instinktive Lebenswille wird dadurch aufrechterhalten, daß wir uns ans Leben klammern. Dieser Lebenswille ist so mächtig, daß er sogar die heimsucht, die intellektuell die vergängliche Natur aller Dinge verstehen – es sei denn, sie erreichen Disziplin beim Yoga.

10. *te prati-prasava-heyāh sūkshmāh /*
Den subtilen Kräften der Verdorbenheit kann man entkommen, indem man ihre Richtung umkehrt.

11. *dhyāna-heyās-tad-vrittayah /*
Man kann der Wirkung ihres Kreisens durch Meditation entkommen.

12. *klesha-mūlāh karma~āshayo drishta~adrishta-janma-vedanīyah /*
Eine durch Handlungen gebildete unterschwellige Absicht, die in den Kräften der Verdorbenheit wurzelt, wird in der gegenwärtigen oder in potentiellen Geburten verwirklicht.

13. *sati mūle tad-vipāko jāty-āyur-bhogāh /*
Solange es diese Wurzeln gibt, reifen Handlungen zu einer Geburt heran, zu einer Lebensspanne und zum Erleben in der Welt.

14. *te hlāda-paritāpa-phalāh punya~apunya-hetutvāt /*
Diese Handlungen tragen freudige oder qualvolle Früchte, die den Tugenden oder Untugenden des Handelnden entsprechen.

15. *parināma-tāpa-samskāra-duhkhair-guna-vritti-virodhac-cha duhkham-eva sarvam vivekinah /*
Alles Leben ist für einen Menschen mit Urteilsvermögen Leiden, wegen der Qualen, die den Veränderungen und ihren zur Verdorbenheit führenden unterschwelligen Eindrücken innewohnen, und wegen der Art, wie die Eigenschaften der materiellen Natur sich gegen sich selbst wenden.

16. *heyam duhkham-anāgatam /*
Man kann dem Leiden, das noch nicht eingetreten ist, entkommen.

Patañjali beruft sich nun auf die Sānkhya-Philosophie, um zu erklären, wie es zur Transformation der uranfänglichen, undifferenzierten materiellen Natur (*prakriti*) in die verschiedenen Bestandteile des Daseins kommt, nämlich Egoismus, Geist, Vernunft, die Sinne und die subtilen und groben Elemente. »Ihre Richtung umkehren« bezieht sich auf die subtile Kraft der Verdorbenheit und bezeichnet eine Art von Involution, das Gegenteil des Evolutionsprozesses. Patañjali beschreibt hier offenbar drei Stadien der Beseitigung der Verdorbenheit: Zunächst wird sie durch Kriyā-Yoga geschwächt, und dann vermeidet man ihre Wirkung mit Hilfe von Meditation (*dhyāna*); aber ihr vollkommenes Verschwinden ereignet sich erst dann, wenn das Denken aufhört.

Nach Patañjali wirken sich unterschwellige Absichten (*āshaya*) sowohl auf unser gegenwärtiges Leben aus als auch auf mögliche zukünftige (*drishta~adrishta-janma-vedanīya*). Die Kräfte der Verdorbenheit erzeugen einen Boden, auf dem sich Eindrücke von der Welt festsetzen und unterschwellige Absichten bilden. Vyāsa erklärt in seinem Kommentar, daß eine Sammlung tugendhafter Absichten zu einer Wiedergeburt als Gottheit führt, wohingegen eine Ansammlung von Untugenden eine niedere Geburt zur Folge hat, zum Beispiel als Insekt, als Tier oder als ein aus der Gesellschaft ausgestoßener Mensch. Nach Patañjalis Analyse drückt sich das Gefüge von Eindrücken in Gedanken (*chitta*) und Handlungen (*karma*) aus, welche ihrerseits unterbewußte Neigungen erklären, die den Charakter und das Verhalten eines einzelnen Menschen während vieler Inkarnationen bestimmen. Denken und Handeln verstricken sich also in einen endlosen Kreis gegenseitiger Kausalität. Handlungen erzeugen Erinnerungsspuren, welche Denkprozesse schüren und im Gedächtnis aufbewahrt werden, und die bleiben über mehrere Geburten hinweg erhalten. Der Vorrat an unterschwelligen Eindrücken wird nur dann ausgelöscht, wenn die Kette der Kausalbeziehungen gebrochen ist.

Wurden die Früchte von Handlungen (*karma*) und die Samen des Denkens durch Meditation beseitigt, dann hält das Denken die Welt nicht länger aufrecht, und alles, was durch Evolution entstanden war, fällt wie bei einem schwarzen Loch in sich zusammen. Das Kreisen (*vritti*) der subtilen Kräfte der Verdorbenheit kann ausgeschaltet werden – nicht mit physischen Mitteln, sondern mit meditativer Einsicht, die den unsichtbaren Vorrat an Samen ausräumt, die andernfalls keimen und zu neuen Gedanken und Handlungen führen würden.

Eine urteilsfähige Person weiß, daß Veränderungen, die Sorge um diese Veränderungen und die unterschwelligen Eindrücke, die diese Besorgnis zurückläßt, Leiden enthalten. Vergangenheit und Gegenwart sind miteinander verknüpft, und selbst angenehme Erlebnisse sind vom Leiden gefärbt. Leiden, das erst noch eintreten wird, kann man vermeiden, doch muß man dazu aufhören, an irgendeinem wünschenswerten Ergebnis in der Zukunft zu hängen, denn solche Ergebnisse sind eine Illusion. Auf diese Weise beseitigt man das Potential für Leiden, das in unterschwelligen Eindrücken aufbewahrt ist.

Dieser Abschnitt über die Kräfte der Verdorbenheit zeigt Ähnlichkeiten zu den buddhistischen Diskussionen der Methoden, mit denen man Unreinheiten (*klesha*) beseitigen kann, um dadurch Leiden zu vermeiden. Obwohl psychologische Vorstellungen sowohl für die yogische als auch für die buddhistische Analyse von grundlegender Bedeutung sind, geht es doch nicht nur um eine psychologische Veränderung, sondern um eine tatsächliche Beseitigung konkreter Verunreinigungen. Dies ist die Dimension der Reinigung sowohl in der yogischen als auch in der buddhistischen Praxis.

DER BETRACHTER UND DIE WELT DER PHÄNOMENE

17. ***drashtri-drishyayoh samyogo heya-hetuh /***
Die Ursache des Leidens, dem man entgehen kann, ist die Verbindung zwischen dem Betrachter und der Welt der Phänomene.

18. ***prakāsha-kriyā-sthiti-shīlam bhūta~indriya~ātmakam bhoga~apavarga~artham drishyam /***
Die Welt der Phänomene besteht aus den materiellen Elementen und den Sinnesorganen, deren charakteristi-

sche Merkmale Klarheit, Aktivität oder Stille sind. Diese Welt kann sinnlichen Erfahrungen dienen oder der spirituellen Befreiung.

19. *vishesha~avishesha-linga-mātra~alingāni guna-parvāni /*
Die Eigenschaften materieller Dinge sind in spezifische, unspezifische, gekennzeichnete und nicht gekennzeichnete eingeteilt.

20. *drashtā drishi-mātrah shuddho 'pi pratyaya~anupashyah /*
Der Betrachter ist einfach nur das Subjekt des Betrachtens. Obwohl er rein ist, sieht er sich selbst in begrifflichen Kategorien.

21. *tad-artha eva drishyasya~ātmā /*
Dem Wesen nach existiert die Welt der Phänomene nur in Beziehung zu einem Betrachter.

22. *krita~artham prati nashtam-apy-anashtam tad-anya-sādhāranatvāt /*
Auch wenn die Welt der Phänomene für einen Betrachter, der die Freiheit verwirklicht hat, nicht mehr relevant ist, existiert sie doch weiter, da sie mit anderen Betrachtern geteilt wird.

23. *sva-svāmi-shaktyoh sva-rūpa~upalabdhi-hetuh samyogah /*
Die Verbindung zwischen einem Betrachter und der Welt der Phänomene führt dazu, daß man aufgrund einer falschen Wahrnehmung die aktive Kraft mit ihrem Meister identifiziert.

24. tasya hetur-avidyā /
Die Ursache dieser Verbindung ist Unwissenheit.

25 *tad-abhāvāt-samyoga~abhāvo hānam tad-drisheh kaivalyam /*
Gibt es keine Unwissenheit, gibt es auch eine solche Verbindung nicht – die Freiheit des Betrachters liegt in ihrer Abwesenheit.

26. *viveka-khyātir-aviplavā hāna~upāyah /*
Man beseitigt Unwissenheit dadurch, daß man ständig und konzentriert zwischen dem Betrachter und der Welt unterscheidet.

27. *tasya sapta-dhā prānta-bhūmih-prajñā /*
Weisheit ist das letzte Stadium des siebenfältigen Weges des Betrachters.

In diesen Aphorismen analysiert Patañjali das Mißverständnis, das den betrachtenden Geist (*purusha*, auch »Betrachter, Beobachter« genannt, *drashtri*, wie z. B. in 1.3.) an die Welt der Phänomene (*prakriti*) bindet. Die Unwissenheit bezüglich der wahren Natur dieser Beziehung verleitet einen zu dem egoistischen Glauben an ein einheitliches Selbst und dazu, daß man fälschlicherweise den Geist mit der Materie identifiziert. Da sich weltliches Dasein im Umfeld der Kräfte der Verdorbenheit ereignet, neigt ein nicht befreiter Geist dazu, sich zu der Welt der Phänomene hingezogen zu fühlen und sich irrtümlicherweise damit zu identifizieren. Diese falsche Identifikation sowie das Festhalten daran bildet die Quelle des Leidens. Die Verbindung kann jedoch durch das Unterscheidungsvermögen getrennt werden, das aufgrund der Yoga-Übungen entsteht. Ist die Unwissenheit beseitigt, wird der Geist zu einem Betrachter der Welt, losgelöst von ihrer leidvollen Vergänglichkeit (vgl. 1.34; 2.6).

Um zu dieser Losgelöstheit zu kommen, muß ein Yogī die multidimensionale Struktur der Welt verstehen, in der alles aus den drei Qualitäten der materiellen Natur (*guna*) zusammengesetzt ist. Diese Qualitäten – Klarheit (*sattva*), Leidenschaft (*rajas*) und finstere Trägheit (*tamas*) – gleichen potentiellen Energieformen. Patañjali beschäftigt sich vor allem mit der Klarheit, die er dem Geist gegenüberstellt (siehe 3.35, 49, 55).

Die Qualitäten der materiellen Natur sind eingeteilt in grobe Elemente, die besonders oder speziell sein können, subtile Elemente, die universell oder unspezifisch sein können, subtile Materie, die differenziert oder gekennzeichnet ist, und grobe Materie, die undifferenziert oder nicht gekennzeichnet ist. Man identifiziert irrtümlicherweise die Kraft, in der Welt zu handeln (*shakti*), mit ihrem Meister, dem Geist (*purusha*), weil man die Qualitäten der materiellen Natur fälschlicherweise der Natur des Geistes zuschreibt.

Der Hinweis auf einen »siebenfältigen Weg« ist etwas unklar, da Patañjali dies nicht weiter erklärt. Kommentare haben verschiedene Versionen eines siebenfältigen Weges vorgeschlagen und zu erklären versucht, wie sich seine Stadien zu den acht Gliedern der Yoga-Übungen verhalten, die im folgenden Abschnitt erklärt werden.

DIE GLIEDER DER YOGA-PRAXIS

28. ***yoga~anga~anushthānād-ashuddhi-kshaye jñāna-dīptir-ā-viveka-khyāteh /***
Ist Unreinheit durch das Praktizieren der Glieder des Yoga zerstört, strahlt das Licht des Wissens mit konzentrierter Unterscheidungsfähigkeit.

29. ***yama-niyama~āsana-prānāyāma-pratyāhāra-dhāranā-dhyāna-samādhayo 'shtāv-angāni /***
Die acht Glieder des Yoga sind Moralprinzipien, Vorschriften, Stellungen, Atemkontrolle, das Zurückziehen der Sinne, Konzentration, Meditation und reine Kontemplation.

Patañjalis achtgliedriger Yoga umfaßt Moralprinzipien (*yama*), Vorschriften (*niyama*), Stellungen (*āsana*), Atemkontrolle (*prānāyāma*), das Zurückziehen der Sinne (*pratyāhāra*), Konzentration (*dhāranā*), Meditation (*dhyāna*) und reine Kontemplation (*samādhi*). Diese acht Glieder sind im wesentlichen acht Stufen der zunehmenden Aneignung yogischer Kraft. Die ersten fünf werden in den verbleibenden Aphorismen des zweiten Teils ausführlich behandelt, und die letzten drei, die die letzte Stufe des Yoga ausmachen, werden im dritten Teil besprochen.

Patañjalis Übungen bilden eine Parallele zum achtgliedrigen Weg des frühen Buddhismus. Sowohl beim Yoga als auch beim Buddhismus spielt diese Gruppe von acht Übungen eine entscheidende Rolle für die Verwirklichung spiritueller Freiheit. Der achtgliedrige Weg der Buddhisten umfaßt rechte Ansichten, rechtes Sprechen, rechtes Verhalten, rechten Lebensunterhalt, rechte Anstrengung, rechte Achtsamkeit und rechte Kontemplation. Einige von diesen sind ebenfalls zentrale Elemente der Übungen des Patañjali: Das rechte Verhalten umfaßt die moralischen Prinzipien und die Vorschriften, die rechte Achtsamkeit schließt die Kontrolle der Atmung und das Zurückziehen der Sinne ein, und die rechte Kontemplation entspricht der reinen Kontemplation (*samādhi*).

DIE MORALISCHEN PRINZIPIEN UND DIE VORSCHRIFTEN

30. ***ahimsā-satya~asteya-brahmacharya~aparigrahā yamāh /***
Die moralischen Prinzipien sind Gewaltlosigkeit, Aufrichtigkeit, dem Stehlen Abschwören, Keuschheit und das Fehlen von Habsucht.

31. ***jāti-desha-kāla-samaya~anavacchinnāh sārva-bhaumā mahā-vratam /***
Diese universalen moralischen Prinzipien sind unabhängig von Geburt, Ort, Zeit und den Umständen und bilden das große Gelübde des Yoga.

32. ***shaucha-santosha-tapah-svādhyāya~īshvara-pranidhānāni niyamāh /***
Die Vorschriften sind Körperreinigung, Zufriedenheit, ästhetische Übungen, das Studium der heiligen Überlieferung und die Hingabe an den Herrn des Yoga.

33. ***vitarka-bādhane prati-paksha-bhāvanam /***
Wird man von Vorstellungen geplagt, die die moralischen Prinzipien und die Vorschriften verderben, dann kann man dem dadurch entgegenwirken, daß man jeweils das Gegenteil kultiviert.

34. ***vitarkā himsa~ādayah krita-kārita~anumoditā lobha-krodha-moha-pūrvakā mridu-madhya~adhimātrā duhkha~ajñāna~ananta-phalā iti prati-paksha-bhāvanam /***
Das Gegenteil kultivieren bedeutet zu erkennen, daß verdorbene Vorstellungen wie die von Gewalttätigkeit zu

endlosem Leiden und zu Unwissenheit führen. Dabei ist es unerheblich, ob diese Vorstellungen in die Tat umgesetzt, nur angeregt oder gebilligt werden, ob ihre Motivation Habsucht, Wut oder Täuschung ist und ob sie mild, gemäßigt oder extrem sind.

Die Verpflichtung, ohne Einschränkungen entsprechend den fünf universalen moralischen Prinzipien (*yama*) zu leben, macht das große Gelübde (*mahā-vrata*) aus, den ersten Schritt zur Ausführung der Yoga-Übungen.[11] In scharfem Kontrast zur Relativität der Werte, die das Kastensystem der Hindus kennzeichnet, in dem moralische Verpflichtungen und Beziehungen von der Geburt eines Menschen abhängen, ist für Patañjali der soziale Rang eines Menschen für sein moralisches Verhalten völlig unerheblich.

Zum Wesen der indischen religiösen Praxis gehören Gelübde verschiedener Art wie das feierliche Gelöbnis zu fasten, sich sexueller Betätigung zu enthalten und verdienstvolle Handlungen auszuführen. Das große Gelübde des Yoga findet seine Parallele in Gelöbnissen, die Eingeweihte in verschiedenen asiatischen und abendländischen asketischen Traditionen ablegen. Hat ein Yogī einmal das Gelübde abgelegt, richtet er sich eine persönliche Disziplin ein, indem er die Vorschriften (*niyama*) der körperlichen Reinigung, Zufriedenheit, Genügsamkeit, Studium und Hingabe an den Herrn des Yoga befolgt.

Zur Übung des »Kultivierens des Gegenteils« gehört die Erkenntnis, daß ein Versagen beim Befolgen der moralischen Prinzipien und Vorschriften überall in der Welt zu großen Schmerzen und Leiden führt. Zum Beispiel ist das Gegenteil der Gewaltlosigkeit (*ahimsā*) die Gewalttätigkeit, die auf persönlicher wie universaler Ebene destruktiv wirkt. Gewalttätigkeit fügt nicht nur den Verletzten Schaden zu, sondern auch dem, der die Gewalt anwendet, denn der fällt in einen bodenlosen moralischen Abgrund. Jede gewalttätige Handlung vergrößert auch das allgemeine Niveau destruktiver Unmoral in der Welt, wohingegen die Übung der Gewaltlosigkeit das allgemeine Gute vermehrt.

35\. *ahimsā-pratishthāyām tat-sannidhau vaira-tyāgah /*
Bleibt man ganz beharrlich bei der Gewaltlosigkeit, verschwindet in ihrer Gegenwart die Feindseligkeit.

36\. *satya-pratishthāyām kriyā-phalāshrayatvam /*
Bleibt man bei Aufrichtigkeit, sind Handlungen und ihre Früchte in der Wahrheit gegründet.

37\. *asteya-pratishthāyām sarva-ratna~upasthānam /*
Nimmt man Abstand vom Stehlen, regnen Juwelen auf einen hernieder.

38\. *brahmacharya-pratishthāyām vīrya-lābhah /*
Enthält man sich sexueller Betätigung, entsteht heldenhafte Energie.

39\. *aparigraha-sthairye janma-kathantā-sambodhah /*
Ist man frei von Habsucht, wird das Rätsel der Wiedergeburt offenbart.

Hier schreibt Patañjali bestimmten moralischen Handlungen ebenso wie den unten noch folgenden Vorschriften unmittelbare Resultate zu – in einer Art wechselseitiger Magie zwischen dem Yogī und der Welt. Die yogische Kraft der Gewaltlosigkeit neutralisiert in Gegenwart des Yogī Feindschaft. Ähnlich stellt auch seine Aufrichtigkeit die Reinheit von Handlungen und ihrer Resultate sicher.[12]

Nach Patañjali sind auch die Auswirkungen der verwandten moralischen Prinzipien, sich von Stehlen und Habsucht fernzuhalten, nicht weniger dramatisch. Entsagt man den Reizen der sinnlichen Welt, die einen dazu verleiten, den Reichtum anderer zu begehren und zu stehlen, dann, so behauptet Patañjali, entstehen einem echte Schätze – »Juwelen« von unschätzbarem Wert und das Wissen um das Mysterium des Kreislaufes von Geburt und Tod bei der Seelenwanderung.

40. *shauchāt-sva~anga-jugupsā parair-asamsargah /*
Abneigung gegenüber dem eigenen Körper und das Vermeiden von Kontakt mit anderen kommt von körperlicher Reinigung.

41. *sattva-shuddhi-saumanasya~eka~agrya~indriya-jaya~ātma-darshana-yogyatvāni cha /*
Auch die Reinheit der Intelligenz, geistige Genugtuung, psychische Konzentration, Sieg über die Sinnesorgane und die Vision des eigenen inneren Wesens.

42. *santoshād-anuttamah sukha-lābhah /*
Vollendete Freude erlangt man durch Zufriedenheit.

43. *kāya~indriya-siddhir-ashuddhi-kshayāt-tapasah /*
Vollendung des Körpers und der Sinne kommt von solchen asketischen Übungen, die Unreinheiten beseitigen.

44. *svādhyāyād-ishta-devatā-samprayogah /*
Innige Gemeinschaft mit seiner auserwählten Gottheit kommt vom Studium der heiligen Tradition.

45. *samādhi-sdihhir-īshvara-pranidhānāt /*
Die Vollendung der reinen Kontemplation kommt von der Hingabe an den Herrn des Yoga.

Man erinnere sich daran, daß drei der Vorschriften – asketische Übung, das Studium der heiligen Überlieferung und die Hingabe an den Herrn des Yoga – in der Einleitung zum zweiten Teil (2.1) besonders hervorgehoben wurden als Komponenten der »aktiven Durchführung von Yoga« (*kriyā-yoga*). Hier wird der Nutzen dieser und der anderen Vorschriften dargestellt.

Die Läuterung macht einem bewußt, daß der Körper unrein ist und daß es absurd ist, am Körper festzuhalten. Dieses Kultivieren der Abneigung gegenüber dem Körper gibt dem Yogī auch einen Widerwillen gegenüber physischem Kontakt mit anderen und verstärkt seine Konzentration.

Zum Studium gehört es, die heilige Überlieferung zu rezitieren und über sie zu meditieren. Das gilt vor allem für die Hymnen der uralten Veden, von denen die Hindus glauben, sie besäßen die Macht, die Aufmerksamkeit einer jeden heraufbeschworenen Gottheit zu erregen. Dadurch, daß ein Yogī bestimmte Mantras wiederholt und über sie meditiert, kann er mit seiner auserwählten Gottheit inniglich zusammensein, die ihm dann bei seinen spirituellen Übungen helfen kann.

Hingabe an den Herrn des Yoga charakterisiert die Verpflichtung des Yogī gegenüber dem höchsten Yoga. Der Herr wurde im ersten Teil (1.24) definiert als eine bestimmte Form des Geistigen (*purusha*), die nicht von den Kräften der Verdorbenheit und auch nicht von Handlungen und Absichten beeinflußt wird. Dieser Herr kann als Vorbild dienen, dem junge Yogīs nacheifern können.

KÖRPERSTELLUNG

46. ***sthira-sukham-āsanam /***
Die Körperstellung des Yoga ist fest und einfach.

47. ***prayatna-shaithilya~ananta-samāpattibhyām /***
Man verwirklicht sie, indem man seine Anstrengung entspannt und wie die kosmische Schlange auf den Wassern der Unendlichkeit ruht.

48. ***tato dvandva~anabhighātah /***
Dann ist man nicht durch die Gegensatzpaare eingeschränkt.

Körperstellung (*āsana*) bedeutet, den Körper in eine entspannte Haltung zu bringen. Das ist nötig, um den Atem kontrollieren und um meditieren zu können. Patañjali vergleicht das damit, daß man in den Intervallen der Stille zwischen den Zyklen der universalen Schöpfungen und Zerstörungen wie die kosmische Schlange auf den Wassern der Unendlichkeit ruht. Ananta, »die Unendliche«, ist die kosmische Schlange, auf der Gott Vishnu schläft, wenn sich die Welt am Ende eines jeden kosmischen Zyklus auflöst, ehe der nächste Zyklus beginnt. Ananta kann auch »das Unendliche« in einem abstrakteren Sinne bedeuten. Diese Interpretation findet man in dem Kommentar *Yogabhāshyā*. Dort heißt es, daß eine Körperstellung vollkommen ist, wenn man dafür keine Anstrengung mehr aufbringen muß, wenn es deshalb keine Körperbewegung mehr gibt und wenn der Geist ins Unendliche transformiert ist – das heißt, wenn er sich selbst als das Unendliche erkennt.

Nach Patañjali ist es unmöglich, die inneren Dimensionen von Yoga zu erreichen, wenn man nicht zuerst auf den Körper achtet. Spätere Traditionen erweitern diesen Aspekt von Yoga in ein System körperlich und spirituell wirksamer Stellungen, allgemein als *hatha-yoga* bekannt.

Obwohl Patañjali keine bestimmte Körperstellung vorschreibt, ist die Lotosstellung mit der Zeit zum Sinnbild aller Yoga-Stellungen geworden. Sie wird als die vollkommene Körperstellung für Atemtechniken und Meditation angesehen. Sitzt man mit aufrechtem Rücken und verschränkten Beinen da, wie die Blütenblätter einer geschlossenen Lotosblume, dann kann man damit den gesamten Körper in einen Ruhezustand versetzen. Die Entspannung, die das Sitzen in dieser Yoga-Stellung mit sich bringt, fördert einen Zustand des Gleichmuts, in dem die Gegensatzpaare – Hitze und Kälte, Freude und Leid, ich und andere – nicht mehr das Bewußtsein des Yogī vom Dasein formen.[13]

BEHERRSCHUNG DES ATMENS

49. ***tasmin-sati shvāsa-prashvāsayor-gati-vicchedah prānāyāmah /***
Ist die Stellung des Yoga fest, beherrscht man den Atem dadurch, daß man das Ein- und Ausatmen reguliert.

50. ***bāhya~abhyantara-stambha-vrittir-desha-kāla-samkhyābhih pari-drishto dīrgha-sūkshmah /***
Die Modifizierungen des Atems beim Ein- und Ausatmen sowie beim Anhalten des Atems sind als tiefes beziehungsweise flaches Atmen wahrnehmbar. Reguliert

wird das durch verschiedene Techniken, z. B. wo der Atem angehalten wird, für wie lange und für wie viele Zyklen.

51. ***bāhya~abhyantara-vishaya~ākshepī chaturthah /***
Eine vierte Art von Atemkontrolle geht über den Bereich des Aus- und Einatmens hinaus.

52. ***tatah kshīyate prakāsha~āvaranam /***
Dann löst sich die Decke auf, die das Licht der Wahrheit verdeckt.

53. ***dhāranāsu cha yogyatā manasah /***
Und der Geist ist zur Konzentration bereit.

Bei den Atemübungen (*prānāyāma*) geht es um eine präzise Regulierung des Rhythmus von Einatmen, Anhalten des Atems (*prāna*) und Ausatmen. Die Fähigkeit, diese Lebenskraft zu beherrschen, richtet das Bewußtsein nach innen und konzentriert es für die Meditation. Beim Yoga sind Atemübungen eine unerläßliche Voraussetzung für Fortschritte auf dem spirituellen Weg. Nach Patañjali muß man sich, will man seinen Atem beherrschen, auf die Stelle in seinem Körper konzentrieren, an der der Atem angehalten wird; man muß die Dauer des Einatmens, des Anhaltens und des Ausatmens regulieren und die Atemzyklen zählen.

Jenseits der Übungen zum Beherrschen der normalen Atemmuster gibt es nach Patañjali noch eine vierte Art des Atmens, die die drei Prozesse von Einatmen, Ausatmen und Anhalten des Atmens transzendiert. Nur diese Art läßt einen mühelos atmen, und damit zerreißt der Schleier, der die wahre Natur der Dinge verhüllt hatte.[14] Obwohl Patañjali hier keine Einzelheiten gibt, haben verschiedene Kommentare nahegelegt, daß dieser Prozeß eintritt, wenn das Atmen im Zustand der reinen Kontemplation (*samādhi*) praktisch ganz aufgehört hat. Solch eine minimale Atemtätigkeit erlaubt es den fortgeschrittenen Yogīs, für lange Zeiträume lebendig begraben zu sein, ohne irgendwelche schädlichen Folgeerscheinungen.

54. *sva-vishaya~asamprayoge chittasya sva-rūpa~anukāra iva~indriyānām pratyāhārah /*
Trennt jedes Sinnesorgan den Kontakt zu seinen Objekten, dann entspricht das Zurückziehen der Sinne der immanenten Gestalt der Gedanken.

55. *tatah paramā vashyatā~indriyānām /*
Aufgrund dessen kommt eine vollkommene Beherrschung der Sinne zustande.

Das Zurückziehen (*pratyāhāra*) besteht darin, die Sinne von ihren Sinnesobjekten zu isolieren. Ist der Geist auf die Konzentration vorbereitet worden, werden die Sinnesorgane nicht mehr zu ihren Objekten hingezogen. Die Sinne ziehen sich von den äußeren Dingen zurück, und dadurch können sich die Gedanken nach innen wenden. Aufgrund dessen wiederum kann der Yogī die vollendete Beherrschtheit der letzten drei Stufen des Yoga üben, die im dritten Teil erklärt werden. Das Zurückziehen ist damit eine Übergangsphase bei dem Prozeß der Innenschau, der seinen Höhepunkt in Konzentration, Meditation und reiner Kontemplation findet.

DRITTER ABSCHNITT

Vollkommene Beherrschtheit und außergewöhnliche Kräfte

VOLLKOMMENE DISZIPLIN

1. *desha-bandhash-chittasya dhāranā /*
   Konzentration bedeutet, die Gedanken an einer einzigen Stelle festzuhalten.
2. *tatra pratyaya~ekatānatā dhyānam /*
   Meditation bedeutet, sich auf ein einzelnes begriffliches Fließen auszurichten.
3. *tad-eva~artha-mātra-nir-bhāsam sva-rūpa-shūnyam-iva samādhih /*
   Reine Kontemplation ist Meditation, die nur das Objekt erhellt, als fehlte dem Subjekt eine immanente Form.
4. *trayam-ekatra samyamah /*
   Sind alle drei – Konzentration, Meditation und reine Kontemplation – auf ein einziges Objekt gerichtet, dann haben wir es mit vollendeter Beherrschtheit zu tun.
5. *taj-jayāt-prajñā~ālokah /*
   Das Licht der Weisheit kommt aus der Meisterschaft vollendeter Beherrschtheit.
6. *tasya bhūmishu viniyogah /*
   Die Praxis vollendeter Beherrschtheit erreicht man schrittweise.
7. *trayam-antar-angam-pūrvebhyah /*
   Im Gegensatz zu den vorherigen Gliedern des Yoga handelt es sich bei den letzten drei um etwas Innerliches.
8. *tad-api bahir-angam nir-bījasya /*
   Und doch ist dies nur ein äußeres Glied der Kontemplation, die keine Samen trägt.

Dieser Abschnitt definiert die letzten drei Glieder des achtgliedrigen Weges, die zusammen einen überbewußten Zustand bilden, der »vollendete Beherrschtheit« (*samyama*) genannt wird. Konzentration, Meditation und reine Kontemplation sind die inneren Glieder des Yoga, die die Energie eines Yogī konzentrieren und sein Denken von Zwängen befreien. Dann kann er unbegrenztes Wissen und grenzenlose Kräfte erfahren, wie die Fähigkeit, Vergangenheit und Zukunft zu kennen, in andere Körper einzudringen und die Sprachen der Tiere und Vögel zu verstehen.

Jedes dieser drei Glieder der vollkommenen Beherrschtheit ist eine Stufe des Prozesses zum Erlangen spiritueller Freiheit. Konzentration (*dhāranā*) bedeutet, seine Aufmerksamkeit auf eine bestimmte Stelle zu richten, beispielsweise auf den Nabel, das Herz, die Nasenspitze oder auf ein im Inneren vorgestelltes Bild. Meditation (*dhyāna*) bedeutet, seine Aufmerksamkeit unverwandt auf ein einzelnes Objekt zu richten. Sie fließt ununterbrochen wie fließendes Öl und wird von keiner äußeren Vorstellung unterbrochen. Reine Kontemplation (*samādhi*) wird erreicht, wenn das meditierende Subjekt so in das Objekt der Meditation vertieft ist, daß der Unterschied zwischen Subjekt und Objekt verschwindet. Der Betrachter transzendiert jegliches Bewußtsein von einer getrennten persönlichen Identität. Er nimmt die Form des Objekts an, über das er nachsinnt, und erlangt vollkommene Kontrolle darüber. Er ist darin so vertieft, daß sich die künstliche, nur in der begrifflichen Vorstellung bestehende Trennung zwischen Betrachter und Objekt auflöst.

Patañjali beschließt seine Besprechung der Glieder vollendeter Beherrschtheit, indem er uns daran erinnert, daß sogar die reine Kontemplation (*samādhi*) nicht die tiefste Ebene des Prozesses der spirituellen Umwandlung bildet. Jenseits davon befindet sich als Höhepunkt der Yoga-Praxis die Form von Kontemplation, die keine Samen trägt (*nir-bīja-samādhi*), die gegen Ende des ersten Teiles (1.47) definiert wurde. Diese Form der Kontemplation – die absolute Freiheit, die dann existiert, wenn alle Gedanken aufgehört haben – ist das Thema des vierten und letzten Teils dieses Textes.

9. *vyutthāna-nirodha-samskārayor-abhibhava-prādur-bhāvau nirodha-kshana-chitta~anvayo nirodha-parināmah /*
Die Umwandlung des Denkens, die dazu führt, daß es sich selbst ausschaltet, ist von Momenten des Aufhörens begleitet, wenn unterschwellige Eindrücke geistiger Ablenkungen überwunden werden und statt dessen solche des Aufhörens auftauchen.

10. *tasya prashānta-vāhitā samskārāt /*
Von den unterschwelligen Eindrücken dieser Momente ist das Fließen der Ruhe beständig.

11. *sarva~arthatā~ekāgratayoh kshaya~udayau chittasya samādhi-parināmah /*
Die Umwandlung des Denkens in reine Kontemplation geschieht, wenn die Sorge um äußerliche Dinge nachläßt und psychische Konzentration aufsteigt.

12. *tatah punah shānta~uditau tulya-pratyayau chittasya~ekāgratā-parināmah /*
Die Umwandlung des Denkens in psychische Konzentration geschieht, wenn eine Vorstellung gleichermaßen ruht oder aufsteigt.

13. *etena bhūta~indriyeshu dharma-lakshana~avasthā-parināmā vyākhyātāh /*
Im erweiterten Sinne erklären diese Umwandlungen des Denkens die Umwandlungen der Eigenschaften, Merkmale und Zustände der Natur, die in materiellen Elementen und in Sinnesorganen auftreten.

14. *shānta~udita~avyapadeshya-dharma~anupātī dharmī /*
Das Substrat, das diesen wesentlichen Eigenschaften der materiellen Natur zugrunde liegt, ist beständig. Dabei ist es unerheblich, ob diese Eigenschaften ruhen, aufsteigen oder sich in einem nichtmanifesten Zustand befinden.

15. *krama~anyatvam parināma~anyatve hetuh /*

Eine Änderung in der Reihenfolge der Eigenschaften verursacht Unterschiede in den Umwandlungen der Natur.

Diese Gruppe von Aphorismen steckt voller Fachausdrücke. Das Phänomen, das hier untersucht wird, ist die nicht wahrnehmbare Reihenfolge von Umwandlungen, die zum Aufhören des Denkens führt. Patañjali beginnt mit einer Beschreibung der ersten kurzen Erfahrungen meditativer Ruhe, die zur Grundlage für das Erreichen der absoluten Ruhe werden. Diese Umwandlungen sind möglich, da alle Gedanken durch unterschwellige Eindrücke (*samskāra*) geformt werden, die nach jeder Erfahrung im Geist zurückbleiben und neue Gedanken gestalten. Wie zuvor erklärt, gibt es zwei Arten solcher unterschwelliger Eindrücke. Die eine ist schädlich für die spirituelle Entwicklung, die andere nützlich. Die eine Art lenkt das Denken ab und macht es rastlos, die andere besänftigt das Denken und bringt es zur Ruhe.

Schwankt die Aufmerksamkeit, dann kommen unterschwellige Eindrücke der Ablenkung zum Vorschein und behindern den Prozeß der Meditation. Man kann diese unterdrücken, indem man durch eine Art »passives« Meditieren einen unterschwelligen Eindruck des Aufhörens heraufbeschwört. Andernfalls ist der Eindruck des Aufhörens lediglich eine weitere Ablenkung. Patañjali erklärt hier, daß das Denken in dem Moment, in dem Gedanken aufsteigen, sofort aufhören kann. Das erzeugt ein wellenloses, ruhiges Fließen von unterschwelligen Eindrücken. Diese Eindrücke durchfluten das Denken mit einer Ruhe, die der vollendeten Beherrschtheit (*samyama*) förderlich ist. In diesem Prozeß sammeln sich die Gedanken von der Ausrichtung auf eine große Zahl von Objekten in einem Punkt der Konzentration auf ein einzelnes Objekt. Ist das Denken vollständig auf einen einzigen Punkt gerichtet, dann verschmelzen ruhige und aktive Gedanken miteinander, und man erreicht einen Zustand reiner Kontemplation.[15]

Patañjali erweitert seine Analyse der Umwandlungen des Denkens, um die Umwandlungen in den Elementen und Sinnen zu erklären, die als Veränderungen in den Eigenschaften, Merkmalen und Zuständen eines Objektes beschrieben werden. In den Kommentaren werden die Bedeutungen der Fachausdrücke des Aphorismus 3.13 ausführlich diskutiert und mit dem Beispiel der Veränderungen illustriert, die ein Tontopf durchmacht. Zum natürlichen Fortschreiten der Schöpfung gehört eine Reihenfolge – der Ton als Staub, der Tonklumpen, der Tontopf, die Scherben eines zerbrochenen Topfes. Durch alle seine Umwandlungen hindurch verliert der Ton niemals seine wesentliche Natur (vgl. 4.14). Die Analogie zwischen den Umwandlungen des Denkens und denen der Objekte in der materiellen Welt erlaubt es dem Yogī, den universalen Zyklus von Schöpfung und Zerstörung zu verstehen. Das gibt ihm das Wissen von Vergangenheit und Zukunft.

DIE KRÄFTE AUSSERGEWÖHNLICHEN WISSENS

16. *parināma-traya-samyamād-atīta~anāgata-jñānam /*
Wissen von Vergangenheit und Zukunft kommt von vollendeter Beherrschtheit bezüglich der drei Umwandlungen des Denkens.

17. *shabda~artha-pratyayānām-itara~itara~adhyāsāt-sankaras-tat-pravibhāga-samyamāt-sarva-bhūta-ruta-jñānam /*
Verwirrung entsteht, wenn man irrtümlicherweise Worte, Vorstellungen und Gegenstände miteinander identifiziert. Die Kenntnis der Stimmen aller Kreaturen kommt aus der vollkommenen Beherrschtheit bezüglich der Unterschiede zwischen ihnen.

18. *samskāra-sākshāt-karanāt-pūrva-jāti-jñānam /*
Durch die unmittelbare Wahrnehmung der eigenen unterschwelligen Eindrücke erlangt man das Wissen von früheren Leben.

19. *pratyayasya para-chitta-jñānam /*
Durch die unmittelbare Wahrnehmung des Erkenntnisprozesses erlangt man das Wissen von den Gedanken anderer.

20. ***na cha tat-sa~ālambanam tasya~avishayī-bhūtatvāt /***
Das schließt aber nicht das Wissen von den Gegenständen ein, die diesen Gedanken zugrunde liegen, da diese nicht Gegenstand der Wahrnehmung sind.

Die vollendete Beherrschtheit (*samyama*) bezüglich der drei Umwandlungen des Denkens bezieht sich wieder auf die Integration von Konzentration, Meditation und reiner Kontemplation. Dies führt zu außergewöhnlichen Formen von Wissen und Kraft. Alle Kräfte, die Patañjali noch beschreiben wird, manifestieren sich für einen Yogī im Überbewußtsein vollendeter Beherrschtheit. So wie das innere Auge eines Adepten in der Meditation ein Bild zum Leben erwecken kann, so kann das meditative Bewußtsein Kräfte verwirklichen, die auf den Ebenen des konventionellen Bewußtseins unvorstellbar sind. Was wir im Traum erleben, kann ebenfalls zu lebendiger physischer Wirklichkeit werden.

Die vielleicht unmittelbarste Analogie zur Funktionsweise der Kräfte ist ein Konzept aus der theoretischen Physik, das »Gedankenexperiment« genannt wird (im Gegensatz zum physikalischen Experiment). Wir akzeptieren völlig problemlos die Fähigkeit Albert Einsteins, sein berühmtes Gedankenexperiment durchzuführen, bei dem ein Aufzug durch den Weltraum fällt, oder die Fähigkeit zeitgenössischer Theoretiker auf dem Gebiet der Relativität, wie Stephen Hawking, von einer Welt mit mehr als zwanzig Dimensionen zu sprechen.[16] In jedem Fall muß ein Wissenschaftler für solch ein Gedankenexperiment seine konventionellen begrifflichen Zwänge entspannen, um so frei zu werden, daß er außergewöhnliche Möglichkeiten nutzen kann, um physikalische Phänomene auf tiefgründige Art möglicherweise neu zu erklären.

Patañjalis Darstellung spezifischer Kräfte ist so knapp gefaßt, daß die genaue Bedeutung in einigen Fällen ambivalent bleibt, doch zeigt sich die allgemeine Natur dieser Kräfte an den Beispielen. Die Kraft, die Gedanken anderer zu kennen, kommt von der hochentwickelten Empfindlichkeit des Yogī gegenüber den unbegrenzten Möglichkeiten des Erkenntnisprozesses. Patañjali sagt, daß der Yogī das, was ein anderer denkt, wahrnimmt, ohne den tatsächlichen Gegenstand zu kennen, der diesen Gedanken ausgelöst hat. Das geschieht deswegen, weil der Gegenstand des Wissens des Yogī eben die Vorstellung des anderen ist und nicht das, was er oder sie tatsächlich wahrnimmt. Im Kommentar wird dies folgendermaßen erklärt: Liest ein Yogī die Gedanken eines anderen Menschen, wenn der Betreffende gerade ein Seil für eine Schlange hält, dann sieht der Yogī die Vorstellung einer Schlange; er sieht nicht das Seil, das die Wahrnehmung des anderen verursacht hat.

WEITERE KRÄFTE DER VOLLKOMMENEN BEHERRSCHTHEIT

21. ***kāya-rūpa-samyamāt-tad-grāhya-shakti-stambhe chakshuh-prakāsha~asamyoge 'ntar-dhānam /***
Aufgrund der vollkommenen Beherrschtheit in bezug auf die körperliche Gestalt kann man unsichtbar werden, indem man die Kraft, den eigenen Körper zu sehen, lähmt und den Kontakt zum Licht der eigenen Augen blockiert.

22. ***sa~upakramam nir-upakramam cha karma tat-samyamād-apara~anta-jñānam-arishtebhyo vā /***
Aufgrund der vollkommenen Beherrschtheit in bezug auf die unmittelbaren und entfernten Wirkungen von Handlungen oder aufgrund von Omina kann man den Tod im voraus wissen.

23. ***maitry-ādishu balāni /***
Aufgrund der vollkommenen Beherrschtheit in bezug auf Freundschaft, Mitgefühl, Freude und Unparteilichkeit bekommt man deren Stärke.

24. ***baleshu hasti-bala~ādīni /***
Aufgrund der vollkommenen Beherrschtheit in bezug auf die Stärke eines Tieres wie eines Elefanten erlangt man dessen Kräfte.

25. *pravritty-āloka-nyāsāt-sūkshma-vyavahita-viprakrishta-jñānam /*
Richtet man Licht auf die Aktivität des eigenen Geistes, hat man Wissen von dem, das subtil, verborgen und weit entfernt ist.

26. *bhuvana-jñānam sūrye samyamāt /*
Aufgrund der vollkommenen Beherrschtheit in bezug auf die Sonne hat man das Wissen von den Welten.

27. *chandre tārā-vyūha-jñānam /*
Aufgrund der vollkommenen Beherrschtheit in bezug auf den Mond hat man das Wissen von der Anordnung der Sterne.

28. *dhruve tad-gati-jñānam /*
Aufgrund der vollkommenen Beherrschtheit in bezug auf den Polarstern hat man das Wissen von den Bewegungen der Sterne.

29. *nābhi-chakre kāya-vyūha-jñānam /*
Aufgrund der vollkommenen Beherrschtheit in bezug auf den Nabelkreis hat man das Wissen von der Ordnung des Körpers.

30. *kantha-kūpe kshut-pipāsā-nivrittih /*
Aufgrund der vollkommenen Beherrschtheit in bezug auf die Höhle in der Kehle sind Hunger und Durst gedämpft.

31. *kūrma-nādyām sthairyam /*
Aufgrund der vollkommenen Beherrschtheit in bezug auf die »Schildkröten-Vene« wird man vom Wesen her gefestigt.

32. *mūrdha-jyotishi siddha-darshanam /*
Aufgrund der vollkommenen Beherrschtheit in bezug auf das Licht im Kopf erhält man die Vision der vollendeten Wesen.

33. *prātibhād-vā sarvam /*
Aufgrund von Intuition weiß man alles.

34. *hridaye chitta-samvit /*
Aufgrund der vollkommenen Beherrschtheit in bezug

auf das Herz ist man sich seines Denkens vollkommen bewußt.

Die konzentrierte Energie, die sich aufgrund der vollkommenen Beherrschtheit in bezug auf Konzentration, Meditation und reine Kontemplation ansammelt, erweitert die Kräfte dessen, der Yoga ausübt, und er kann nun die Naturgesetze überwinden. Ein Yogī entwickelt außergewöhnliche Bewußtseinszustände und besondere körperliche Fähigkeiten wie Unsichtbarsein, übermenschliche Stärke, Kenntnis vergangener und zukünftiger Leben, Wissen von dem Funktionieren des Kosmos und des Mikrokosmos im Körper sowie die Kontrolle über die physischen Bedürfnisse von Hunger und Durst.

Was Patañjali unter vollkommener Beherrschtheit in bezug auf die »Schildkröten-Vene« versteht, ist etwas unklar. Nach der uralten indischen Anatomie ist die Schildkröten-Vene eines der Gefäße, die durch den gesamten Körper verlaufen. Vyāsa identifiziert sie als etwas, das die Gestalt einer Schildkröte hat und sich in der Brust befindet. Hier wird angedeutet, daß einen die vollendete Beherrschtheit in bezug auf dieses Gefäß wie eine Schildkröte macht – beständig und imstande, sich in eine harte Schale zurückzuziehen und seine Sinne lahmzulegen.

Das »Licht im Kopf« bezieht sich wahrscheinlich auf das innere, dritte Auge, das Einsicht in die Art der vollendeten Wesen oder *siddhas* gewährt. Siddhas sind die Meister hinduistischer, buddhistischer und jainistischer spiritueller Übungen, die die Zwänge der Welt der Phänomene transzendiert haben. Vollendete Beherrschtheit in bezug auf die Intuition und das eigene Herz erzeugt Allwissenheit und vollkommenes Selbst-Bewußtsein. Patañjali ist der Auffassung, daß man sich durch Meditation des Herzens seines inneren Wesens bewußt wird – eine Vorbedingung dafür, daß man das Wissen vom Geist (*purusha*) erlangt.

35. ***sattva-purushayor-atyanta~asankīrnayoh pratyaya~avishesho bhogah para~arthatvāt-sva~artha-samyamāt-purusha-jñānam /***
Weltliches Erleben wird verursacht durch das Versagen, zwischen der klaren Qualität der Natur und dem Geist unterscheiden zu können. Aufgrund der vollkommenen Beherrschtheit in bezug auf die Unterscheidung zwischen Geist als dem Subjekt seiner selbst und der klaren Qualität der Natur als abhängigem Objekt erlangt man das Wissen vom Geist.

36. ***tatah prātibha-shrāvana-vedanā~ādarsha~āsvāda-vārtā jāyante /***
Dieses Wissen erzeugt die intuitiven Formen des Hörens, Berührens, Sehens, Schmeckens und Riechens.

37. ***te samādhau~upasargā vyutthāne siddhayah /***
Werden diese Kräfte der Vollendung zu einer Ablenkung, dann sind sie Hindernisse für die reine Kontemplation.

Selbst ein fortgeschrittener Yogī ist weiterhin in die Welt der Phänomene verwickelt, solange er nicht unterscheiden kann zwischen dem Geist (*purusha*) und der klaren Qualität der Natur (*sattva-guna*), dem vollkommenen Aspekt der materiellen Welt. Da die Klarheit der Natur in den materiellen Bereich gehört, kann sie sich verändern, wohingegen der Geist unveränderlich ist. Der Geist nimmt nicht im herkömmlichen Sinne ein erkennbares Objekt wahr. Er ist vielmehr »reines Bewußtsein«. Konzentriert sich ein Yogī auf den Unterschied zwischen dem Geist und der Klarheit der Natur, dann hat er Kenntnis vom Geist. Man kann den Geist nicht mit Hilfe der Vorstellung von Geist erkennen, da Vorstellungen in den Bereich der begrifflichen Gedanken gehören. Nur der Geist allein kennt sich.

Das Ziel eines Yogī ist es nicht, den Gipfel des Materiellen zu erreichen, sondern sein innerstes spirituelles Wesen zu erkennen. Verwechselt man die Perfektion der materiellen Welt mit dem Geist, dann verhindert der Wunsch nach weltlicher Vollkommenheit die spirituelle Erfüllung.

Es gibt eine unmittelbare Beziehung zwischen Wissen und Macht, doch warnt Patañjali hier, daß einen die Kräfte, die Wissen erzeugen, dazu verleiten können, das Ziel zu übersehen – die Kontemplation, die keine Samen trägt, sowie die vollkommene Freiheit von der materiellen Welt. Die Kräfte repräsentieren lediglich die spirituelle Entwicklung, sind schwache Analogien für das letzte überweltliche Ziel der Freiheit. Diese Vorstellung wird in den Aphorismen 3.50–51 behandelt.

HERRSCHAFT ÜBER DIE PHYSISCHE WELT

38. ***bandha-kārana-shaithilyāt-prachāra-samvedanāc-cha chittasya para-sharīra~āveshah /***
Aufgrund des Lösens der Fesseln, die einen an den Körper binden, und aufgrund des Bewußtseins von der Flüssigkeit des Körpers können die Gedanken in den Körper eines anderen eindringen.

39. ***udāna-jayāj-jala-panka-kantaka~ādishu~asanga utkrāntish-cha /***
Aufgrund der Herrschaft über den Lebensatem, der im Körper aufsteigt, versinkt man nicht in Wasser, Schlamm oder Dornen, sondern erhebt sich über sie.

40. ***samāna-jayāj-jvalanam /***
Aufgrund der Herrschaft über den Atem des Feuers im Bauch bekommt man einen feurigen Glanz.

41. ***shrotra~ākāshayoh sambandha-samyamād-divyam shrotram /***
Aufgrund der vollkommenen Beherrschtheit in bezug auf die Beziehung zwischen Ohr und Raum bekommt man ein göttliches Hörvermögen.

42. ***kāya-ākāshayoh sambandha-samyamāl-laghu-tūla-samāpattesh-cha~ākāsha-gamanam /***
Aufgrund der vollkommenen Beherrschtheit in bezug auf die Beziehung zwischen Körper und Raum sowie aufgrund der Haltung der Kontemplation, in der der

Körper federleicht ist, kann man sich durch den Raum bewegen.

43. ***bahir-akalpitā vrittir-mahā-videhā tatah prakāsha~āvarana-kshayah /***
Das Kreisen der Gedanken ohne Beziehung zur äußeren Welt wird »das große körperlose Denken« genannt; aufgrund dessen wird der Schleier zerstört, der das Licht verdeckt.

44. ***sthūla-sva-rūpa-sūkshma~anvaya~arthavattva-samyamād-bhūta-jayah /***
Aufgrund der vollkommenen Beherrschtheit in bezug auf die groben, inneren, subtilen, relationalen und zweckgerichteten Aspekte der materiellen Elemente kann man sie beherrschen.

45. ***tato 'nima~ādi-prādur-bhāvah kāya-sampat-tad-dharma~anabhighātash-cha /***
Dann treten außergewöhnliche Kräfte auf wie die Macht, so klein wie ein Atom zu sein, aber auch körperliche Vollkommenheit und Immunität gegenüber den Zwängen der Materie.

Die hier beschriebenen physischen Kräfte sind alle abhängig von der Herrschaft über subtile Aspekte des Körpers und seiner Beziehung zu anderen Dimensionen der materiellen Welt wie Gedanken und Raum. Ist man imstande, sein Denken von der egoistischen Bindung an den eigenen Körper zu befreien, dann können die Gedanken in andere Körper eindringen und diese geistig bewohnen.

Atemkontrolle ist eines der wichtigsten Glieder der Yoga-Übung und wurde im vorigen Abschnitt genauer beschrieben. Hier wird gesagt, daß die Herrschaft über ganz bestimmte Aspekte des Atmungsprozesses einem spezielle Kräfte verleiht. Im Yoga-System gibt es fünf lebenswichtige Formen von Atemenergie (*prāna*). Eine von diesen, die aufsteigende Atemenergie (*udāna*), fließt von der Nasenspitze bis zum Kopf. Die Herrschaft darüber verleiht die Fähigkeit, über Dinge zu gehen, die normalerweise Hindernisse wären, wie beispielsweise Wasser, ein Sumpf oder Dornen. Die Atemenergie der Verdauung (*samāna*) sitzt im Magen und Darm, und ihre feurige Eigenschaft ist eine notwendige Voraussetzung für die Verdauung. Die Herrschaft darüber verleiht dem Körper die Aura eines Feuerscheins.

Die Vorstellung, daß die gesamte physische Welt, einschließlich unseres Körpers, aus fünf materiellen Elementen (*bhūta*) besteht, findet sich überall in der antiken indischen Philosophie. Die fünf Elemente sind Erde, Wasser, Feuer, Luft und Äther oder Raum. Nach Patañjalis Auffassung verleiht die vollendete Beherrschtheit in bezug auf die fünf Elemente in all ihren Aspekten dem Yogī acht übernatürliche Kräfte. Dazu gehören winzig oder gigantisch sowie leicht oder schwer zu werden; imstande zu sein, alles zu bekommen; unwiderstehlich und allmächtig zu sein; und die Schöpfung und Zerstörung der Elemente zu beherrschen.[17] Diese Kräfte bringen den Körper zur Vollendung und machen ihn immun gegenüber den natürlichen Kräften der Verdorbenheit wie Altern und Tod. Da der Yogī jenseits der Zwänge der materiellen Elemente lebt, beschränkt die Festigkeit der Erde die Handlungen seines Körpers nicht. Er kann also selbst durch dichte Substanzen wie Felsen hindurchgehen. Wasser macht ihn nicht naß, Feuer verbrennt ihn nicht, und der Wind kann ihn nicht bewegen.

ANDERE KRÄFTE

46. ***rūpa-lāvanya-bala-vajra-samhananatvāni kāya-sampat /***
Körperliche Vollkommenheit umfaßt Schönheit, Anmut, Stärke und den harten Glanz eines Diamanten.

47. ***grahana-sva-rūpa~asmitā~anvaya~arthavattva-samyamād-indriya-jayah /***
Aufgrund vollkommener Beherrschtheit in bezug auf die rezeptiven, innerlichen, egoistischen, relationalen und zweckgerichteten Funktionen der Sinnesorgane erlangt man Herrschaft über sie.

48. *tato mano-javitvam vikarana-bhāvah pradhāna-jayash-cha /*
Von dieser erreicht man geistige Schnelligkeit, Wahrnehmung ohne die Hilfe der Sinne sowie die Herrschaft über die uranfängliche Materie.

49. *sattva-purusha~anyatā-khyāti-mātrasya*
sarva-bhāva~adhishthātritvam sarva-jñātritvam cha /
Ist sich jemand des Unterschiedes zwischen der klaren Vollkommenheit der Natur und des Geistes immer bewußt, bekommt er Allwissenheit und die Herrschaft über alle Daseinsebenen.

Die vollendete Beherrschtheit in bezug auf die fünf Elemente in all ihren Aspekten verleiht dem Yogī Kräfte, die ihnen entnommen sind (3.44), und ebenso gibt die vollendete Beherrschtheit in bezug auf die verschiedenen Funktionen der Sinnesorgane dem Yogī die Herrschaft über Ursachen, Prozesse und Sinnesobjekte. Nach sehr komplizierten und sprachlich schwierigen Theorien des alten Indien zur Sinneswahrnehmung, auf die Patañjali hier anspielt, hat jedes Sinnesorgan fünf Funktionen. Nimmt man als Beispiel ein Geräusch, dann gilt nach dieser Theorie folgendes: Das Geräusch reizt das Organ des Hörens, welches eine individuelle Wahrnehmung des Geräusches aktiviert, die das Wissen von dem Geräusch verursacht.[18] Sind die Sinne unter Kontrolle gebracht, können auch sie transzendiert werden, was zu einer unmittelbaren Wahrnehmung aller Dimensionen der Natur führt.

Allwissenheit und die Herrschaft über das gesamte Dasein hängen davon ab, ob man in der Lage ist, zwischen dem klaren Aspekt der materiellen Natur (*sattva-guna*) und dem Geist (*purusha*) zu unterscheiden, eine Vorstellung, die oben schon beschrieben wurde (33.35). Der Yogī, der die gesamte Natur in ihrer tiefsten Vollkommenheit kennt, weiß alles, was es in der Welt des Daseins zu wissen gibt. Solch ein Yogī weiß auch, daß diese Welt sich ihrem Wesen nach vom Geist unterscheidet.

50. *tad-vairāgyād-api dosha-bīja-kshaye kaivalyam /*
Aufgrund von Gelassenheit selbst diesen Kräften gegenüber erscheint die Freiheit des Geistes mit der Zerstörung der Samen der Schädigungen.

51. *sthāny-upani-mantrane sanga-samaya~akaranam punar-anishta-prasangāt /*
Man sollte, was die Verlockungen der Götter angeht, Enthusiasmus und Stolz vermeiden, sonst entstehen schädliche Bindungen.

52. *kshana-tat-kramayoh samyamād-vivekajam jñānam /*
Aufgrund der vollkommenen Beherrschtheit in bezug auf die Augenblicke und ihre zeitliche Abfolge erlangt man das Wissen, das auf dem Urteilsvermögen beruht.

53. *jāti-lakshana-deshair-anyatā~anavachedāt-tulyayos-tatah pratipattih /*
Aufgrund des Urteilsvermögens erfaßt man die Unterschiede, die zwei scheinbar ganz ähnliche Dinge voneinander unterscheiden, soweit es ihren Ursprung, ihre Merkmale oder ihre Stellung betrifft.

54. *tārakam sarva-vishayam sarvathā~vishayam-akramam cha~iti vivekajam jñānam /*
Wissen, das auf Urteilsfähigkeit beruht, ist transzendent, umfassend, bezieht sich auf alle Zustände der Dinge und ist augenblicklich.

55. *sattva-purushayoh shuddhi-sāmye kaivalyam-iti /*
Absolute Freiheit gibt es dann, wenn sich die Klarheit von materieller Natur und Geist in vollkommenem Gleichgewicht befinden.

Will ein Yogī die absolute Freiheit von der Natur erlangen, muß er selbst jene geistigen Grenzen transzendieren, die das Wissen und die außergewöhnlichen Kräfte ziehen. Hier wird der Yogī davor gewarnt, daß die durch vollkommene Beherrschtheit erlangten Kräfte den Unaufmerksamen in die Irre führen können, indem sie Stolz, Egoismus und neue Begierden anregen. Um die Freiheit zu verwirklichen, muß der Yogī Gelassenheit gegenüber den außerordentlichen Einsichten und Fähigkeiten entwickeln, die seine Disziplin ihm offenbart haben, und er muß seine Urteilsfähigkeit schärfen, um in die tieferen Schichten der Realität vorzudringen.

Herrschaft über die Zeit, sowohl über ihre kleinsten Bestandteile als auch über ihre Ordnung, befähigt den Yogī, selbst die subtilsten Unterschiede zwischen sonst ähnlichen Dingen zu erkennen, die weniger qualifizierte Menschen für identisch halten. Es verleiht ihm die höchste Kraft, zwischen der Vollkommenheit der Natur und dem Geist zu unterscheiden. Aber selbst diese Unterscheidung, die für den psychischen Prozeß so notwendig ist, wird irrelevant, wenn das wahre Gleichgewicht zwischen Geist und Materie wiederhergestellt ist.

VIERTER ABSCHNITT

Absolute Freiheit

DIE TRANSFORMATIONEN DER WIEDERGEBURT

1. ***janma~oshadhi-mantra-tapah-samādhi-jāh siddhayah /***
Die Kräfte der Vollkommenheit, die durch reine Kontemplation aufkommen, kann man auch durch die Verwendung von Zauberkräutern bekommen, durch Zaubersprüche oder aufgrund von asketischen Übungen in einer früheren Geburt.
2. ***jāty-antara-parināmah prakrity-āpūrāt /***
Die Transformation bei der Geburt von einer Spezies in eine andere beruht auf einem Überfließen materieller Kräfte.
3. ***nimittam-aprayojakam prakritīnām varana-bhedas-tu tatah kshetrikavat /***
Es gibt keine Wirkursache für diese materiellen Kräfte, sondern ein Durchbrechen der Barrieren, in denen sie enthalten sind. Das kann man mit einem Bauern vergleichen, der seine Felder bewässert.

In diesem letzten Teil der *Yogasūtras* sind die Aphorismen so strukturiert, daß sie die Analysen der Beziehung zwischen dem betrachtenden Geist und der materiellen Welt, die in anderen Abschnitten des Textes beschrieben wurden, erneut darstellen und hervorheben. Ein Verständnis des kausalen Netzes aus Handlung, Denken, Gedächtnis und unterschwelligen Eindrücken ist notwendig, will man die Urteilsfähigkeit entwickeln, die den Geist von den Kräften der Verdorbenheit der materiellen Welt befreien.

Dieser Teil ist an manchen Stellen recht elliptisch, weil Patañjali davon ausgeht, daß seine Leser die grundlegenden Konzepte seiner Analyse und einige spezifische Vorstellungen des Sānkhya über die

Kausalität bereits begriffen haben. Verschiedene Vorstellungen von Veränderung und Kausalität werden hier dargestellt, um den Boden für eine tiefere Einsicht in die Beziehung zwischen Gedanken (*chitta*) und Handlungen (*karma*) vorzubereiten. Grundsätzlich entspricht Patañjalis Vorstellung der allgemein gängigen indischen Theorie, daß Gedanken und Handlungen in einen endlosen Kreislauf gegenseitiger Kausalität verstrickt sind, der sich über viele Zyklen von Wiedergeburten hinweg wiederholt. Handlungen erzeugen Erinnerungsspuren, die im Gedächtnis aufgehoben werden und die geistigen Prozesse antreiben. Der Vorrat an unterschwelligen Eindrücken wird nur dann ausgelöscht, wenn die Kette der Kausalbeziehungen zerbrochen ist, denn damit wird der Geist von seinen Bindungen an die Welt der physischen und geistigen Aktivität befreit.

Gemäß der Kosmologie des Sānkhya-Yoga-Systems gleicht die materielle Natur einer potentiellen Energie, immer bereit, nach außen zu fließen und sich zu aktualisieren, sobald die Barrieren beseitigt sind. Das ist vergleichbar mit Wasser, das in ein durch Schleusen reguliertes Bewässerungssystem fließt. Die Vorstellung von einem Sammelbecken materieller Kräfte, das sich durch natürliche Evolution und Erfahrungen gebildet hat, erklärt, wie ein und derselbe Körper in der Kindheit, Jugend und im Alter anders aussieht oder wie sich ein Samenkorn in einen Feigenbaum verwandelt.

Zu Beginn dieses Abschnitts verlagert Patañjali seine Perspektive auf die Kräfte der Vollkommenheit. Im dritten Teil hatte er schon erklärt, daß diese Kräfte auf vollkommener Beherrschtheit beruhen und in der reinen Kontemplation (*samādhi*) ihren Höhepunkt erreichen. Jetzt beschreibt er die Vorstellung, daß man die Kräfte auch mit anderen Mitteln bekommen kann, die einen von einem Leben ins nächste begleiten. Dies ist das Vorspiel zu der erneuten Darstellung einiger grundlegender Ansichten, die bereits im dritten Teil (von 3.9 an) erwähnt wurden. Dabei ging es darum, wie sich Denken, Handeln und die materielle Natur umwandeln.

DIE TRANSFORMATION DES DENKENS

4. ***nirmāna-chittāny-asmitā-mātrāt /***
   Individuelle Gedanken bestehen aus einem bestimmten Maß an Egoismus.
5. ***pravritti-bhede prayojakam chittam-ekam-anekeshām /***
   Ein einzelner Gedanke erzeugt die unterschiedlichen Aktivitäten vieler Gedanken.
6. ***tatra dhyānajam-an-āshayam /***
   Ein Gedanke, der aus der Meditation stammt, hinterläßt keine Spuren in Gestalt einer unterschwelligen Absicht.

Hier beschreibt Patañjali den Unterschied zwischen Gedanken, die aus Egoismus aufsteigen (*asmitā*, eine Art des Leidens), und Gedanken, die aus der Meditation aufsteigen (2.3). Egoismus – alles wird nur im Hinblick auf einen selbst betrachtet – stammt aus der falschen Identifikation des Geistes mit der Materie. Jeder einzelne egoistische Gedanke erzeugt seinerseits zahlreiche andere Gedanken. Im Gegensatz dazu erzeugt ein Gedanke, der aus der Meditation stammt, keine weiteren Gedanken, keine unterschwelligen Absichten (*āshava*), keine Erinnerungen an vergangene Erlebnisse, die sich im Ruhezustand befinden, jedoch später einen Menschen zum Handeln veranlassen.[19]

DIE TRANSFORMATION DES HANDELNS

7. ***karma~ashukla~akrishnam yoginas-tri-vidham-itareshām /***
   Das Handeln eines Yogī ist weder schwarz noch weiß; das von anderen ist schwarz, weiß, oder schwarz und weiß.
8. ***tatas-tad-vipāka~anu-gunānām-eva~abhivyaktir-vāsanānām /***
   Jede Farbe einer Handlung hinterläßt Erinnerungsspuren, die dem Reifegrad dieser Tat entsprechen.

9. *jāti-desha-kāla-vyavahitānām-apy-ānantaryam smriti-samskarayor-eka-rūpatvāt /*
Aufgrund der Einheitlichkeit von Gedächtnis und unterschwelligen Eindrücken wird die Kontinuität der unterschwelligen Eindrücke aufrechterhalten, selbst über Unterbrechungen von Geburt, Ort und Zeit hinweg.

10. *tāsām-anāditvam cha~āshisho nityatvāt /*
Diese unterschwelligen Eindrücke haben keinen Anfang, da die Wünsche, die sie aufrechterhalten, ewig sind.

11. *hetu-phala~āshraya~ālambanaih samgrihītatvād-eshām-abhāve tad-abhāvah /*
Da die unterschwelligen Eindrücke durch die gegenseitige Abhängigkeit von Ursache und Wirkung zusammengehalten werden, hören diese Eindrücke auf zu existieren, sobald diese Abhängigkeit nicht mehr da ist.

Die Natur des Handelns (*karma*) ist der Natur des Denkens analog. Die Klassifizierung in schwarz, weiß, schwarz und weiß sowie weder schwarz noch weiß ist eine der vielen Arten, wie die Rückwirkungen des Handelns beschrieben werden. Schwarz bezeichnet eine schlechte Handlung; weiß repräsentiert religiöse Aktivitäten, die unabhängig von äußeren Mitteln sind und keinen Schaden verursachen; Handlungen, die schwarz und weiß sind, liegen dazwischen. Das Handeln eines Yogī ist weder schwarz noch weiß, weil sein Vorrat an Karma durch den Verzicht auf die Ergebnisse seiner Handlungen aufgebraucht ist und er nicht den Glauben »Ich bin der Handelnde« hegt.

Aus Patañjalis Sicht erzeugen Handlungen nur dann Wirkungen, wenn man an ihnen hängt und dadurch Erinnerungsspuren erzeugt. Der Vorrat an unterschwelligen Eindrücken ist nur dann aufgebraucht, wenn die Kette der Kausalbeziehungen zerbrochen ist – wenn es also weder einen Handelnden noch ein Handeln, noch einen Gegenstand gibt.

DIE WIRKLICHKEIT MATERIELLER DINGE UND DIE STRUKTUR DES DENKENS

12. ***atītā~anāgatam sva-rūpato 'sty-adhva-bhedād-dharmānām /***
Die vergangene und zukünftige Zeit existieren innerhalb aller Dinge, weil sich die Eigenschaften der Natur unterschiedlich schnell bewegen.
13. ***te vyakta-sūkshmā guna~ātmānah /***
Diese Eigenschaften der Natur, seien sie nun sichtbar oder unsichtbar, sind das Wesentliche der materiellen Dinge.
14. ***parināma~ekatvād-vastu-tattvam /***
Ein Ding besitzt Wirklichkeit, weil es durch die verschiedenen Transformationen hindurch einzigartig bleibt.
15. ***vastu-sāmye chitta-bhedāt-tayor-vibhaktah panthāh /***
Obwohl ein Gegenstand konstant bleibt, nehmen die Menschen ihn unterschiedlich wahr, weil sie verschiedene Gedanken mit ihm assoziieren.
16. ***na cha~eka-chitta-tantram vastu tad-apramānakam tadā kim syāt /***
Ist ein Gegenstand nicht innerhalb eines kohärenten Denkens strukturiert, existiert er dann noch, obwohl er nicht erkannt wird?
17. ***tad-uparāga~apekshitvāc-chittasya vastu jñāta~ajñātam /***
Ein Ding ist dem Denken bekannt oder unbekannt. Das hängt davon ab, ob das Denken von ihm gefärbt ist oder nicht.

Hier stellt sich folgende Frage: Ist die Wirklichkeit eines Gegenstandes abhängig von einer einheitlichen Gedankenstruktur, die ja selbst Teil der materiellen Natur ist, oder nicht? Für Patañjali ist die Wirklichkeit eines Gegenstandes beständig und von subjektiven Gedanken unabhängig, doch scheint ein Gegenstand aufgrund der Veränderungen des Denkens ebenfalls Veränderungen unterworfen zu sein. Man kann ein Objekt nur dann erkennen, wenn es im Denken aufsteigt. Diesem Argument liegt die Annahme zugrunde, daß die materielle Natur wirklich ist. Die Illusion besteht darin, daß das Denken die materielle Natur mit dem Geist identifiziert.

Bei ihrem Kreisen können die Gedanken einen Gegenstand erkennen oder auch nicht, aber das negiert nicht die Wirklichkeit des Gegenstandes. In früheren Sūtras hat Patañjali ebenfalls die Wirklichkeit der äußeren Dinge bestätigt und dabei einen Gegensatz zur idealistischen Ansicht impliziert.[20] Für ihn ist unterscheidungsfähiges Wissen nicht möglich ohne ein vollkommenes Verständnis des Prozesses, wie man Wissen von der Welt erlangt und in welcher Beziehung dieser Denkprozeß zum Geist steht.

Diese Vorstellungen beruhen zumindest teilweise auf einer Debatte unter den buddhistischen Gelehrten der damaligen Zeit.[21] Gemäß den Kommentatoren sind diese Aphorismen an die buddhistischen Idealisten gerichtet, die sich davon täuschen lassen, daß Gedanken und Geist einander sehr ähneln. Diese Philosophen sind der Auffassung, daß alle Gegenstände geistige Gebilde sind, daß es keine objektive Wirklichkeit gibt und daß nichts existiert, wenn es kein wissendes Subjekt gibt. Nach Patañjalis Erkenntnistheorie erzeugt die unabhängige Existenz der objektiven Welt keine einheitliche Wahrnehmung der Objekte, sondern bringt in unterschiedlichen Subjekten verschiedene Reaktionen hervor.

DENKEN UND GEIST

18. ***sadā jñātāsh-chitta-vrittayas-tat-prabhoh purushasya~aparināmitvāt /***
Der Geist ist nie Veränderungen unterworfen. Er ist der Meister des Kreisens der Gedanken, die er immer kennt.

19. ***na tat-sva~ābhāsam drishyatvāt /***
Da das Denken Gegenstand der Wahrnehmung ist, kann es nie sich selbst erhellen.

20. ***eka-samaye cha~ubhaya~anavadhāranam /***
Gedanken und ihre Objekte können nie gleichzeitig begriffen werden.

21. ***chitta~antara-drishhye buddhi-buddher-ati-prasangah smriti-sankarashcha /***
Könnte ein Gedanke Gegenstand eines anderen Gedankens sein, gäbe es einen *regressus ad infinitum*, von einer Intelligenz zur nächsten, und dadurch entstünde eine Verwirrung des Gedächtnisses.

22. ***chiter-apratisamkramāyās-tad-ākāra~āpattau sva-buddhi-samvedanam /***
Bewußtsein von der eigenen Intelligenz tritt dann auf, wenn das Denken mittels der Bewußtheit, die keine Spuren hinterläßt, die Form des Geistes annimmt.

Patañjali erklärt jetzt weiter die Beziehung zwischen Denken und Geist. Da das Denken in die Welt der Phänomene gehört, ist es ein erkennbares Objekt. Im Gegensatz zum Geist, der sich selbst erhellt, kann das Denken sich nicht selber kennen. Für ein Wissen von seinen eigenen Prozessen ist das Denken abhängig von dem reflektierten Licht des Geistes, so wie der Mond vom Licht der Sonne abhängt. Könnte das Denken sich selbst erhellen, könnte es sich selbst und seine Objekte gleichzeitig wahrnehmen; aber das ist unmöglich.

Wäre der Denkprozeß Gegenstand eines anderen Denkprozesses, der seinerseits wieder Objekt eines weiteren wäre, ergäbe das einen *regressus ad infinitum*. Dann gäbe es ein endloses Kreisen der Gedanken, das einen endlosen Vorrat an ungeordneten Erinnerungen erzeugte, der unliebsame Eindrücke hervorbrächte (vgl. 2.17).

Dieser Abschnitt betont erneut, daß die Erkenntnisweise des Geistes von der des gewöhnlichen Denkens verschieden ist. Der Geist erhellt das Denken, und das ermöglicht es dem Denken, seine eigenen Strukturen und Bestandteile zu verstehen. Das Denken kann nur dann die Intelligenz (*buddhi*) durchdringen, die einer seiner Bestandteile ist, wenn es unabhängig von dem rastlosen Kreisen der Gedanken arbeitet. Diese besondere Art des Verstehens (*chiti*) hinterläßt keine Eindrücke und reflektiert sich nicht selbst. Statt dessen erzeugt sie ein Selbst-Bewußtsein, das das Denken von seinen inhärenten Grenzen befreit.

23. *drashtri-drishya~uparaktam chittam sarva~artham /*
Gefärbt vom Betrachter und von der Welt der Phänomene kann das Denken alles zu seinem Gegenstand machen.

24. *tad-asankhyeya-vāsanābhish-chitram-api para~artham samhatya-kāritvāt /*
Aufgrund von zahllosen Erinnerungsspuren ist das Denken gemischt und arbeitet mit Assoziationen um eines Zweckes willen, der jenseits von ihm liegt.

25. *vishesha-darshina ātma-bhāva-bhāvanā-vinivrittih /*
Sieht jemand den Unterschied zwischen der klaren Qualität der Natur und dem Betrachter, dann hört er auf, eine persönliche Wirklichkeit zu kultivieren.

26. *tadā viveka-nimnam kaivalya-prāg-bhāram chittam /*
Dann tendiert das Denken tief im Urteilsvermögen zur Freiheit.

Patañjali spricht hier anscheinend noch einmal gegen die buddhistischen Idealisten, die der Ansicht sind, daß nichts existiert, wenn es kein erkennendes Subjekt gibt. Im Gegensatz dazu glaubt Patañjali an eine unabhängige Existenz der Welt, und das bedeutet, ein Objekt kann bekannt oder unbekannt sein. Ein Objekt ist aber nur dann bekannt, wenn das Denken von ihm gefärbt ist. Das heißt, das Denken kann einen Gegenstand erkennen oder auch nicht, und das führt zur Unbeständigkeit des Denkens. Der Geist ist im Gegensatz dazu beständig und unveränderlich. Der besondere Charakter des Denkens liegt in seiner Fähigkeit zur Intuition. Es kann also selbst das intuitiv erfassen, was jenseits der Gedanken liegt, einschließlich des Geistes, um dessentwillen der Denkprozeß abläuft (vgl. 2.17–27).

Patañjali deutet hier offenbar auf die Tatsache, daß das Denken aufgrund von Assoziationen funktioniert. Es verleiht den verschiedenartigen Erfahrungsobjekten und unterschwelligen Eindrücken eine Struktur, ordnet sie in Kategorien ein, um sie dann zu erkennen. So kann das Denken also nicht auf sich selbst gerichtet sein, sondern muß um eines anderen willen existieren, nämlich um des betrachtenden Geistes willen, der, anders als die Gedanken, für sein Erkennen nicht von Assoziationen abhängig ist.

Ist das Denken eines Yogī so weit kultiviert, daß es zwischen dem reinsten Aspekt der materiellen Welt und dem betrachtenden Geist unterscheiden kann, dann hört jedes egoistische Gefühl einer persönlichen Identität auf (vgl. 4.4). Dann kann das Denken in yogischer Ruhe enden.

DAS AUFHÖREN VON HANDLUNGEN UND DIE KRÄFTE DER VERDORBENHEIT

27. ***tac-chidreshu pratyaya~antarāni samskārebhyah /***
Gibt es Lücken in der Urteilsfähigkeit, tauchen ablenkende Konzepte aus dem Vorrat der unterschwelligen Eindrücke auf.

28. ***hānam-eshām kleshavad-uktam /***
Wie die Kräfte der Verdorbenheit können auch diese Vorstellungen beseitigt werden, indem man ihren Verlauf umkehrt und meditiert.

29. ***prasankhyāne 'py-akusīdasya sarvathā viveka-khyāter-dharma-meghah samādhih /***
Bei jemandem, der nach keinem Gewinn strebt, auch nicht aus seinem umfassenden Wissen, wird die beständige Urteilsfähigkeit »die wesentliche Wolke der reinen Kontemplation« genannt.

30. ***tatah klesha-karma-nivrittih /***
Aufgrund dessen hören die Kräfte der Verdorbenheit und die Handlungen auf zu existieren.

Die hier dargelegten Vorstellungen wiederholen noch einmal, was Patañjali bereits früher (siehe 2.10–12) gesagt hat. Die reine Kontemplation wird hier »die wesentliche Wolkenkontemplation« (*dharma-megha-samādhi*) genannt. Dabei handelt es sich um einen Zustand, bei dem die reine Kontemplation Wissen ausgießt, um die Gedanken urteilsfähig, ruhig und mühelos zu halten, so wie eine Regenwolke Wasser ausgießt. Angesichts der Komplexität des Begriffs *dharma* wurde dieser Ausdruck von den Kommentatoren ganz unterschiedlich interpretiert, aber die grundlegende Bedeutung scheint zu dem Sinn des Aphorismus in diesem Abschnitt am besten zu passen.[22]

DAS WISSEN, DAS IN FREIHEIT ENDET

31. ***tadā sarva~āvarana-mala~apetasya jñānasya~ānantyāj-jñeyam-alpam /***
Dann ist die Unendlichkeit des Wissens befreit von den Unreinheiten, die alles verdunkeln, und hinterläßt nur noch wenig zu wissen.

32. ***tatah krita~arthānām parināma-krama-samāptir-gunānām /***
Dieses unendliche Wissen bedeutet das Ende der Abfolge von Transformationen in den materiellen Dingen; ihr Zweck ist nun erfüllt.

33. ***kshana-pratiyogī parināma~apara~anta-nir-grāhyah kramah /***
Die Abfolge entspricht einer Serie von Augenblicken, die am Ende eines Transformationsprozesses erkennbar sind.

34. ***purusha~artha-shūnyānām gunānām prati-prasavah kaivalyam sva-rūpa-pratishthā vā chiti-shaktir-iti /***
Freiheit ist eine Umkehr der Evolutionsrichtung der materiellen Dinge, die für den Geist sinnlos sind. Sie ist außerdem die Kraft des Bewußtseins im Zustand der wahren Identität.

In diesen letzten Aphorismen kommt der Text zum Abschluß, indem er wie eine Spirale in sich selbst zurückspringt. Patañjali begann seine *Yogasūtras* damit, den Begriff Yoga als die wahre Identität des betrachtenden Geistes zu definieren, die durch das vollkommene Aufhören des Kreisens der Gedanken verwirklicht wird. Er endet hier mit der Aussage, daß das Wissen, das man durch die Yoga-Praxis gewinnt, ein unendliches Wissen wird. Es ist eine Allwissenheit, die es dem Betrachter erlaubt, von den zeitlichen Zwängen der sich verändernden Welt der Natur unabhängig zu werden.

Denken ist durch Zeit begrenzt. Das Nachdenken über die Welt beruht auf einer zeitlichen Abfolge von Vorstellungen. Da unendliches Wissen alles in der Gegenwart weiß, hat der Evolutionsprozeß, der der Natur Struktur und Sinn verleiht, keine Relevanz mehr. Das Geschehen der Natur ist für einen befreiten Geist bedeutungsleer (*purusha~artha-shūnya*). Tatsächlich hat Patañjali begründet, was es in Begriffen des Yoga für unseren Geist bedeutet, seine wahre Identität als Betrachter der Welt zu gewinnen – Zeuge zu sein und nicht leidender Teilnehmer in einer Welt unaufhörlicher flüchtiger Veränderungen.

Anmerkungen

EINLEITUNG

1 Siehe Pratapaditya Pal (Hg.), *Light of Asia: Buddha Sakyamuni in Asian Art*, Los Angeles: Los Angeles County Museum of Art, 1984; und Stella Kramrisch, *Manifestations of Shiva*, Philadelphia: Philadelphia Museum of Art, 1981, insbesondere S. 204. Siehe auch Kālidāsas *Kumārasambhava*, übersetzt von Hank Heifetz unter dem Titel *The Origin of the Young God*, Berkeley: University of California Press, 1985, zum Beispiel 1.54 (S. 30).

2 Siehe Karl Potter, *Presuppositions of India's Philosophies*, Englewood Cliffs, N. J.: Prentice-Hall, 1963, S. 3–5: »Ein Yogī ist jemand, der danach strebt, über ›Gut und Böse‹ hinauszuwachsen.«

3 Die Geschichte von Chūdālā findet sich im *Yogavāsishtha*. Siehe K. Narayanaswami Aiyer (Übs.), *Laghu-Yoga-Vāsistha*, 2. Ausgabe, Madras: Adyar Library and Research Centre, 1971, S. 384–438; und Swami Venkatesananda (Übs.), *The Concise Yoga Vāsistha*, Albany: SUNY Press, 1984, S. 333–62.

4 Was Patañjali Unwissenheit oder falsche Identifikation (*avidyā*) nennt, heißt bei dem Vedānta-Philosophen Shankara *adhyāsa*, »Überlagerung«. In beiden Fällen schreibt jemand dem ewigen Selbst fälschlicherweise die wahrgenommenen charakteristischen Eigenschaften einer trügerischen Welt zu und offenbart dadurch eine fundamentale Unwissenheit von der Wirklichkeit.

5 Eine Illustration dieser Vorstellung findet man in der berühmten buddhistischen Parabel von dem Streitwagen, die der Mönch Nāgasena bei der Unterweisung des Königs Milinda verwendete. Siehe *Questions of King Menander (Milindapañha)*, übersetzt von A. L. Basham, in Ainslie Embree (Hg.), *Sources of Indian Tradition*, 2. Ausgabe, New York: Columbia University Press, 1988, 1:105–6.

6 Für eine Zusammenfassung dieser Debatte siehe Mircea Eliade, *Yoga: Immortality and Freedom*, 2. Ausgabe, übersetzt von Willard R. Trask, Princeton: Princeton University Press, 1969, S. 370–72. Eliade scheint für ein späteres Datum zu sein.

7 Diese Assoziation wurde möglicherweise von einem der Aphorismen selbst nahegelegt. In einem seiner seltenen Gleichnisse vergleicht Patañjali nämlich die im Yoga verwendete Stellung damit, sich »wie Ananta auf den Wassern der Unendlichkeit auszuruhen« (2.47; siehe meinen Kommentar zu dieser Stelle in der Übersetzung).

8 Jean Filliozat, *The Classical Doctrine of Indian Medicine,* Delhi: Munshiram Manoharlal, 1965, S. 22–25. Filliozats Diskussion einer Symmetrie zwischen den Legenden des Patañjali und des buddhistischen Philosophen Nāgārjuna legt dies vor allem im Hinblick auf den erkenntnistheoretischen Radikalismus nahe, den die *Yogasūtras* und die *Mādhyāmika-kārikā* gemeinsam haben.

9 *Yoga* bedeutet hier nicht dasselbe wie im späteren religiösen Kontext. Vielmehr bezieht sich hier *yoga* wie auch die anderen Ableitungen von der Wurzel *yuj* – »anschirren, anjochen« auf das Anschirren von Pferden an einen Streitwagen und das Verwenden von Tieren zum Ziehen von Karren oder Pflügen.

10 Siehe Wendy Doniger O'Flaherty (Übs.), *Hymns of the Rig Veda,* Harmondsworth, England, and New York: Penguin Books, 1981, S. 137–38.

11 Im Pali-Kanon (*Dīgha Nikāya*) liefert das *Sāmañña-phala-sutta* ausgiebige Illustrationen für die Anerkennung der Yoga-Kräfte in der frühen buddhistischen Praxis. Siehe William Theodore de Bary (Hg.), *The Buddhist Tradition,* New York: Modern Library, 1969.

12 Siehe Heinrich Dumoulin, *Zen Buddhism: A History*, 1. Band, *India and China*, übs. von J. W. Heisig und P. Knitter, New York: Macmillan, 1988, S. 13–26; E. J. Thomas, *The History of Buddhist Thought,* London: Kegan Paul, Trench, Trübner & Co., und New York: A. A. Knopf, 1933; A. B. Keith, *Buddhist Philosophy in India and Ceylon,* Oxford: Oxford University Press, 1923, S. 143 ff.

13 Siehe Eliade, *Yoga*, S. 162–99.

14 Siehe de Bary, *Buddhist Tradition*, S. 16–17.

15 Der achtfältige Weg – die praktischen Mittel, um das Leiden zu überwinden, ausgearbeitet als die Vierte Edle Wahrheit in Buddhas erster Lehrrede – hat seine Parallele in den acht Gliedern von Patañjalis Yoga. Die andere wichtige buddhistische Vorstellung, die sich in den *Yogasūtras* spiegelt, ist die des Kultivierens folgender vier Haltungen: Liebe, Mitgefühl, Freude und Unparteilichkeit (*maitrī, karunā, muditā, upekshā*), die Patañjali im Sūtra 1.33 erwähnt. Die Bedeutsamkeit des Yoga für die Yogāchāra-Schule des Mahāyāna-Buddhismus kommt am besten im *Lankāvatāra-Sūtra* zum Ausdruck. Dort wird der Begriff *chitta* in einer Weise benutzt, die an seine Verwendung in den *Yogasūtras* erinnert und in der der Weg eines Yogī zum Ausdruck kommt. Siehe D. T. Suzuki, *Lankāvatāra Sūtra,* London: Routledge & Kegan Paul, 1932; Neudruck 1956, S. 225–53.

16 Siehe E. W. Hopkins, »Yoga Technique in the Great Epic«, *Journal of the American Oriental Society* 22 (1901); S. 333–79.

17 Siehe *The Bhagavad-Gita: Krishna's Counsel in Time of War,* New York: Bantam Books, 1986. Für eine zweisprachige Ausgabe siehe *The Bhagavadgītā in the Mahābhārata*, ins Englische übersetzt und herausgegeben von J. A. B. van Buitenen, Chicago: University of Chicago Press, 1981.

18 Siehe Surendranath Dasgupta, *A Study of Patanjali,* Calcutta: Calcutta University, 1920; Neudruck Delhi 1989, *Yoga Philosophy in Relation to Other Systems of Indian Thought,* Calcutta: Calcutta University, 1930, und *Yoga as Philosophy and Religion,* London: Trübner & Co., 1924. Ein Abriß der ersten beiden Werke findet sich in *A History of Indian Philosophy*, 1. Band, Cambridge, 1922; Neudruck Delhi: Motilal Banarsidass, 1975, 7. Kapitel. Das dient auch als ein guter Überblick über die Entwicklung des Yoga- und des Sānkhya-Systems.

19 Zum Sānkhya siehe Potter, *Presuppositions*, insbesondere S. 106–11 und 150–53. Siehe auch Sarvepalli Radhakrishnan und Charles A. Moore (Hg.), *A Source Book in Indian Philosophy,* Princeton: Princeton University Press, 1957, 12. und 13. Kapitel.

20 Potter, *Presuppositions*, S. 43, 98–100; Radhakrishnan und Moore, *Source Book*, S. 425, 453.

21 Siehe Gerald J. Larson, *Classical Sānkhya*, 2. Ausgabe, Delhi: Motilal Banarsidass, 1979. Larson gibt einen Überblick über die wichtigsten Prinzipien des Systems (S. 7–15) und eine vollständige Interpretation (S. 154–208). Eine englische Übersetzung von Īshvara Krisnas *Sānkhya-Kārikā* findet sich im Anhang (S. 255–77). Eine weitere englische Übersetzung dieses Textes findet sich auch bei Radhakrishnan & Moore, *Source Book*, S. 426–45.

22 *Sānkhya-Kārikā* 13.20–22,54–55 und 57. Siehe Larson, *Classical Sānkhya*, S. 259–60, 262–63 und 272–73.

23 Siehe »Indian Ideas of the Mind«, in *The Oxford Companion to the Mind*, hg. v. Richard L. Gregory und D. L. Zangwill, Oxford: Oxford University Press, 1987, S. 357–61.

24 Vgl. Spinoza in *De Emendatione*: »Je besser der Geist (*mind*) seine eigenen Kräfte sowie die Ordnung der Natur verstünde, um so einfacher wäre es für ihn, sich von ›unnützen Dingen‹ zu befreien.

25 Siehe Barbara Stoler Miller, »The Divine Duality of Rādhā and Krishna«, in *The Divine Consort*, hg. v. John Stratton Hawley und Donna Marie Wulff, Boston: Beacon Press, 1987; und Barbara Stoler Miller (Hg.), *Theater of Memory: The Plays of Kalidasa,* New York: Columbia University Press, 1983. Indische Dichter erkannten die einzigartige Kraft und das ästhetische Potential der Emotionen leidenschaftlicher sexueller Liebe. Die erotische Stimmung, die aus solch einer Liebe entsteht, wurde in den antithetischen Situationen von Trennung und Vollziehung zum Ausdruck gebracht. Diese Stimmung in dem Zusammenspiel ihrer beiden Seinsformen zu erleben wurde als Höhepunkt ästhetischen Genusses angesehen. In der indischen Poesie ist das Sich-Erinnern eine zentrale Technik, um die antithetischen Seinsformen der Liebe-in-der-Trennung und der Liebe-in-der-Vollziehung zu schildern.

Indem man sich an die köstlichen Einzelheiten körperlicher Schönheit und des Verhaltens in der Verliebtheit erinnert, bringt der Liebhaber seine Geliebte in die Gegenwart, und sie vereinigen sich im Geist. Selbst als poetische Konvention hat das Gedächtnis die Kraft, die Logik der alltäglichen Erfahrung zu durchbrechen, das Unsichtbare sichtbar zu machen, Entfernungen auszulöschen, die chronologische Reihenfolge umzukehren und zu verschmelzen, was gewöhnlich getrennt ist. Wir stellen fest, daß diese lebendige Form des Erinnerns und des Gedächtnisses einer tieferen metaphysischen Art sich durch alle Schauspiele des Kālidāsa hindurchzieht (besonders offenkundig im fünften, sechsten und siebten Akt der *Shakuntalā*) sowie im *Gīta Govinda* des Jayadeva, ins Englische übersetzt von Barbara Stoler Miller als *Love Song of the Dark Lord,* New York: Columbia University Press, 1977.

26 Ins Englische übersetzt in Miller, *Theater of Memory*.

27 Obwohl die Titel dieser Teile in den meisten Sanskrit-Ausgaben auftauchen, gehörten sie jedoch wahrscheinlich nicht zum ursprünglichen Text, sondern sind der Zusatz eines Kommentators. Die traditionellen Titel des ersten und vierten Teils, *Samādhi-Pāda* und *Kaivalya-Pāda*, gehen auf Schlüsselworte in Patañjalis Text zurück, aber die Titel des zweiten und dritten Teils, *Sādhana-Pāda* und *Vhibhūti-Pāda*, gehören nicht zum Vokabular des Patañjali. Außerdem ist es nicht unwahrscheinlich, daß selbst die Einteilung in vier Teile auf einen Kommentator zurückgeht.

28 Siehe Mircea Eliade, *Shamanism,* Princeton: Princeton University Press, 1964, besonders S. 412–20.

29 Zur Geschichte von Rishyāshringa siehe *Mahābhārata* 3.110–113. Übersetzung ins Englische von J. A. B. van Buitenen in *The Mahābhārata*, 2. Band, Chicago: University of Chicago Press, 1978, S. 431–41.

30 Für einen Überblick über die indischen Theorien der Kausalität unter besonderer Berücksichtigung der Sānkhya-Theorien der Kausalität siehe Potter, *Presuppositions*, 6. Kapitel.

31 James Haughton Woods (Übs.), *The Yoga-System of Patañjali*, Harvard Oriental Series, 17. Band, Cambridge, Mass.: Harvard University Press, 1914; Neudruck Delhi: Motilal Banarsidass, 1966.

Übersetzung

1 *Chitta* ist ein spezifischer Begriff der buddhistischen Psychologie. Im *Lankāvatāra-Sūtra* bildet Chitta das grundlegende Konzept der idealistischen Lehre, nach welcher es keine objektive Realität gibt. Alles ist vielmehr allein aus Denken (*chitta-mātra*) zusammengesetzt.

2 Meine Übersetzung ist inspiriert von Jorge Luís Borges' Ausdruck: »Schlafen bedeutet, von der Welt abstrahiert zu sein« (*Ficciones*, S. 114).

3 Vgl. 1.50; 3.9,10,18; 4.9,27.

4 Vgl. *Majjhima-Nikāya* 1, S. 164; *Visuddhi-Magga*, 4. Buch. Die Pali-Ausdrücke sind *saddhā, viriya, sati, samādhi* und *paññā.*

5 Vgl. Bhagavad-Gītā 7.10.

6 Vgl. *Bhagavad-Gītā* 8.13; 17.23; *Katha-Upanishad* 2.16, Die Natur der Silbe *AUM* (auch *OM* geschrieben) wird in den frühen Spekulationen der Upanischaden untersucht, insbesondere in der *Māndūkya-Upanishad.*

7 Siehe Barbara Stoler Miller, »On Cultivating the Immeasurable Change of Heart; The Buddhist Brahma-vihara Formula«, in *Journal of Indian Philosophy* 7 (1979), S. 209–21.

8 Dieser Abschnitt enthält Vergleiche zur buddhistischen Psychologie. Siehe *L'Abhidharmakosa de Vasubandhu*, übersetzt von Louis de La Vallée Poussin (Paris, 1923–26); es ist eine der neun *recueillements*. Siehe 8.182, Anm. 4 zur Diskussion des buddhistischen Versuches, zwischen *samāpatti* und *samādhi* zu unterscheiden. Die beiden Ausdrücke sind nahe miteinander verwandt, sogar etwas weniger unterschiedlich, als in diesem Abschnitt der *Yogasūtras*. Siehe auch Franklin Edgerton, *Buddhist Hybrid Sanskrit Grammar and Dictionary,* New Haven: Yale University Press, 1953, unter *samāpatti*, S. 571–72.

9 Siehe den Eintrag zu *Sānkhya-kārikā* in *Sources of Indian Tradition,* 2. Ausgabe, 1:312 ff.

10 Eine zentrale Lehre des Buddhismus, *pratītya-samutpāda*, bedeutet wörtlich »Entstehung in Abhängigkeit« einer Sache von einer anderen. Der Zyklus besteht aus einer kreisförmigen Kette mit zwölf Gliedern. Aus jedem entsteht zwingend das folgende und fesselt ein Individuum an das Rad von Geburt und Tod. Zwei grundlegende Glieder dieser Kette sind Unwissenheit (*avidyā*) und unterschwellige Eindrücke (*samskāra*). Beide sind ganz wesentliche Elemente der Lehren des Patañjali. Siehe Ainslie T. Embree (Hg.), *Sources of Indian Tradition*, 2. Auflage, New York: Columbia University Press, 1988, 1:110–3.

11 Diese fünf Prinzipien – Gewaltlosigkeit, Aufrichtigkeit, Vermeiden von Stehlen, sexuelle Enthaltsamkeit und Abwesenheit von Habsucht – sind auch die fünf Gelübde der spirituellen Praxis der Jainas.

12 Diese selben Prinzipien bildeten auch die Basis für Mahatma Gandhis Kampagne der Gewaltlosigkeit gegen den britischen Kolonialismus, in der jeder Freiheitskämpfer die Kraft der Wahrheit (*satyāgraha*) benutzen sollte, um physische und psychische Hindernisse zu überwinden. Gandhi betonte auch die Kraft der sexuellen Enthaltsamkeit für die Konzentration der Energie eines Individuums.

13 Vgl. *Bhagavad-Gītā* 2.14,15,48. Dort wird die Gelassenheit des Yoga definiert als Unparteilichkeit gegenüber den Gegensatzpaaren wie Versagen und Erfolg.

14 Vgl. *Īshā-Upanishad* 15: »Das Antlitz der Wahrheit ist durch eine goldene Scheibe verdeckt. O Pūshan, decke es auf, so daß jemand, der die Wahrheit als seinen Dharma hat, es erkennen kann.«

15 Vgl. *Bhagavad-Gītā* 2.41,46; 6.10,12.

16 Siehe Stephen Hawking, *A Brief History of Time,* New York: Macmillan, 1988, 10. Kapitel.

17 Vgl. *Rigveda* 10.136.4. Dort heißt es, daß die Weisen (*muni*) sich durch die Luft bewegen.

18 Für eine ausführlichere Diskussion siehe Bimal Krishna Matilal, *Perception: An Essay on Classical Theories of Knowledge,* Oxford: Oxford University Press, 1986.

19 Meine Interpretation dieser umstrittenen Aphorismen wurde beeinflußt von J. W. Hauer, *Der Yoga,* Stuttgart, 1958, und Georg Feuerstein, *The Yoga-Sutra of Patañjali,* Folkstone, England: Dawson, 1979; Rochester, Vt.: Inner Traditions, 1989.

20 Die Debatte über die Realität der äußeren Gegenstände ist vergleichbar mit den philosophischen Standpunkten von Berkeley und Kant.

21 Dies scheint ein Hinweis auf die buddhistische Theorie von der Existenz des Dharma in den drei Zeitperioden der Vergangenheit, Gegenwart und Zukunft zu sein. Collett Cox wies darauf hin und schlug folgende buddhistische Übersetzung des Aphorismus 4.12 vor: »Vergangenheit und Zukunft existieren in ihrer eigenen Natur aufgrund der Unterschiede der Zeitperioden des Dharma.«

22 *Dharma-megha* kennzeichnet auch die zehnte und letzte Stufe (*bhūmi*) der Laufbahn eines Bodhisattva im Mahāyāna-Buddhismus. Hier, wie auch anderswo, benutzt Patañjali buddhistische Begriffe in einer selbstsicheren Art ganz so, wie Buddha in seiner Zeit brahmanische Fachausdrücke benutzt hat, um dramatisch darauf hinzuweisen, wie anders seine Weltanschauung war. Siehe Har Dayal, *The Bodhisattva Doctrine,* London: Kegan Paul, Trench, Trübner & Co., 1932, S. 291; vgl. D. T. Suzuki, *The Lankavatara Sutra,* London: Routledge & Kegan Paul, 1932; Neudruck 1956, S. 14–15.

Bibliographie

Wer sich tiefer in Patañjalis Terminologie der *Yogasūtras* einarbeiten möchte, kann folgende Veröffentlichungen zu Hilfe nehmen:

ARANYA, HARIHARANANDA, *Yoga Philosophy of Patanjali* mit Vyāsas Kommentar, ins Englische übersetzt von Paresh Nath Mukerji, Albany: SUNY Press, 1983.

DASGUPTA, SURENDRANATH, *A Study of Patanjali,* Calcutta: Calcutta University, 1920; 2. Auflage Delhi, Motilal Banarsidass, 1989.

ELIADE, MIRCEA, *Yoga, Immortality and Freedom,* 2. Auflage, Princeton: Princeton University Press, 1969.

FEUERSTEIN, GEORG, *The Philosophy of Classical Yoga,* Manchester: Manchester University Press, 1980.

FEUERSTEIN, GEORG, *The Yoga-Sūtra of Patanjali,* Rochester, Vt.: Inner Traditions, 1989.

GOTTERKENNTNIS. Die Yoga-Sutras von Patanjali, hg. v. Swami Prabhavanada und Christopher Isherwood, Berlin: Ullstein TB, 1998.

PATANJALI: Die Wurzeln des Yoga, hg. u. übs. v. Bettina Bäumler, komment. v. P. Y. Deshpande, Bern u.a.: O. W. Barth, 4. Aufl., 1982.

WOODS, JAMES HAUGHTON, *The Yoga-Systems of Patañjali,* Harvard Oriental Series, 17. Band. Cambridge, Mass.: Harvard University Press, 1914; Neudruck Delhi: Motilal Banarsidass, 1966; enthält eine englische Übersetzung der Kommentare von Vyāsa und Vāchaspati Mishra.

Glossar

Das folgende Glossar wurde auf der Grundlage des *INDEX* von Prem Prakash sowie der *KEYWORDS IN THE YOGA SUTRA* und der *SANSKRIT KEYWORDS* von Barbara Stoler Miller zusammengestellt. Es gibt Übersetzungen und Definitionen bzw. Erklärungen der grundlegenden Begriffe der *Bhaktisūtras* und der *Yogasūtras*. Die Reihenfolge der Begriffe entspricht der des deutschen Alphabetes.

Abfolge – siehe *krama*.

abhāva – Nichtexistenz, Abwesenheit.

abhimāna – Egoismus. Siehe auch *asmitā*.

abhinivesha – Lebenswille, das Hängen am Leben. Ein verderblicher körperlicher Instinkt, der dem Prozeß der spirituellen Befreiung entgegenwirkt. Vgl. *klesha*.

Absicht, unterschwellige – siehe *āshaya, samskāra*.

āchārya – Lehrer, Lehrmeister. Die wichtigsten Lehrmeister der liebevollen Hingabe werden namentlich im 83. Bhaktisūtra aufgezählt: Kumāra, Vyāsa, Shuka, Shāndilya, Garga, Vishnu, Kaundinya, Shesha, Uddhava, Aruni, Bali, Hanumān und Vibhīshana.

adhyāsa – Übung. Patañjali definiert sie als »Bemühung, die Gedanken stillzuhalten«.

adhyātma – inner, innerlich. Dieser Begriff bezeichnet das innere, unveränderliche und immaterielle Wesen eines Menschen.

adhyātma-prasāda – innere Ruhe.

ahimsā – Gewaltlosigkeit; darauf zu achten, anderen keine Schmerzen zu verursachen. Eines der fünf Moralprinzipien. Siehe *yama*.

ajñāna – Unwissenheit. Vgl. *jñāna*.

Aktivität – siehe *kriyā, pravritti, vritti*.

ālambana – Fundament, Stütze. Ein Objekt, das als Ursache oder Bedingung für Wissen betrachtet wird.

amrita – Nektar der Unsterblichkeit.

ananyatā – konzentrierte Absicht des Herzens.

an-ātman – Nicht-Selbst.

anavaccheda – Unbestimmtheit, Ungebundenheit. *Anavacchinna*, unbestimmt. Nicht begrenzt oder bestimmt sein durch Assoziation mit einer bestimmten Zeit, einem bestimmten Ort oder anderen Umständen.

anga – Glied des Yoga, eines der acht Mittel der Yoga-Übung. *Anga* kann auch Körperglied bedeuten.

animan – Atomisierung; die Fähigkeit, unendlich klein zu werden. Eine der übernatürlichen Kräfte. Siehe *siddhi*.

anubhava – Erfahrung.

anurāga – intensive Sehnsucht, Verlangen.

aparigraha – Armut. Verzicht auf weltlichen Reichtum, eines der fünf Moralprinzipien. Siehe *yama*.

aparināmitva – Unveränderbarkeit.

apramānaka – keiner gültigen Beurteilung unterworfen.

Armut – siehe *aparigraha*.

artha – Sinnesobjekt, Bedeutung, Sinn, Zweck. Die Gegenstände der äußeren Welt, auf die unsere Gedanken und unsere Wünsche gerichtet sind, damit diese Objekte uns von der inneren geistigen Stille ablenken. Siehe auch *vishaya*.

āsana – Stellung des Yoga. Eine mühelose und erholsame Haltung des Körpers; eines der acht Glieder des Yoga. Die Lotosstellung (*padma~āsana*) ist zum Inbegriff aller Yogastellungen geworden. Dabei sitzt man mit aufrechter Wirbelsäule und verschränkten Beinen in einer Stellung, die eine stabile Grundlage bildet.

āshaya – unterschwellige Absicht. Der Vorrat an Erfahrungen, der im Gedächtnis schlummert und einen Menschen zum Handeln treibt. Vgl. *vāsanā*.

ashuddhi-kshaya – Verschwinden von Unreinheit; Reinheit.

Askese, asketische Übung – siehe *tapas*.

asmitā – Egoismus. Er zählt zu den fünf Kräften der Verdorbenheit (siehe *klesha*). *Asmitā* ist die egozentrische Einstellung, bei der alles in bezug auf einen selber beurteilt wird. In Patañjalis System beruht der Egoismus darauf, daß man den Geist fälschlicherweise mit der Materie identifiziert und den Beobachter mit der Welt der Phänomene. Im Sānkhya-System gibt es parallel dazu den Begriff *aham-kāra*, wörtlich »Ich-macher«, der sich bei der Evolution aus der Materie heraus entwickelt. (Siehe auch *abhimāna*.)

āstikya – Vertrauen auf die spirituellen Lehren.

Atem, Atemkontrolle – siehe *prāna*, *prānāyāma*.

ātma-bhāva – die Existenz eines Selbst.

ātma-rati – Freude am Selbst.

ātmaka – wesentlich.

ātman, ātmā – Essenz, Wesen, Selbst.

Aufhören – siehe *nirodha*.

Aufrichtigkeit – siehe *sattva*.

avasthā – Zustand. Die sich ändernden Zustände des Geistigen, das durch Yoga in seinen Reinzustand zurückversetzt wird.

avidyā – Unwissenheit. Im Sānkhya-System bedeutet Unwissenheit eine falsche Form von Wissen, eine falsche Vorstellung, besonders die, bei der man das Selbst mit der Welt verwechselt. Dieses falsche Wissen kann man nur dadurch überwinden, daß man Yoga praktiziert. Vgl. *ajñāna* und die buddhistische Vorstellung von *avidyā*.

avishesha – unspezifisch.

Basis – siehe *pratishthā*.

Bedeutung – siehe *artha*.

Beharrlichkeit – siehe *sthiti*.

Beherrschtheit – siehe *samyamya*.

Beobachter – siehe *drashtri*.

Besonderheit – siehe *vishesha*.

Betrachter – siehe *drashtri*.

Bewußtheit – siehe *samvedana*.

Bewußtsein – siehe *samvedana*, *chiti*.

bhagavad, bhagavān – der Erhabene, Gott.

bhajana – Verehrung; *avyāvritta-bhajana* – die ununterbrochene Verehrung.

bhakta – Verehrer oder Anhänger Gottes. Siehe *gopī*.

bhakti – Liebe, liebevolle Hingabe. Nach dem 82. Bhaktisūtra gibt es elf Formen der liebevollen Hingabe, entsprechend der Vorliebe des Betreffenden für die glorreichen Eigenschaften Gottes, für die spirituellen Formen, für rituelle Verehrung, für ständiges Erinnern, für Dienen, für Gott als einen lieben Freund, für Gott mit der Zuneigung von Eltern, für Gott mit der Liebe einer liebenden Frau, für das Wissen vom Selbst, für die Einheit mit Gott, für die höchste Form von Trennung. Siehe auch *bhāva*.

bhāva – 1. »werdend«, das heißt die Welt der Phänomene. Existenz. 2. Geisteszustand, Geisteshaltung. Zum einen der bei der Gottesverehrung; dabei werden vier unterschieden: *pūjā-bhāva* – verehrender Geisteszustand; *stava-bhāva* – betender Geisteszustand; *dhyāna-bhāva* – meditativer Geisteszustand; *brahma-bhāva* – der Zustand, in dem der Geist mit Gott verschmolzen ist. Zum anderen werden fünf Geisteshaltungen bei der liebevollen Verehrung Gottes unterschieden: *dāsya-bhāva* – Geisteshaltung eines Sklaven; *sakhya-bhāva* – Geisteshaltung eines Freundes; *vātsalya-bhāva* – Geisteshaltung von Eltern; *shānta-bhāva* – Geisteshaltung eines Philosophen; *kānta-bhāva* - Geisteshaltung eines Ehegatten.

bhāvana, bhāvanā – das Hervorbringen, Offenbaren; das Kultivieren, Fördern, Pflegen.

bheda – Unterscheidung, Unterschied, Bruch.

bhoga – Erfahrung, Genuß. Das Erleben von Freude und Schmerz, das es bei allen Aktionen und Reaktionen gibt.

bhūh – der irdische Bereich.

bhūmi – Grundlage, Basis, Fundament. Auch das Stadium oder die Ebene der Errungenschaft eines Yogī. Vgl. die buddhistische Auffassung von *bhūmi*.

bhūta – Element. Bezeichnet eines oder alle fünf materiellen Elemente: Erde, Wasser, Feuer, Luft und Äther oder Raum. *Bhūta* kann auch Kreatur, Geschöpf heißen.

bīja – Same. Bei den meisten Denkvorgängen entwickeln sich solche »Samen« zu weiteren Gedanken. Vgl. *samādhi*.

brahma-charya – Sexuelle Enthaltsamkeit, Zölibat. Als eines der fünf Moralprinzipien bedeutet *brahmacharya*, sich jeder sexuellen

Betätigung zu enthalten und den Samen, der vitale Kraft enthält, zurückzuhalten.

buddhi – Intelligenz, Verständnis. Die Fähigkeit, Tatsachen und Vorstellungen zu begreifen und sie auszudiskutieren. Eine der kognitiven Fähigkeiten, die sich durch Evolution aus der Materie heraus entwickeln.

buddhi-nāsha – Verlust der Intelligenz. Siehe *duh-sanga*.

chiti – Bewußtsein. Das unmittelbare Wahrnehmen, bei dem der Geist sich selber erkennt.

chitta – Gedanke, Denken, Denkprozeß. *Chitta* ist eine Kombination aus *manas, buddhi* und *ahankāra*, den durch Evolution aus der Materie entstandenen geistigen Dingen. Dabei handelt es sich um eine äußerst sensible, plastische Substanz in der Natur, die verschiedenen Umwandlungen unterworfen ist.

chitta-prasādana – Gedankenruhe.

chitta-vritti – das Kreisen der Gedanken.

dambha – Arroganz.

darshana – Ansicht, Vision. Mit Hilfe von Yoga kann der Geist (*manas*) das geistige Prinzip (*purusha*) erkennen, so wie das Auge Gegenstände sehen kann.

dāsya – Diener.

dayā – Mitgefühl.

Denken – siehe *manas, chitta*.

devatā – Gottheit.

dhana – Reichtum.

dhāranā – Konzentration. Die Aufmerksamkeit auf eine bestimmte Stelle richten, beispielsweise auf den Nabel, das Herz, die Nasenspitze oder auf einen äußeren Gegenstand.

dharma – Eigenschaft. Wesentliche Eigenschaft der materiellen Natur. Vgl. *dharmī*.

dharma-megha-samādhi – »die wesentliche Wolkenkontemplation«, bei der die reine Kontemplation ihr Wissen mühelos ausgießt, wie die Wolke den Regen. Siehe *samādhi*.

dharmī – das Subjekt, das den Eigenschaften der Natur zugrunde liegt.

dhyāna – Meditation. Die Aufmerksamkeit unverwandt auf einen einzigen Gedankengang richten. Ein gleichförmiges, von anderen Vorstellungen nicht unterbrochenes Fließen eines einzigen Gedankens. Das Sanskritwort *dhyāna* wurde im Zusammenhang mit den Meditationsübungen des Buddhismus mit *ch'an* ins Chinesische übersetzt, was später im Japanischen zu *zen* wurde.

Ding – siehe *vastu.*

Disziplin – siehe *samyama, yoga.*

drashtri – Beobachter, Betrachter, Subjekt des Betrachtens. Häufig auch mit »Sehender, Seher« übersetzt; jemand, der sieht; das sehende Subjekt. Der Betrachter ist *purusha*, der spirituelle Aspekt alles dessen, was es gibt.

drishya – die sichtbare Welt als Gegenstand der Wahrnehmung. Die Welt der Phänomene.

drishyatva – Gegenstand der Wahrnehmung in der Welt der Phänomene sein. Vgl. *darshana.*

duhkha – Leid, Schmerz, Traurigkeit. Leiden ist das natürliche Resultat des zügellosen Kreisens der Gedanken. Wie auch in der buddhistischen Lehre gilt das gewöhnliche Dasein als grundsätzlich schmerzhaft. Die Erfahrung des Leidens kann man nur dadurch vermeiden, daß man Yoga praktiziert.

duh-sanga – negative Gesellschaft. Sie verursacht egoistische Begierde (*kāma*), Wut (*krodha*), Verblendung (*moha*), Zerstörung des Gedächtnisses (*smriti-bhramsha*), Verlust der Unterscheidungsfähigkeit (*buddhi-nāsha*) und Verlust von allem (Lohnenden) (*sarva-nāsha*).

Egoismus – siehe *asmitā.*

Eigenschaft – siehe *dharma, guna.*

Eindruck, unterschwelliger – siehe *samskāra.*

eka-rūpatva – Ähnlichkeit.

ekāgratā – psychische Konzentration, das auf einen Punkt Gerichtetsein; auch *ekāgrya.*

ekānatā – seine Aufmerksamkeit auf nur einen Gegenstand gerichtet halten.

ekāntī – (*eka~antī*) einer, der nur ein Ziel hat, konzentriert ist.

ekatva – Einheit.
Element – siehe *bhūta*.
Enthaltsamkeit, sexuelle – siehe *brahma-charya*.
Erfahrung – siehe *bhoga*.
Ergebnis – siehe *phala*.
Erinnerung – siehe *smriti*.
Erinnerungsspur – siehe *vāsanā*.
Erlebnis – siehe *bhoga*.
Essenz – siehe *ātman, ātmā*.
Existenz – siehe *bhāva*.
Form – siehe *rūpa*.
Freiheit, absolute – siehe *kaivalya*.
Freude – siehe *sukha*.
Frucht – siehe *phala*.
Fundament – siehe *ālambana*.
Geburt – siehe *jāti*.
Gedächtnis – siehe *smriti*.
Gedanke – siehe *chitta, manas*.
Gegenstand – siehe *vastu*.
Geist – siehe *purusha, manas*.
Geisteshaltung – siehe *bhāva*.
Geisteszustand – siehe *bhāva*.
Gesellschaft, negative – siehe *duhsanga*.
Gestalt – siehe *rūpa*.
Gewaltlosigkeit – siehe *ahimsā*.
gopī – Hirtin. Die Gespielinnen des Gottes Krishna in Vrindāvan. Sie gelten bis heute als Inbegriff liebevoller Hingabe (*bhakti*). Sie sind ideale *bhakta(s)*.
Gottesverehrung – siehe *bhāva*.
grāhya – erstrebenswert.
Grundlage – siehe *bhūmi, pratishthā*.
guna – Eigenschaft, Qualität. Bezieht sich hier auf die der materiellen Natur. Alles in der materiellen Natur besteht aus drei Qualitäten, die wie potentielle Energieformen existieren: *sattva* – Reinheit, *rajas* – Leidenschaft und *tamas* – die finstere Trägheit.

Patañjali beschäftigt sich nur mit *sattva*, der Qualität, die im Gegensatz zum Geist (*purusha*) steht. Vgl. *dharma, sattva*.

Handlung, Tat – siehe *karma*.

Herrschaft – siehe *vashīkāra*.

hetu – Ursache, Kausalität.

hetutva – das Ursachesein.

icchā – egoistischer Wunsch. Vgl. *kāma*.

Identität – siehe *svarūpa*.

indriya – Sinn, Sinnesorgan, Sinnesfähigkeit. Die physischen Organe der Sinneswahrnehmung, die mit Hilfe von Yoga von äußeren Reizen isoliert werden müssen.

Intelligenz – siehe *buddhi*.

Intuition – siehe *prātibha*.

Irrtum – siehe *viparyaya*.

īshitritva – Macht über die Natur. Eine der übernatürlichen Kräfte. Siehe *siddhi*.

īshvara – Herr, Herr des Yoga. Die Identifikation und Rolle des *īshvara* im Yoga unterscheidet sich in den einzelnen Schulen der Übung und Interpretation des Yoga. *Īshvara* wird in den *Yogasūtras* definiert als eine bestimmte Form des Geistigen (*purusha*), die unberührt ist von den Kräften der Verdorbenheit, von Handlungen, von den Früchten der Handlungen oder von unterschwelligen Absichten. Siehe *yogeshvara*.

īshvara-pranidhāna – Hingabe an den Herrn des Yoga.

Isolation – siehe *kaivalya*.

jāti – Geburt, Ursprung. Das Eindringen in einen neuen Körper, was durch frühere Handlungen verursacht wurde und zu einer Ansammlung neuer karmischer Rückstände führt. Man kann in einen hohen oder niedrigen Rang hineingeboren werden.

jaya – Sieg, Meisterschaft. Das Erreichen vollkommener Kontrolle über einen geistigen Prozeß oder einen äußeren Gegenstand.

jñāna – Wissen. Es beruht wesentlich nicht auf Konzepten, sondern ist das spirituelle Wissen von der transzendenten Wirklichkeit. In der *Bhagavad-gītā* bildet es das Thema des vierten Abschnitts.

kaivalya – absolute Freiheit, Isolation. Die vollkommene Isolation und Befreiung des menschlichen Geistes von der materiellen Natur. Diese Befreiung bedeutet kein Auslöschen der Individualität und auch keinen »Todeswunsch« im Sinne Freuds, sondern die Verwirklichung einer potentiellen Ruhe oder Stille. Vergleichbar dazu ist die Vorstellung der Jainas vom *kevala-jñāna*, dem Wissen um Befreiung. Der Begriff *kevalī*, ein befreites Wesen, wird für die jainistischen Heilande verwendet, von denen jeder ein Eroberer (*jina*) und »Furt-macher« (*tīrthan-kara*) genannt wird.

kāma – Egoistischer Wunsch, Begierde. Vgl. *icchā*, *duh-sanga*.

kāmāvasāyitva – (*kāma~avasāyitva*) Erfüllung von Wünschen; die Fähigkeit, alle Wünsche zu erfüllen. Eine der übernatürlichen Kräfte. Siehe *siddhi*.

karma – Handlung, Tat; besonders eine, die sich in diesem oder im nächsten Leben auswirkt.

karma-yoga – siehe *kriyā*.

kārya – Pflicht.

khyāti – Unterscheidungsfähigkeit. Die Fähigkeit, zwischen Objekten unterscheiden zu können. Siehe auch *viveka*.

kīrtana – das Preisen Gottes; die Eigenschaften Gottes besingen.

klesha – Verdorbenheit, die Kräfte der Verdorbenheit, von denen es fünf gibt: Unwissenheit, Egoismus, Leidenschaft, Haß und Lebenswille. Diese fünf Kräfte motivieren einen zum Handeln in der Welt. Sie sind vergleichbar mit den *kleshas* der buddhistischen Philosophie, Kräfte der Verdorbenheit, zu denen Leidenschaft, Haß und Unwissenheit oder Verblendung gehören. Im buddhistisch-tantrischen Rad des Lebens werden sie als drei Kreaturen in der Radnabe der Welt der Phänomene dargestellt: als Hahn, Schlange und Schwein.

klishta-aklishta – verdorben oder den Kräften der Verdorbenheit gegenüber immun. Siehe *klesha*.

Konsequenz – siehe *phala*, *vipāka*.

Kontemplation, reine Kontemplation – siehe *samādhi*.

Konzentration – siehe *dhāranā*, *yogyatā*.

Konzept – siehe *pratyaya* und *vikalpa*.

Körper – siehe *kosha*.

kosha – die fünf Hüllen oder »Körper«, die das reine menschliche Bewußtsein umhüllen. *Anna-maya-kosha* – die physische Hülle, der physische Körper; *prāna-maya-kosha* – der energetische Körper; *mano-maya-kosha* – der mentale Körper; *vijñāna-maya-kosha* – der intuitive Körper; *ānanda-maya-kosha* – der Seligkeitskörper.

Kraft – siehe *shakti*.

Kräfte, übernatürliche – siehe *siddhi*.

krama – Abfolge, zeitliche Ordnung. Die materielle oder zeitliche Anordnung von Dingen, die ununterbrochen Umwandlungen erzeugt. Erkennt man diese Abfolge, hören diese Umwandlungen auf.

kripā – Gnade.

kriyā – Aktivität, Durchführung, Übung. Nach den meisten Kommentaren zu den *Yogasūtras* bezieht sich *kriyā-yoga*, der Yoga der Durchführung, nur auf die ersten fünf Stufen oder Glieder der Yoga-Übung. Patañjali impliziert hier möglicherweise auch einen Vergleich mit dem *karma-yoga*, der Disziplin des Handelns in der *Bhagavad-gītā*, wobei jedes Handeln als Opferhandlung durchgeführt wird.

krodha – Wut, Zorn. Siehe *duh-sanga*.

laghiman – Levitation; die Fähigkeit, die Schwerkraft zu überwinden. Eine der übernatürlichen Kräfte. Siehe *siddhi*.

Lebenswille – siehe *abhinivesha*.

Leid – siehe *duhkha*.

Leidenschaft – siehe *rāga*.

loka – Welt.

loka-bandha – Bindung an die Welt.

māhātmya – Großherzigkeit, Herrlichkeit.

mahiman – Vergrößerung; die Fähigkeit, unendlich groß zu werden. Eine der übernatürlichen Kräfte. Siehe *siddhi*.

manas – Geist. Eine der Erkenntnisfähigkeiten, die sich durch Evolution aus der Materie heraus entwickeln. Daher ist Geist seiner Natur nach etwas Materielles. Die anderen Erkenntnisfähigkeiten sind Denken oder Gedanken (*chitta*), Intelligenz (*buddhi*) und die Sinne. *Manas* ist das Erkenntnisorgan, *buddhi* ist die Fähigkeit, Tatsachen und Vorstellungen zu begreifen und sie auszudiskutieren, und *chitta* bezeichnet den gesamten Prozeß des Denkens.

Materie, materielle Natur – siehe *prakriti*.

matta – spirituell berauscht.

māyā – Illusion.

Meditation – siehe *dhyāna*.

Meisterschaft – siehe *jaya, vashīkāra*.

Modifikation – siehe *vritti*.

moha – Verblendung. Siehe *duh-sanga*.

Moralprinzipien – siehe *yama*.

mumukshu – jemand, der nach Befreiung strebt.

ni-vritti – Passivität. Vgl. *vritti*.

nir-bīja – siehe *bīja, samādhi*.

nir-mama – »ohne mein«; ohne Ichgefühl, egolos.

nir-dvandva – befreit von den Gegensatzpaaren.

nirodha – das Aufhören des Kreisens der Gedanken. Das ist sowohl das Mittel als auch das Ziel. Als ein Mittel bezeichnet dieses Wort die zeitweilige Ausgeglichenheit, die man erlebt, wenn während des letzten Stadiums der Yoga-Praxis alle Gedanken aufhören. Vgl. die buddhistische Vorstellung des Aufhörens in der Lehre von den Vier Edlen Wahrheiten. In den *Bhaktisūtras* bedeutet *nirodha* eine innere Stille, die die Erfüllung aller weltlichen und traditionellen Pflichten heiligt.

nirvichāra – intuitive Erkenntnis.

nis-traigunyo – befreit von den drei Qualitäten der Natur.

niyama – Vorschriften. Eines der acht Glieder des Yoga, bei dem es um die persönlichen Vorschriften geht: körperliche Säuberung, Zufriedenheit, asketische Übung, Studium der heiligen Überlieferung und Hingabe an den Herrn des Yoga.

notsāhī – (*na~utsāhī*) jemand, der keine Leidenschaft für persönliche Belange empfindet.

nyāsa – Heiligung.

parama-prema – tiefste Liebe, die Liebe Gottes.

paramānanda – (*parama-ānanda*) höchste Freude, Seligkeit.

parināma – Umwandlung, Veränderung, Transformation. Patañjali verwendet diesen Begriff entsprechend der Bedeutung dieses Fachausdruckes in der Kausalitätstheorie des Sānkhya-Systems. Danach wandelt sich eine bestimmte Ursache ständig in Wirkungen um. Diese Vorstellung liegt der Auffassung zugrunde, daß es sich bei der kosmischen Evolution um einen komplexen Prozeß handelt, bei dem sich die materielle Natur unablässig verändert (*prakriti-parināma*) und dadurch ihre latenten Möglichkeiten verwirklicht. Transformation, Umwandlung oder Veränderung ist eine ständige Manifestation dessen, was latent in der Ursache enthalten ist.

parishuddhi – Reinigung. Dabei handelt es sich um die Beseitigung und Auslöschung der Kräfte der Verdorbenheit durch Gedanken mit Hilfe von Yoga.

phala – Frucht, Ergebnis. Das Ergebnis einer Handlung. Konsequenz. Siehe auch *vipāka*.

pitara – die Vorfahren.

pra-vritti – Aktivität. Vgl. *vritti*.

prādur-bhāva – das Auftreten, Auftauchen.

prajñā – Weisheit. Mit den Worten von T. S. Eliot »die Weisheit, die das Verständnis übersteigt«. Vgl. *jñāna*.

prākāmya – unwiderstehlicher Wille; die Fähigkeit, die Eigenschaften der materiellen Elemente zu überwinden. Eine der übernatürlichen Kräfte. Siehe *siddhi*.

prakriti – im Plural bezeichnet *prakriti* die primären Bestandteile der Natur, aus denen sich alles durch Evolution entwickelt, einschließlich *manas, buddhi, ahankāra* und den fünf Elementen. Vgl. *purusha, dharma, guna*.

pramāna – gültiges Urteil, Mittel für eine gültige Beurteilung, Beweis. Eine der Methoden zur Erlangung richtigen Wissens.

prāna – Atem, Atemenergie. Das Leben wird durch die Bewegungen verschiedener Formen von Atem im Körper aufrechterhalten. Die Atemkontrolle (*prānāyāma*) dient der strengen Regulierung des Atmens – bis hin zum Atemstillstand.

prāṇāyāma – siehe *prāṇa*.

prāpti – Ausdehnung; die Fähigkeit, überall hinzureichen. Eine der übernatürlichen Kräfte. Siehe *siddhi*.

prasāda – Ruhe.

prātibhā – Intuition. Ein mühelos erzeugtes Wissen, als würde es von selbst »erstrahlen«.

pratishthā – Grundlage, Basis. Die grundlegende Gegebenheit oder Gestalt von etwas. Im zweiten Abschnitt der *Yogasūtras* bezeichnet dieser Begriff einen Zustand beharrlicher Ausdauer.

pratiyogī – Entsprechung.

pratyāhāra – sich vor der sinnlichen Welt zurückziehen, das Zurückziehen der Sinne. Die absichtliche Isolation jedes einzelnen Sinnes von äußeren Reizen, um den Geist zur Ruhe zu bringen (das heißt, das Aufhören der Gedanken zu verursachen).

pratyaya – Konzept, begriffliche Kategorien. Insbesondere ein Konzept, mit Hilfe dessen man etwas wissen kann. Das Wort ist häufig nur schwer zu übersetzen, besonders dann, wenn es nicht als Fachausdruck verwendet wird, wie im ersten Abschnitt der *Yogasūtras*.

prayojaka – bewirkend, erzeugend.

prema – Liebe. Ihr Wesen ist unaussprechlich (*anirvachanīya*).

pūjā - rituelle Verehrung.

purusha – Geist. (Vgl. *manas*.) Der spirituelle Aspekt von allem, das dem Wesen nach reines Bewußtsein ist, im Gegensatz zur materiellen Natur (*prakriti*). Im Grunde geht es beim Yoga darum, den Geist von seiner Verwicklung in die oder Beteiligung an der Natur zu isolieren. Bei der Übersetzung ihrer *Bhagavad-gītā* verwendete Barbara Stoler Miller für *purusha* den Begriff »man's spirit« (Geist des Menschen), wegen, wie sie selber schrieb, des dramatischen menschlichen Kontextes; doch da *purusha* sich auch auf alle möglichen nichtmenschlichen Wesen beziehen kann, ist »spirit« (Geist) in diesem Text angebrachter. Spirituelle Abstraktion, die von der Natur isoliert ist, tritt im Zustand des *samādhi* auf. *Īshvara*, der Herr, wird als eine vom Geist unterschiedene geistige Form definiert, die für die Hingabe eines

Menschen angemessen ist, der sich dem Üben von Yoga verschrieben hat.

Qualität – siehe *guna*.

rāga – Leidenschaft. Eine emotionale Reaktion auf eine Erfahrung (besonders bei einer erfreulichen Erfahrung) eines äußeren Gegenstandes. Sie erzeugt ihrerseits ein Verlangen nach weiteren Erfahrungen und bindet dadurch den Geist an die materielle Welt.

rāja-yoga – Königs-Yoga. Siehe *samyama*.

Realität – siehe *tattva*.

Reflexion – *vichāra*.

Reinheit – siehe *pari-shuddhi, guna, sattva*.

rūpa – Form, Gestalt. Die wahrnehmbare Form, aufgrund deren wir etwas erkennen. Vgl. *eka-rūpatva*, *sārūpya* und *sva-rūpa*.

sa-bīja – siehe *bīja, samādhi*.

sādhana – Mittel zur Entwicklung, Übung. Allgemein auch: spirituelle Übungen.

samādhi – Kontemplation, reine Kontemplation. Das letzte Stadium der Yoga-Übung. Dieser Ausdruck widersteht allen Übersetzungen und wurde sogar mit einem Wort wie »Trance« wiedergegeben. Es handelt sich um einen Bewußtseinszustand, in dem vollkommene Konzentration, Meditation und reine Kontemplation integriert sind. In diesem Zustand wird sich der Geist seiner grundlegenden Isolation von der materiellen Natur und von seiner eigenen absoluten Integrität bewußt. Dieser Zustand wird erlangt, wenn ein meditierendes Subjekt sich so weit in den Gegenstand seiner Meditation versenkt, daß der Unterschied zwischen Subjekt und Objekt verschwindet. Patañjalis deutlichste Definition von *samādhi* lautet: »Meditation, die nur das Objekt erhellt, als fehle dem Subjekt eine eigene Identität.« Es gibt zwei Ebenen der Kontemplation, die Patañjali »mit Samen« (*sa-bīja*) und »ohne Samen« (*nir-bīja*) nennt. Im ersten Fall handelt es sich um eine transitive, von Bewußtsein eingegrenzte Kontemplation, im zweiten Fall um ein intransitives Überbewußtsein. Kontemplation ohne Samen wird auch »die wesentliche Wolkenkontemplation« (*dharma-megha-samādhi*) genannt. Dabei wird der

Yogī sogar der Allwissenheit und der Allmacht gegenüber gleichgültig. Parallel dazu gibt es im Buddhismus den Begriff *dharmamegha*, der das letzte Stadium des Weges eines Bodhisattva zur Vollkommenheit bezeichnet. Vgl. *samyama* – vollkommene Disziplin, Beherrschtheit.

samāpatti – kontemplatives Gleichgewicht. Geistige Versenkung, wobei die Gedanken mit dem Gegenstand des Denkens eins werden. Im kontemplativen Gleichgewicht ähneln die Gedanken reinen Kristallen. Sie nehmen die Form des Gegenstandes an, über den man meditiert. *Samāpatti* hängt eng mit *sa-bīja-samādhi* zusammen, für dessen Erreichen sie (*samāpatti*) eine notwendige Voraussetzung bildet.

Same – siehe *bīja*.

samprayoga – innige Gemeinschaft.

samskāra – unterschwelliger Eindruck. Ein Eindruck, der nach jeder Erfahrung im unterschwelligen Gedächtnis zurückbleibt. Das Gebilde dieser Eindrücke ist verantwortlich für Neigungen, die nach einem in Indien weitverbreiteten Glauben bei dem Kreislauf der Wiedergeburten von einem Leben ins nächste mitgenommen werden. Obwohl man Wiedergeburten wörtlich verstehen kann, betont Patañjali doch die psychologische Dimension dieser Eindrücke, die alles Denken und Handeln beeinflußt. Vgl. *smriti, vāsanā* und *āshaya*, alles Begriffe, die eng miteinander verknüpft sind und oft tatsächlich sogar Synonyme zu sein scheinen.

samvedana – Bewußtsein, Bewußtheit. Diese Begriffe bezeichnen besonders den Prozeß der Wahrnehmung als Ergebnis eines Sinneseindrucks.

samyama – Beherrschtheit, vollkommene Disziplin. Integration von *dhāranā, dhyāna* und *samādhi*. Disziplin zur Erlangung vollkommener Kontrolle über die Gegenstände der Kontemplation. Hat man *samyama* erreicht, dann nimmt das betrachtende Subjekt die Gestalt des Gegenstandes der Kontemplation an, erlangt die vollkommene Kontrolle darüber und ist darin versenkt, wodurch seine eigene Natur ausgelöscht wird. Dadurch entstehen außergewöhnliches Wissen und Kräfte. In der späteren Literatur zum Yoga wird dies der »Königs-Yoga« (*rāja-yoga*) genannt. Vgl. *yama, niyama.*

samyoga – Verbindung.

sanga – Gemeinschaft, Gesellschaft. Vgl. *duhsanga.*

sārūpya – Gleichheit.

sattva – 1. Aufrichtigkeit. Eines der fünf Moralprinzipien. Siehe *yama.* 2. Klarheit. Die Klarheit oder »Intelligenz« der Natur, die reine, leuchtende Qualität der Vollkommenheit der Natur. Siehe *guna.*

satya – Aufrichtigkeit, Wahrheit.

Schmerz – siehe *duhkha.*

Selbst – siehe *ātman.*

sexuelle Enthaltsamkeit, Zölibat – siehe *bramacharya.*

shabda – Wort, Sprache. Der hörbare Ausdruck von Gedanken, den Patañjali als eine Gelegenheit für Verwirrung und für die Zerstörung des kontemplativen Gleichgewichts ansieht.

shakti – Kraft, aktive Kraft. Kraft im Sinne von Fähigkeit, Geschicklichkeit oder Energie, im Gegensatz zu *siddhi*, einer übernatürlichen Kraft, die nach Patañjali von spiritueller Vollkommenheit herrührt.

shānti – Frieden.

shāstra – Lehre, Lehrbuch, heilige Schrift.

shaucha – Reinheit.

shravana – Zuhören.

shuddha – rein.

shuddhi – Reinheit.

siddha – vollkommen. Vollkommenheit, Vollendeter, *Siddha*; jemand, der *siddhis*, übernatürliche Kräfte, besitzt. Siehe *siddhi.*

siddhi – Vollkommenheit. Spirituelle Vollkommenheit, die übernatürliche Kräfte mit sich bringt. Dazu gehören Fähigkeiten wie unendlich klein (*animan*) und unendlich groß zu werden (*mahiman*), die Schwerkraft zu überwinden (Levitation, *laghiman*), überall hinzureichen (*prāpti*), die Eigenschaften der Elemente zu überwinden (*prākāmya*), über jeden Aspekt der Schöpfung zu herrschen (*vashitva*), Macht über die Natur zu besitzen (*īshitritva*) und alle Wünsche zu erfüllen (*kāmāvasāyitva*). Siehe auch *siddha*.

Sieg – siehe *jaya*.

Sinnesobjekt – siehe *artha* und *vishaya*.

Sinnesorgan – siehe *indriya*.

smriti – Gedächtnis, Erinnerung. Patañjali definiert *smriti* als »Erinnerung an Objekte, die man erfahren hat«. Das kann man vergleichen mit einer modernen Definition von Gedächtnis als die Fähigkeit, vergangene Sinneseindrücke, Erfahrungen und erlernte Vorstellungen neu zu beleben. In buddhistischen Texten bedeutet *smriti* »Achtsamkeit«, »Bewußtheit«. Die Verwendung des Wortes bei Patañjali scheint den gewöhnlichen Sinn von »Gedächtnis« mit der buddhistischen Vorstellung der »Achtsamkeit« zu verbinden. Vgl. *vāsanā*.

smriti-bhramsha – Zerstörung des Gedächtnisses, Vergessen. Siehe *duh-sanga*.

Sprache – siehe *shabda*.

Stellung – siehe *āsana*.

sthiti – Zustand der Stille, Stetigkeit oder Beharrlichkeit (besonders des Geistes).

Stille – siehe *sthiti*.

Studium – siehe *svādhāya*.

Substanz – siehe *vastu*.

subtil – siehe *sūkshma*.

sukha – Freude, Glück, im Gegensatz zu Schmerz, Leid (*duhkha*).

sūkshma – subtil. Der feinstoffliche im Gegensatz zum grobstofflichen Aspekt der materiellen Dinge, der nur schwer zu erkennen und zu verstehen ist. Vgl. *kosha*.

svādhāya – (*sva~adhyāya*) Studium der heiligen Überlieferung; für sich selbst die vedischen Hymen laut rezitieren.

svarūpa – (*sva-rūpa*) Wesen, wesentliche Natur, Essenz. Identität, inhärente Form. Eine bedeutsame Vorstellung der indischen Philosophie, die ihre Parallele in der Psychologie des Abendlandes findet und sich auf die inhärente Natur und die Rolle eines Menschen in der Welt bezieht. In indischen Begriffen ist diese

Welt der Kosmos, in der abendländischen Psychologie ist sie die Gesellschaft. Eine »Identitätskrise« ist ein chaotisches Verständnis von oder Gefühl für das Selbst, eine Desorientierung. Im Yoga würde dies bedeuten, daß man sein wesentliches Selbst mit dem Kreisen der Gedanken und mit der materiellen Natur identifiziert. Die psychoanalytische Vorstellung von »Ego-Identität« betont die Beziehung zwischen der individuellen Identität und der Gruppenidentität bei der Entwicklung eines Individuums. In den *Yogasūtras* geht es darum, eine Identität zu erkennen oder zu verwirklichen – jenseits der Gedanken, jenseits einer Anteilnahme an der Welt. Vgl. *rūpa*.

tapas – Askese, asketische Übung. Wörtlich: »Hitze«, die heiße Energie, die im Körper aufgrund von Schwierigkeiten und Entbehrungen erzeugt wird (fasten, auf nacktem Boden schlafen, in der Welt umherwandern, sich Hitze und Kälte aussetzen und so weiter).

tattva – Wahrheit, Realität. Das, was wesentlich und real, also keiner Veränderung unterworfen ist.

tīrtha – heiliger Ort, Pilgerstätte.

Transformation – siehe *parināma*.

tripta – zufrieden.

tyāga – Aufgabe, Entsagung, Verzicht.

Überlegung – siehe *vichāra*.

Übung – siehe *adhyāsa*.

udāsīnatā – Desinteresse.

udbodha – das Erwecken.

Umwandlung – siehe *krama*, *parināma*.

Unterscheidungsfähigkeit – siehe *viveka*, *khyāti*.

Unwissenheit – siehe *avidyā*.

Ursache – siehe *hetu*.

Ursprung – siehe *jāti*.

vairāgya – Gelassenheit, Leidenschaftslosigkeit. Patañjali definiert sie als »das Zeichen der Meisterschaft über die Begierden nach den Sinnesobjekten«. Das bezieht sich wahrscheinlich, wie die Kommentare zu den *Yogasūtras* meinen, auf die Ziele der uralten vedischen heiligen Überlieferung, nämlich ein langes Leben, materielle Belohnungen und schließlich der Himmel.

vāsanā – Erinnerungsspur. Wörtlich: Parfüm. Damit wird der Rückstand eines Erlebnisses bezeichnet, der sich in einem Individuum festsetzt. Der Vorrat an solchen Erinnerungsspuren ist für das Verhalten verantwortlich, das wir »instinktiv« nennen. Vgl. *samskāra*, unterschwelliger Eindruck, und *āshaya*, unterschwellige Absicht.

vashīkāra – Meisterschaft, Herrschaft (auch *vashyatā*). Herrschaft über die eigenen Sinne und deren Begierden. Das führt zur Meisterschaft über die äußeren Dinge.

vashitva – Beherrschung; Herrschaft über jeden Aspekt der Schöpfung. Eine der übernatürlichen Kräfte. Siehe *siddhi*.

vastu – Ding, Substanz. Ein äußerer Gegenstand der Wahrnehmung oder des Denkens.

vedana – Bewußtheit.

Verdorbenheit, Kräfte der Verdorbenheit – siehe *klesha*.

Vermutung – siehe *vitarka*.

Verständnis – siehe *buddhi*.

vichāra – Überlegung, Reflexion. Dabei handelt es sich um eine höhere Art des Argumentierens, die subtile Gegenstände miteinbezieht. Vgl. *vitarka*, die intuitive Erkenntnis oder Vermutung.

vidyā – Wissen.

vikalpa – begriffliche Vorstellung, Konzept (vgl. *pratyaya*). Eine der fünf Arten des »Kreisens der Gedanken« (*chitta-vritti*). Die Tendenz der Gedanken, eine Wirklichkeit zu konstruieren, die außerhalb der individuellen Subjektivität keine Basis besitzt. Dabei werden Worte, das, was die Worte bedeuten, und die Bedeutungen durcheinandergebracht. *Vikalpa* wird oft auch mit Phantasie, Phantasiegebilde übersetzt, doch bezeichnet es eher eine auf verbalem Wissen beruhende begriffliche Vorstellung von der Welt. Dies ist in der buddhistischen Philosophie ebenfalls ein wichtiger Begriff.

viniyoga – Anwendung, Benutzung.

vipāka – Konsequenz, Reifung der Früchte von Handlungen, Erfüllung von Taten. Wörtlich das »Reifen« der Früchte einer Handlung, die ihren Ursprung in den Samen des Denkens hat. Vgl. *bīja* – Same und *phala* – Frucht.

viparyaya – Irrtum. Falsches Wissen, das nicht auf Tatsachen basiert.

vishaya – Bereich der Sinne, Gegenstände der sinnlichen Wahrnehmung. Das materielle Feld, auf dem die Sinnesorgane mit ihren entsprechenden Gegenständen in Kontakt kommen, zum Beispiel auf einem Feld des Sehens. Vgl. *artha*.

vishesha – Besonderheit. Dabei handelt es sich um alles, was Unterschiede bezeichnet oder markiert.

vismarana – Vergessen, Vergeßlichkeit.

vismriti – Vergeßlichkeit.

vitarka – Vermutung, Vorstellung. Ein Denken, das auf groben Beweisen beruht, im Gegensatz zu *vichāra*, was sich auf feinsinnige Argumente stützt. Vermutungen beziehungsweise mutmaßliche Gedanken können zu einer pervertierten Vorstellung führen. Vgl. *vichāra*.

vitrishna, *vaitrishnya* – das Fehlen von Begierden. Siehe *vairāgya*.

viveka – Unterscheidungsfähigkeit (siehe auch *khyāti*). Die Fähigkeit, zwischen dem Selbst und dem, was nicht das Selbst ist, zu unterscheiden; zum Beispiel zwischen dem Spirituellen und dem Materiellen.

viveka-khyāti - konzentrierte Unterscheidungsfähigkeit.

vivikta-sthānam – Einsamkeit.

Vollkommenheit – siehe *siddhi*.

Vorschriften – siehe *niyama*.

Vorstellung, begriffliche – siehe *pratyaya* und *vikalpa*.

vraja – Vrindāvan, der Ort, an dem Krishna lebte. Siehe *gopī*.

vritti – Kreisen, Modifikation. *Chitta-vritti*, das Kreisen der Gedanken, bezieht sich auf die Gesamtheit der psychomentalen Modifikationen – bewußt, unterbewußt und überbewußt. Vgl. *pravritti* – Aktivität und *nivritti* – Passivität.

Wahrheit – siehe *tattva*.

Weisheit – siehe *prajñā*.

Wissen – siehe *jñāna*.

Wort – siehe *shabda.*

yama – Moralprinzipien. Die fünf allgemeingültigen Moralprinzipien, denen man sich als erste Stufe der Yoga-Übung verpflichten muß: Gewaltlosigkeit, Aufrichtigkeit, Vermeiden von Diebstahl, sexuelle Enthaltsamkeit und Armut. Gemeinsam bilden sie das große Gelübde, das die Übung des Yoga initiiert. Vgl. *niyama, samyama.*

yoga – Disziplin zum Erreichen spiritueller Freiheit.

yoga-kshema – Sorge um Anschaffungen, die scheinbar Freude machen.

yogeshvara – Herr des Yoga (*yoga~īshvara*), Beiname des Gottes Shiva. In der *Bhagavad-gītā* und verwandten Texten wird auch Krishna *yogeshvara* genannt. Vgl. *īshvara.*

yogī – einer, der Yoga ausübt.

yoginī – eine Frau, die Yoga ausübt.

yogyatā – Konzentration, Fähigkeit, Geeignetsein.

Zölibat – siehe *brahma-charya.*

Zurückziehen der Sinne – siehe *pratyāhāra.*

Zustand – siehe *avasthā.*